中华膏滋

主 编　侯　斌　彭少芳　程井军
　　　　李　凌　刘礼鹏

副主编　祝常德　陈燕玲　彭　博
　　　　胡祥学　吴　晴

 世界图书出版公司

西安　北京　上海　广州

图书在版编目（CIP）数据

中华膏滋/侯斌等主编. —西安：世界图书出版西安有限公司，2019.10

ISBN 978 - 7 - 5192 - 6113 - 9

I. ①中… II. ①侯… III. ①膏滋—方书—中国 IV. ①R289.6

中国版本图书馆 CIP 数据核字（2019）第 067179 号

书　　名	中华膏滋
	ZHONGHUA GAOZI
主　　编	侯　斌　彭少芳　程井军　李　凌　刘礼鹏
责任编辑	胡玉平
装帧设计	绝色设计
出版发行	世界图书出版西安有限公司
地　　址	西安市北大街 85 号
邮　　编	710003
电　　话	029 - 87214941（市场营销部）
	029 - 87234767（总编室）
网　　址	http:∥www. wpcxa. com
邮　　箱	xast@ wpcxa. com
经　　销	新华书店
印　　刷	陕西奇彩印务有限责任公司
开　　本	787mm × 1092mm　1/16
印　　张	17.5
字　　数	300 千
版次印次	2019 年 10 月第 1 版　2019 年 10 月第 1 次印刷
国际书号	ISBN 978 - 7 - 5192 - 6113 - 9
定　　价	68.00 元

医学投稿　xastyx@ 163. com ∥　029 - 87279745　87284035

《中华膏滋》
编委会

主编简介

侯斌，副主任中医师，深圳市全科医学委员会常务委员。毕业于湖北中医药大学，现就职于广东省深圳市龙华区中心医院，广东省基层卫生协会主任联盟委员会委员，主持和参与市区级课题 2 项，发表学术论文 10 余篇。

彭少芳，中医妇科主任医师，专业技术二级，教授，研究生导师，中山大学附属汕头医院/汕头市中心医院中医科副主任兼中医妇科主任，中医妇科学科学术带头人；广东省首批名中医继承项目指导老师，享受国务院特殊津贴专家。从事中医、中西医结合妇科临床与研究 30 年，擅长中西医诊治复发性流产、月经病、多囊卵巢综合征、不孕症、绝经相关疾病、盆腔炎、子宫内膜异位症、盆腔肿瘤及男性少精症或弱精症等。中华中医药学会妇科分会委员，中华中医药学会生殖医学分会常务委员，中国民族医药学会妇科专业委员会理事，广东省中医药学会妇科专业委员会副主任委员，广东省中医药学会生殖医学专业委员会副主任委员，广东省泌尿生殖协会不孕不育学分会副主任委员，广东省中西医结合学会妇产科专业委员会常务委员会，广东省中医药学会优生优育专业委员会常务委员等。在不孕不育中西医医疗领域有多方面的理论创新，创立固肾方治疗多种类的功能性不孕不育症，具有国内领先水平；创新固肾育胎生态疗法，具有国际领先水平，获7项发明专利并已在实践上广泛应用，获多项省、市科技进步奖。长期坚持第一线临床治疗，经常牺牲自己休息时间，被誉为"送子观音"。先后获广东省科技创新带头人、广东省三八红旗手标兵、第七届南粤巾帼十杰等殊荣；多次主持国家级中医药继续教育项目，编著《不孕不育知识答问与临床诊治》一书，发表论文、科普文章192篇。

程井军，医学博士，湖北中医药大学研究生导师，日本德岛大学高级访问学者，湖北省中医师协会肿瘤专业委员会委员，《长江大学学报（自然科学版）》《中国民间疗法》等医学期刊论文评审专家。2014年挂职担任宜昌五峰土家族自治县中医医院副院长。先后在湖北、深圳等地三甲医院从事中西医结合临床工作。主持及参与省部级课题6项、国家自然科学基金课题2项，获国家专利2项。在国内外学术刊物上发表学术论文60余篇，主编学术著作6部。擅长采用中西医结合疗法治疗糖尿病、肝硬化腹水、肿瘤、不孕不育等疑难杂症。

李凌，副主任医师，就职于中国科学院大学宁波华美医院。长期从事中医及中西医结合临床工作，对内、外、妇、儿科均积累了丰富的临床经验，尤其擅长膏方调理慢性虚损性疾病。发表论文十篇。现任中国中西医结合学会传染病分会委员。

刘礼鹏，特色中医专家，刘氏家族第六代中医传人，国家中医创建先进个人。出身于中医世家，积极弘扬中医中药文化，秉承传统中医特色，对传统中医膏方有着独特的见解和认识。曾先后在社区调查研究慢性病（高血压、糖尿病、精神病、心脑血管病）和疑难病的中医膏方治疗，取得了非常满意的效果。发表中医学术论文6篇。擅长中西医结合诊疗骨伤疼痛、颈椎腰腿痛风湿病、类风湿关节痛、体癣等顽固性皮肤病及中医内科疑难杂症。

序　言

　　现代社会竞争日益激烈，生活节奏日趋加快，社会压力不断增大，导致人们的工作、学习和生活长期处于高度紧张的状态，日积月累从而发展成亚健康状态或变生百病。膏滋方长于补虚和疗疾，能滋补强身、抗衰延年、治病纠偏，用于防病治病和养生保健。

　　膏滋方历史悠久，东汉著名医学家张仲景的《伤寒杂病论》载有不少膏方的制法与用途，《金匮要略·腹满寒疝宿食脉病证治》中的大乌头煎是膏方内服最早的记录。膏方组方复杂，熬制繁难，曾是达官贵人的高级补品。时至今日，随着经济条件的改善和熬制技术的提高，使得膏滋方进入寻常百姓家庭，为广大人民群众养生健身、防病治病提供服务成为可能。《中华膏滋》以中西医结合专家侯斌、彭少芳、李凌、刘礼鹏，以及留日医学博士程井军等多位专家学者组成编写组，勤求古训，博采众长，去目前膏滋书籍之芜杂粗糙，存历代膏滋宝典之系统精细，首次从膏滋方的历史源流、南北分派、选材用料、独特工艺、保健防病、临证应用、名家选介等方面详尽论述，给消费者奉上了一道实实在在的养生祛病盛宴。

"凡上品之药，俱是寻常服食之物，非治病之药。法宜久服，以臻寿考。"根据人的身体状况，辨证处方，定制膏滋，精研细调，消除亚健康状态、全面补充营养滋补与活性调理物质，对人体进行滋润与调养。"富润屋，德润身""大德必得其寿"，养德乃养生之根。《中华膏滋》将以圣哲之义理，承祖国传统中医药学及养生学之精华，遵模范以制珍资，崇医德以报众生，发扬及传承祖国中医药膏滋文化，在中医药文化角度为中华民族树立文化自信奠定坚实的基础。

编　者

2019 年 3 月

目 录

第一章 概 述

第二章　膏滋的应用

第三章　常见疾病的膏滋调理

第一章
概　述

第一节　膏滋概念

膏滋，又称膏方，是膏剂的一个类型，指将中药加水反复煎煮滤渣，然后将药液蒸发浓缩，再加入糖或蜂蜜等辅料混匀而成的具有滋补保健、养生疗疾作用的半流质或半固体口服剂型。

第二节　膏滋历史源流

膏滋的历史源流大致经历了三个阶段。

一、战国至宋元时期是膏方发展的初期阶段

约成书于公元前4世纪或前3世纪末战国时期的《五十二病方》是我国现存最古老的医学方书，其中"以水一斗，煮胶一参、米一升，熟而啜之，夕毋食"方，可视为文献可见最早的内服膏方；约成书于秦汉时期的《神农本草经》，首次记载了熬煎制胶的方法，为现代膏剂的制作奠定了基础；隋唐药王孙思邈《备急千金要方》中膏方的制剂有水煎去渣、取汁、浓缩及内服的特征；早期内服膏剂又称为"煎"，凡煎煮黏稠度较高的药物，如蜜、饴糖，滋腻药汁、枣膏、动物脂肪及皮骨等都可称为煎，东汉末年张仲景《金匮要略》中的大乌头煎、猪膏发煎是较早的内服膏方；东汉时期的《武威汉代医简》首提"膏药"之名，如百病膏药方、妇人膏药方、千金膏

药方，对膏方的组方、服用方法均有完整的记录，南朝时期陶弘景《神农本草经集注》述："疾有宜服丸者，服散者，服汤者，服酒者，服膏煎者，亦兼参用所病之源以为其制耳。"明确指出膏煎为内服的药剂；早期称为"膏"或"煎"的内服方，主要用来治病而不是滋补，如唐代王焘《外台秘要方》中主治诸咳的杏仁煎，至六朝隋唐开始出现补益类膏方，南北朝时期陈延之《小品方》中补虚、除热之地黄煎，隋唐时期孙思邈《备急千金要方》中滋养胃阴兼清虚热的地黄煎，唐代王焘《外台秘要方》卷收录的"古今诸家煎方六首"（小品单地黄煎，广济阿魏药煎方、鹿角胶煎、蒜煎方、地黄煎，近效地黄煎）均是滋补强壮以祛除虚损劳伤的膏方，可见远在唐代以前，膏方已习用于补益、调治。宋元时期，膏方大致沿袭唐朝，如宋代王怀隐等《太平圣惠方》治虚劳羸瘦无力的地黄煎、治虚劳烦渴的瓜蒌煎等，南宋洪遵《洪氏集验方》之琼玉膏，用生地黄、人参、茯苓和白蜜组成，治虚劳干咳，是一首沿用至今的著名膏方。

二、明清进入成熟阶段

膏滋的名称（用"某某膏"的方式命名）及制备方法（用水多次煎煮，最后加蜂蜜）已基本固定下来，临床运用日益广泛。明代韩懋《药性裁成》中创立的"霞天膏"，明代李时珍《本草纲目》中的益母草膏、龚廷贤《寿世保元》中的"人参膏""茯苓膏"等许多膏方沿用至今，孙一奎《赤水玄珠》主治虚损劳怯的补真膏，由黄精、山药、怀地黄、熟地黄、天冬、麦冬、莲子、巨胜子、柏子仁、松子仁、何首乌、人参、茯苓、菟丝子、杜仲、肉苁蓉、五味子、黄柏、白术、当归、甘草、陈皮、砂仁、知母、白芍、川芎、鹿茸、小茴香、苍术共 29 味药组成，药味众多、组方严谨、配伍精当，充分体现了膏方组方特色，堪为中医膏滋方代表性方剂，首开现代定制膏滋方组成众多之先河，秦景明《症因脉治》中的知柏天地煎为当时盛行于养生延老、补虚保健的常用膏方，王肯堂《证治准绳》有泽肤膏、地榆膏、通声膏等，张介宾《景岳全书》中的"两仪膏"；到清代，膏方已成为临床治疗疾病的常用手段，清代张璐《张氏医通》中的"二冬膏""集灵膏"，叶天士《叶氏医案存真》中的"培实空窍膏"，王士雄《随息居饮食谱》中的"玉灵膏"，王肯堂《证治准绳》中的"通声膏"。吴师机《理瀹骈文》说："膏方取法，不外于汤丸，凡汤丸之有效者，皆可熬膏。不仅香苏、神术、黄连解毒、木香导滞、竹沥化痰，以及理中、建中、调中、平胃、六君、六味、养心、归脾、补中益气等，为常用之方也!"上至清宫下至民间用膏方调补之风盛行，如《清太医院配方》《慈禧光绪医方选议》共收各种内服膏方30首。一是使用面广、数量多，如用于保健抗衰老的菊花延龄膏、用于补益的扶元和中膏、用于治眼病的明目延龄膏、用于治咳嗽的润肺和肝膏、用于治脾胃病的理脾调中化湿膏、用于治疗肝病的清热养肝和络膏等;二是只要于病有利，膏方四季皆可，不限于冬季，如用于四月份的调中清热化湿膏，七月份的扶元益阴膏，九月份的清热理脾除湿膏;三是组方简单、药量不重，如主治目皮艰涩的仅一味菊花组成的菊花延龄膏，治眼病的由桑叶、菊花组成的明目延龄膏，一般的膏方只有十几味药，如加减理脾清热除湿膏由党参、茯苓等十二味组成，膏方组成简洁且药量轻，总量不多，有利于根据病情变化随时调整治疗方药。晚清张乃修《膏方》一书，较全面地总结了当时医家运用膏方的经验，此时膏方用药已达二三十味，甚至更多，收膏时常选能加强补益阴精作用且能增加膏剂黏稠度的阿胶、鹿角胶、龟甲胶、鳖甲胶等，强调膏方应辨证而施，不拘泥于补益;江南肾命学派将《黄帝内经》中的"秋冬养阴""肾藏精""藏于精者春不病温"等观念融入命门学说中，"冬令进补"思想得到深层次的发挥，江浙一带医家普遍将具有滋养作用的膏方应用于冬令进补，膏滋方由此兴起。

三、近现代进入新的发展阶段

膏滋方至近现代，其研制与运用得到迅速发展，取得丰硕成果并呈现出以下态势。首先是膏方的数量大增和膏方专著面世，1939年秦伯未《膏方大全》首次整理了膏方治疗中的一些基本概念、要点、原则，并把自己采用膏方治病的临床经验以医案的形式总结成书，该书许多见解和论述至今仍是运用膏方治疗疾病所遵循的基本原则;1962年中国中医研究院中药研究所与沈阳药学院合编的《全国中药成药处方集》载膏方58首，膏方数量多于此前任何一部方书。1989年由中国药材公司与国家中医药管理局中成药情报中心合编的《全国中成药产品集》收膏方增至152首，其中既有传统膏方，如两仪膏、龟鹿二仙膏等，亦有由其他剂型的成方剂修改而来，如十全大补汤改为十全大补膏、水陆二仙丹改为金樱芡实膏等。此外，还有一些研制新方，如1974年版《上海市药品标准》收录的双龙补膏，1988

年版《全国医药产品大全》记载的肝肾膏等。近年来，膏方专著的出版亦较多，如1995版华浩明《冬令滋补进膏方》，2003版颜乾麟、邢斌等《实用膏方》，2004版沈庆法、沈峥嵘《中医膏方》，2004版颜新、胡冬裴《中国膏方学》，2011版吴银根《中医膏方治疗学》，2014版王清光《中国膏药学》等。另外上海中医药大学已设置有膏方学课程。现代中西医结合的趋势，对膏方的发展产生重大的影响，主要体现为结合西医诊断、中药现代药理以制定膏方，如治疗高血压的"降压膏"，治疗支气管扩张的"支扩膏"，控制哮喘复发的"健脾温肾膏"，治疗慢性肝炎的"益肝膏"，治疗胃肠道术后胃肠活动减弱的"胃肠复元膏"等。再是膏方的基础研究取得成果，如琼玉膏具有滋阴润肺、益气补脾功效，是临床肺癌放化疗中增效减毒的良方，陈孝银等研究表明该方有加强化疗的抑制癌细胞分裂、诱发癌细胞凋亡的作用，周莉玲等对琼玉膏提取工艺合理性进行了实验研究，结果表明，7h煎煮浸出物含量和梓醇含量均达最高值而且有效成分未破坏，说明煎煮7h是必要的。近年来定制膏方持续增长，如2004年上海市药店定制膏方达5万多料，上海大型三甲中医医院的膏方门诊量每年增长都保持在15%左右，2015年上海岳阳医院膏方总量在2万料以上。虽然各大医院纷纷开出膏方门诊，但早早就出现知名专家一号难求的现象，很多名老中医的专家号在预约当天便被一抢而空，不少专家预约号甚至需要提前1个月以上。

近年来膏方日趋时兴，膏方在江南地区已经流传近两千年，以江、浙、沪为主的民间素有冬令进补之风俗，1984年上海龙华医院率先开设膏方门诊，此后上海、江苏、浙江等相关医院也都陆续开设了专门膏方门诊，此外北京同仁堂、上海雷允上、杭州胡庆余堂等中药名店也对膏方应用加以推广，随着北方经济的不断发展和民众对养生保健的重视，加之北方中医同道的不懈努力推广，北方老百姓已逐渐接受膏方调养的理念，出现秋冬季开膏方调治的局面，此后不少地区如湖北、北京、山东、四川等的"膏方节"都开始流行起来。

第三节　膏滋的分类

一、南派和北派

膏滋分成南派和北派，与地域气候关系很大。南方多湿热，故南派膏方多在补虚中加以清热利湿之品；而北方多寒湿，故北派膏滋在补虚的同时不忘散寒固表。

中医养生，源远流长。膏方文化作为中医养生学的一个重要组成部分，流传千年，享誉万家。近年来，随着人们对膏方养生认知的进一步提高，越来越多的人将其作为追求健康的时尚之选，尤以南方为盛，北方次之。

南派膏滋代表人物有非物质文化遗产传承人、湖北的王绪前等，北派膏滋代表人物有膏方传承人、黑龙江的李敬孝等。

二、荤膏和素膏

"膏"是中药剂型之一，膏方一般由中药饮片、细料药（指参茸类等贵重药物）、胶类、糖类及辅料等五部分内容组成。膏方的制作加工分为煎煮、浓缩、收膏、盛装等环节。根据收膏时，膏方所采用的糖和胶类的不同，膏方又有"荤膏"和"素膏"的区别。

根据膏方中是否含有动物胶或胎盘、鹿鞭等动物药，可将其分为素膏和荤膏。素膏由中草药组成，不易发霉，四季均可服用；荤膏中则含有动物胶（药），多属温补之剂，且不易久存，一般冬季服用。

荤胶又分皮胶和骨胶。皮胶性温补血，对其水质、皮质都有较高要求。最好的皮当属驴皮，最道地的驴皮首推东阿。因山东省东阿县"白嘴、白肚、白蹄"的"黑毛三白驴"的驴皮为优，因此将驴皮熬制的胶称为阿胶。李时珍在《本草纲目》中记载："阿胶，本经上品，弘景曰：出东阿，故名阿胶。"同时，东阿地下水的微量元素、矿物质含量和比重均优于普通水，是造就道地阿胶的必要条件之一。此水熬胶，驴皮中的胶质与杂质易于分离，使胶质纯正，且有助药效发散。东阿地下水使得东阿阿胶有别于其他阿胶，也因此得名。另外，东阿阿胶具有独特的制作工艺，有几十道工艺流程，现已申报联合国"非物质文化遗产"。

"东阿牌"阿胶的价格每年攀升。阿胶质量是决定疗效的重要因素，膏方85%以上需要用到阿胶。通过阿胶，膏方能够收膏成为浓度高、体积小、剂型稳定的膏体，而通过膏方，阿胶的补血、抗衰老、增加免疫力等作用也能充分发挥。

此外，根据国家药典标准标明的黄明胶（牛皮胶）、新阿胶（猪皮胶），

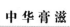

制作工艺规范，价格合理，也可以达到相应的防治疾病之目的。骨胶是由动物骨组织炼制而成，含骨胶蛋白。如鹿角胶性温益阳、补肾强骨，龟甲胶和鳖甲胶适合阴虚火旺者食用，是滋阴清热佳品。这些胶类中药不仅在制剂加工时有助于收膏成形，而且具有很好的药物功效。

三、清膏和蜜膏

素膏又可分为蜜膏和清膏。收膏时加蜜加糖（如蜂蜜、冰糖、白糖、饴糖等）的，称为蜜膏；在制作过程中经浓缩已达黏稠状态，尚未加入糖类、胶类即收膏的，称为清膏。

四、成方膏滋和临方膏滋

内服膏滋又分为成方膏滋药和临方膏滋药。

成方膏滋药，是选用疗效确切的中药方剂，由药厂成批生产加工成膏滋，作为中成药销售，比如益母草膏、龟鹿二仙膏等，适用于某一类病症的人群。

临方膏滋药，又称为定制内服膏方，是医生在中医理论指导下，根据不同个体的体质类型、疾病性质与病情特点等选药遣方，经 2～3 次煎煮，榨汁滤渣，加热浓缩成清膏，再加入某些细料和辅料如人参、胶、糖、蜜等，收膏而制成的一种比较稠厚、半流质或半固体的制剂。临方膏滋药是专为不同的个体特制的。

第四节　膏滋选材配料

一、膏滋的组方原则

膏滋方一般由 20 多味中药组成，属大组方、复方范畴，且服用时间较长，因此，制定膏方更应注重针对性。所谓针对性，是指应该针对患者的疾病性质和体质类型。另外，膏方中多含补益气血、阴阳的药物，其性黏腻难化，若不顾实际情况，一味纯补峻补，每每会妨碍气血，于健康无益，故配伍用药，至为重要。组方时尤应注意如下几个方面。

1. 重视脉案书写，辨证立法

膏方的脉案，以往习用毛笔书写，它既是中华文化的艺术佳品，又能体现中医擅长于疾病调养的传统特色。膏方不仅是滋补强壮的药品，更是治疗慢性疾病的最佳剂型，所以膏方的制定，首当重视辨证论治。医家应从患者错综复杂的症状中，分析出病因病机和病位，衡量正邪之盛衰进退，探求疾病之根源，从而确定固本清源的方药。中医的理、法、方、药特色，必须充分体现在膏方的脉案中，并且正确、科学地书写脉案，这样才能保证治疗的有序和准确。切忌"头痛医头，脚痛医脚"，若用这种方法开出来的膏方，既无理、法、方、药的规制，又无君、臣、佐、使的配伍，杂乱无章，患者服后，必定弊多利少。

2. 注重体质差异，量体用药

人体体质的减弱，是病邪得以侵袭、疾病得以产生的主要原因，而体质每因年龄、性别、生活境遇、先天禀赋、后天调养等不同而各有差异，故选方用药也因人而异。如老年人脏气衰退，气血运行迟缓，膏方中多佐行气活血之品；妇女以肝为先天，易于肝气郁滞，故宜辅以疏肝解郁之药；小儿为纯阳之体，不能过早服用补品，如果确实需要，多以甘淡之品调养，如四君子汤、六味地黄丸等；中年人负担堪重，又多七情劳逸所伤，治疗时多需补泻兼施。除此以外，又有诸多个体差异，均需详细分析，根据具体情况，制订不同的治疗计划。

3. 调畅气血阴阳，以平为期

利用药物的偏胜之性，来纠正人体阴阳气血的不平衡，以求"阴平阳秘，精神乃治"，是中医养生和治病的基本思想，也是制定膏方的主要原则。临床所及，中老年人脏气渐衰，运化不及，常常呈现虚实夹杂的复杂病理状态，如果对此忽略不见，一味投补，补其有余，实其所实，往往会适得其反。所以膏方用药，既要考虑"形不足者，温之以气""精不足者，补之以味"，又应根据患者的症状，针对瘀血等病理产物，适当加以行气、活血之品，疏其血气，令其条达，而致阴阳平衡。

4. 斡旋脾胃升降，以喜为补

清代著名医家叶天士曾谓"食物自适者即胃喜为补"，为临床药物治疗及食物调养的重要法则，同样适合于膏方的制定。口服膏方后，胃中舒服，能消化吸收，方可达到补益的目的，故制定膏方，总宜佐以运脾健胃之品，或取檀香拌炒麦芽，以醒脾开胃；或用桔梗、枳壳，以升降相因；或配伍陈皮、楂曲以消食化积；尤其是苍术一味，气味辛香，为运脾要药，加入众多滋腻补品中，则能消除补药黏腻之性，以资脾运之功。中医习惯在服用膏方进补前，服一些开路药，或祛除外邪，或消除宿滞，或运脾健胃，处处照顾脾胃的运化功能，确具至理。

5. 着意通补相兼，动静结合

用膏方进补期间，既不能一味呆补，又不宜孟浪攻泄，而常取通补兼施、动静相合、并行不悖的方法。民间常以驴皮膏加南货制膏进补，时有腹胀便溏等不良反应发生，多因其不符合"通补相兼，动静结合"的原则。补品为"静药"，必须配合辛香走窜之"动药"，动静结合，才能补而不滞。临床可针对中老年人常见的心脑血管病，如高血压、高血脂、冠心病、脑梗死、糖尿病等，辨证选用"动药"，例如取附子温寒解凝，振奋心阳；取大黄、决明子通腑排毒，降低血脂；取葛根、丹参活血化瘀，净化血液等，与补药相配，相使相成，而起到固本清源之效。

另外四时之气的升降沉浮对疾病会有不同程度的影响，古代医家据此提出"随时为病当随病制方"的治疗思想。如金元医家李杲在《脾胃论·脾胃将理法》中提出："春时有疾，于所用药内加清凉风药，夏月有疾加大寒之药，秋月有疾加温气之药，冬月有疾加大热药，是不绝生化之源也。"说明春天多风邪为患，须在方中加入祛风药，如荆芥、薄荷、菊花、桑叶之类；夏天有病多热疾，须加适量的寒凉药，如黄连、黄芩、石膏、知母之类；秋天有病多燥邪，宜加入温润气分药，如杏仁、紫苏叶、桔梗、沙参之类；冬天有病多寒邪，宜加入一些温热药，如附子、干姜之属。注意用药与四时相应，以适应温、热、寒、凉、升、降、沉、浮的规律，不绝生化之源。受这种思想的影响，结合各个季节的易发病证，则可以在不同的时令，根据病情及气候，采用相应的四时用药法，随证应变，亦可以用膏方的形式来治病及防病。故膏方不仅仅局限于冬令时节应用。

膏方之制定，遵循辨证论治法度，具备理、法、方、药之程序，不仅养生，更能治病。因膏方服用时间长，医者必须深思熟虑，立法力求平稳，不能小有偏差。偶有疏忽，与病情不合，不能竟剂而废，医生与病家皆遭损失。故开一般处方易，而膏方之制定难。膏方是一门学问，又属中华文化之遗泽，应当传承不息，发扬光大。

二、中药饮片

膏滋中的中药饮片是除外细贵中药材，经过按中医药理论、中药炮制方法加工炮制后，可直接用于中医临床的中药材。

三、细贵药材

细贵中药材，又称名贵药材、参茸细贵、细料。原是指来之不易、物稀量少、疗效卓著、价值高贵的中药材。它们是中药材中之精品。

（一）燕　窝

燕窝为雨燕科动物金丝燕及同属多种燕类唾液或唾液与少量绒毛混合凝结所筑的巢窝。均为野生。

性状： 本品呈不规则的半月形，外面作弧形隆起，表面较细致，丝呈不整齐波状排列。内面凹陷成兜状，表面丝呈丝瓜络样排列，多附有羽毛，附着面黏液凝结成层排列整齐，而且较平，颜色呈白色、血红色、金黄色。质硬而脆，断面似角质，入水则柔软而膨大。无臭味，微甘。燕窝以商品完整、色白、毛少者为佳。

分布： 燕窝的产地为印尼、马来西亚、新加坡、越南等地。印尼产量最大占总额80%，我国商品燕窝均为进口，市场商品规格分为白燕、血燕、毛燕和散燕。

功效： 中医认为，燕窝甘养脾胃、咸入肾，能养阴润燥，补中益气。主治肺虚劳嗽、咳喘、咯血、久痢、久疟、噎膈、反胃等。每次用量为5～10g。

应用：

· 燕窝性平味甘，能滋阴润燥，美容养颜。

· 抑制抗衡电疗、化疗后的不良反应。

· 燕窝中的蛋白质成分有助于人体细胞组织的生长、发育及病后的复原。

·燕窝中碳水化合物，可促进脂肪的代谢。

·燕窝有可刺激表皮细胞分裂、再生组织重建的功能，从而达到美容之功效。

禁忌：人们都知道一个常识，任何滋补品的食用都要合乎时宜，燕窝也有禁忌。肺胃虚寒、湿痰停滞及有表邪的人应忌用燕窝，此时服用，对人体不但无益且会加重患者的病情。

（二）蛤蟆油

蛤蟆油为蛙科动物中国林蛙（Rana temporaria chensinensis）雌蛙的输卵管，经采制干燥而得。蛤蟆油又称哈什蟆油，在香港及深圳等地区又称"雪蛤"。林蛙是生长在东北长白山林区内很珍贵的蛙种。非常耐寒冷，生命力很强。4～9月下旬，生活在阴湿的山坡树林中，冬季群集河水深处（9月至次年3月），可在严冬酷寒的环境中，地下冬眠5个月。故有"生命力之冠"的称号，林蛙的寿命长达5～7年，每年中秋节后冬眠，在冬眠前它要摄取足够的营养成分，让体内聚集大量维生素和脂肪，这是它生命力最旺盛的时候。尤其是雌林蛙的输卵管（蛤蟆油）聚集了来年繁殖后代的所有营养，尤其是3岁以上雌性林蛙更是聚集了大量的激素和脂肪，以便它在来年春天后交配产卵之用。人们就将它在冬眠前捉起来，用绳子串起来风干，然后打开腹部，剥取输卵管旁边的脂肪，即为蛤油。

性状：蛤蟆油呈不规则块状，弯曲而重叠，长1.5～2.0cm，厚1.5～5mm。表面黄白色，呈脂肪样光泽，偶带灰白色薄膜状干皮。触之有滑腻感，在温水中浸泡可使体积膨胀、增大。气腥，味微甘，嚼之有黏滑感。以块大、肥厚、黄白色、有光泽、不带皮膜、无血筋及卵子者为佳。

分布：主要分布在吉林省舒兰市，吉林省长白山东部山区及中部半山区20余个县亦产。

功效：补肾益精，养阴润燥。主治阴虚体弱、神疲乏力、心悸失眠、盗汗不止、痨嗽咳血。

应用：蛤蟆油与熊掌、猴头、飞龙并称为长白山四大山珍，古时被列为贡品。有"软黄金""动物人参"的美誉。蛤蟆油性平味咸，不燥不火。含有大量的氨基酸、蛋白质、各种微量元素及有益于人体的激素类物质。蛤蟆油被称为"平价燕窝"，它可刺激表皮细胞的分裂、再生、组织重建，从而达到美容、滋补功效。蛤蟆油更可促进新陈代谢，具有补肺滋阴、延缓衰老、健脑益智的功效。对病后、产后的调节有很好的作用，有丰富乳汁作用；改善更年期综合征、心悸失眠、烦躁疲劳等症状。提高人体免疫力、防癌抗癌。对慢性支气管炎、肺虚咳嗽有良好的辅助效果。

禁忌：

· 蛤蟆油含有大量雌激素，建议怀孕初期、发育期的儿童尽量少服用。

· 感冒初期、大便溏泄、不思饮食者少服用。

· 蛤蟆油性质油腻，比较难消化，脾虚和消化功能差的人少量服用。

· 内分泌失调者食用后可能会引起月经不调。

（三）冬虫夏草

冬虫夏草为麦角菌科真菌冬虫夏草菌，寄生在蝙蝠蛾科昆虫幼虫上的子座及幼虫上尸体的复合体。

性状：本品由虫体与从虫头部长出的真菌子座相连而成。虫体似蚕，长 3~5cm，直径 0.3~0.8cm；表面深黄色至黄棕色，有环纹 20~30 个，近头部的环纹较细；头部红棕色，足 8 对，中部 4 对较明显；质脆，易折断，断面略平坦，淡黄白色。子座细长圆柱形，长 4~7cm，直径约 0.3cm；表面平棕色至棕褐色，有细纵皱纹，上部稍膨大；质柔韧，断面类白色。气微腥，味微苦。冬虫夏草由虫型菌核和子座组成，虫型菌核的断面有一"Ω"形状贯穿菌核，实为虫的消化腺。

分布：虫草主产于青海的玉树、西藏的那曲两地区。

功效：补肺益肾，止血化痰。

应用：

· 抗癌、防癌，并抑制癌细胞分裂，提高人体免疫力、耐寒能力，减轻疲劳。

· 滋阴壮阳，治疗阳痿遗精、腰膝酸软、自汗盗汗。

· 益气生津、延缓衰老，利于心血管疾病。改善贫血、神经衰弱、记忆力减退、失眠烦躁等症。

· 有效治疗呼吸系统的疾病，如久咳虚喘、各类气管炎、肺结核、支气管扩张等。

· 对糖尿病、乙型肝炎、红斑狼疮等有辅助疗效。

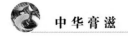

·可降低血液中的胆固醇和甘油三酯，减轻动脉硬化。

禁忌：

·有表邪者慎用，肺热咯血者不宜用。

·不与绿豆、筒骨类（尤其是带骨髓的骨头）一起煲汤，加入骨头会影响它所含营养的吸收。

（四）人　参

人参为五加科植物人参的干燥根及根茎。人参是我国特产贵重药材，也是世界上著名的中药，原植物系多年生草本。原系野生，以东北长白山一带为主产地。野山人参简称山参，生长年限不等，以年久者质佳；由于分布地点不集中，采集困难，产量稀少，价格昂贵，供不应求，因此人参由野生逐渐变为栽培品种。栽培人参称园参，一般生长 5 年以后即可药用。

性状： 根呈圆柱形或纺锤形。全长 5 ~ 20cm，体长 5 ~ 10cm，直径 1.0 ~ 2.5cm。表面红棕色，半透明，有的参体上部不透明，且显暗黄色斑块。上端肩部钝圆，与芦衔接，芦头较短，多生分枝，有纵向粗细的顺纹，浆不足的显抽沟。参体上端可见环纹和纵皱。腿侧扭曲交叉。参须已除去。质硬，折断面平坦，角质样，断面红棕色，中间有稍浅的圆心。气微香特异，味微苦、甘。

分布： 人参多产于东北长白山一带。

功效： 味甘苦，性温。可大补元气、复脉固脱、补脾益肺，生津安神。用于治疗体虚欲脱、肢冷脉微、脾虚食少、肺虚喘咳、津伤口渴、内热消渴、久病虚羸、阳痿宫冷、心力衰竭、心源性休克。每次 3 ~ 9g 研粉服每次 2g，每天 2 次。对心血管疾病有改善作用；可减轻辐射对造血系统的损伤；抑制癌细胞生长。

应用：

·《本经》曰："补五脏、安精神、定魂魄、止惊悸、除邪气、明目开心益智，久服轻身延年。"

·剂型：一味人参汤用人参十两（旧时）细切，以活水二十盏浸透入银石器内，桑柴火缓缓煎取十盏，滤汁，再以水二十盏，煎取五盏与前煎汁合成。

·人参食用方法：冬至日食用人参最好，大补。人参多煲汤食用。炖鸡、炖乳鸽或搭配鹿茸煲汤均可。可打粉、切片。

·人参的用量（《中药大全》）：一用作补剂，贫血、中气虚时用量2.5～4.5g；二用作强心剂，治亡津失水、心力衰竭时用量9～15g；三用作急救，治大出血、重危患者时用量15～30g。

禁忌：

·人参用时去芦（芦有催吐作用）（出自唐《海药本草》）。

·以上诸参均不能与藜芦、五灵脂同用。人参畏五灵脂（出自《药对》）、人参反藜芦、恶皂角（出自《本草经集注》）。

·人参畏萝卜籽，不宜喝茶（出自《本草集要》）。

·过量服用人参不良反应的报道：口服3%的人参酊，100ml服用者可出现不安，200ml服用者出现中毒症状（出血），500ml服用者出现过死亡报道。

·作为补剂最好秋冬季服用，夏日炎热服后助火，最好不用。

（五）高丽参

高丽参原产于我国集安（东北地区）。集安是朝鲜族人的原始居住地。后期高丽参移居朝鲜栽培。高丽参对生长环境要求比较高。多生长于深山老林中，土壤要山地灰化棕色森林土，气温要在10℃～15℃，年降雨量在500～1000mm的地域。朝鲜半岛中部具备了这些天然的条件，因此，这里所生长的高丽参被人们称为地道药材。高丽参的成熟期为6年，也就是我们所说的六年根。首先，参苗长出一枝再一片复叶，俗称"三花"；到了第6年，便会长出六枝五片复叶，6年以后叶数不会增加。因此，这个阶段的高丽参被称为六批叶。此时的高丽参完全成熟，营养价值甚高，是最好的采摘时机。但是也有些耕种者赚钱心切，将不到4年的高丽参就挖掘出来贩卖，此年龄的参无论是营养价值和有效成分都不及六年根。高丽参属上等极品，价格不菲。

性状：参体较粗壮，上生双马蹄芦与肩齐。单芦的名"独碗芦"，中部皆深陷，边缘甚整齐。质坚硬。主根长6～10cm，直径1～2cm，表面红棕色，有顺纹，上部或显黄衣，全体显纵棱。支根多弯曲交叉。质坚体重，断面角质发亮，有菊花纹。香气浓，味甘微苦。

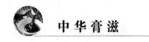

分布： 高丽参产于我国集安（东北地区）、朝鲜半岛中部。

功效：

·高丽参属热性，温补较强，冬春两季服用为佳。颜色暗红、无光泽。气味浓香、甘苦。大补元气。利于气血亏损、心力虚弱、四肢冰冷、贫血等。

·调理中气、畅通血脉、明目益智、行气活血。对神经衰弱有很好的疗效。对产后、病后复原及久病体虚等有明显的改善作用。增强男女性能力，提高精子活力。

·增强记忆力，抗疲劳，改善脑缺血、心肌缺血。

·预防糖尿病和癌症，暖胃驱寒。

应用：

·按时间长短分为短期服用和长期服用。短期服用：因病情而需短时间内服用的，多有针对性。例如女性因气虚而导致月经崩漏，这样的情况下可用高丽参汤作为治标的方法。当情况改善时，再配合其他药材，如当归、熟地黄等做善后。每日 2～3 次，只需服用 3d 左右病情即可改善，好转后要停止服用。所服用剂量都要掌握好。长期服用：需要长期改善身体机能，多针对慢性病，例如糖尿病、神经衰弱等。

禁忌：

·服用后身体变得燥热，如流鼻血应停服。

·服用后血压及心跳加速，应停服。

·产前宜服用高丽参，有助于生产；但是产后恶露未清时则最好不要服用。

·不可与茶叶、萝卜、辛辣、生冷食物一起服用，会破坏药性。

（六）花旗参

西洋参又称花旗参，是五加科植物西洋参（Panax quinquefolius）的干燥根。生长环境为北纬 30°～48°，海拔 300～500m 的低山区。产于美国的芝加哥、密苏里州、威斯康星州，加拿大的温哥华、多伦多、魁北克、蒙特利亚。以美国威斯康星州出产的花旗参最佳。因那里的土壤、空气质量、湿度等因素铸就了花旗参生长的最佳环境。目前在国内也有很多地方种植。花旗参在秋季采挖、洗净、晒干或低温干燥。

性状： 主根呈圆柱形或纺锤形，不分枝或少数有分枝，长2~6cm，直径0.5~1.5cm。表面淡棕色（未除去栓皮）或类白色（已除去栓皮）。上部有密集的横环纹，全体可见纵皱纹。质轻松、结实，折断面平坦，淡黄白色，形成层环附近颜色较深，并散有多数红棕色树脂道。气微香，味微苦回甜。

分布： 产于美国的芝加哥、密苏里州、威斯康星州，加拿大的温哥华、多伦多、魁北克、蒙特利亚。

功效： 补气养阴，清热生津。

应用：

· 煲汤：花旗参是很好的煲汤材料，切薄片或洗净后整根煲汤都可。

· 切薄片泡水或直接吞服。

· 打粉：单独打粉或与虫草、石斛勾兑打粉均可。

禁忌： 忌用铁器皿火炒，胃有寒湿或伏火者不宜服用。

（七）鹿　茸

本品为鹿科动物梅花鹿（Cervus nippon Temminck）或马鹿（Cervus elaphus L.）的雄鹿未骨化密生茸毛的幼角。前者习称花鹿茸、黄毛鹿茸、花茸、后者习称马鹿茸、青毛鹿茸、草茸，两种均以东北地区产者质量为佳。根据采取方法不同，两种鹿茸又有锯茸和砍茸之分，由于生长时间、茸的大小、枝杈及老嫩程度不同，商品规格很多，如鞍子、二杠、挂角、三岔、花砍茸、莲花、马砍茸等多种。目前除老鹿（不再生茸）必须砍者外，一般均用三权锯茸，砍茸只供出口，此外，西南地区尚产用同属动物白唇鹿和白鹿的幼角，习称岩茸，但产量很少。

性状： 鹿茸味甘、性温，归肾、肝经。外皮棕色或红棕色，光润。气味微腥。

分布： 主产于吉林省东丰、双阳、辉南，辽宁省西丰、盖平等地。

功效：

· 壮肾阳，益精血，强筋骨，调冲任，托疮毒。用于治疗阳痿滑精、宫冷不孕、眩晕耳鸣、腰膝酸软、崩漏带下、小儿发育不良、筋骨无力、精神疲惫、畏寒肢冷等。很适合老年人食用，对骨骼系统疾病和腑脏功能减退有辅助治疗。

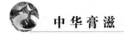

·传统观点认为鹿茸为峻补元阳之要药，元阳现代解释为：①促进生长发育；②促进造血功能包括红细胞、血红蛋白、网织红细胞数量增多；③兴奋性功能。

应用：常用方法为煲汤和泡酒。半空腹状态服用最好。鹿茸片配合熟地黄、山药等可强健筋骨；配合当归、阿胶、乌贼骨等可治疗崩漏不止；配合枸杞、白蔹等可治白带过多。研末冲服，用量1~2g。

禁忌：

·服用鹿茸宜从小量开始，缓慢增加，不宜骤用大量。

·阴虚火旺、肺有痰热、胃火者，外感发热者禁用。

·身体壮实无须服用鹿茸的人群，过多摄入鹿茸会引起头胀、胸闷等不良反应。一般不与茶水一起服用。

（八）鹿　鞭

鹿鞭是雄马鹿或雄梅花鹿的生殖器。整只鹿鞭包括鹿阴茎、睾丸。产于东北三省及河北、甘肃、四川、云南等地。

性状：鹿鞭味甘、咸，性温。

分布：东北三省及河北、甘肃、四川、云南等地。

功效：温补肾阳、固肾益精，对阳痿、早泄、宫冷不孕、耳鸣、耳聋疗效甚佳。是进补佳品。

应用：

·泡酒：整条鹿鞭浸泡在40度以上的白酒中，可添加其他中药材。1个月后即可服用。

·煲汤：将鹿鞭切成块，搭配其他配料一同煲汤。

禁忌：

·不宜与虾一同服用。

·阳盛内热患者不宜食用。

·服用鹿鞭时不可食用生冷、辛辣、刺激等食物。

（九）海　马

本品为海龙科动物线纹海马、刺海马、大海马、三斑海马或小海马（海蛆）的干燥体。海马因为头部酷似马头而得名，9~11月份捕捞、洗净、晒干，或去皮、内脏等。海马头侧扁，头每侧有两个鼻孔。头与身体弯曲呈直角，胸腹部突出，由 10 ~ 20 个骨头环成。尾部细长，具有四棱，呈卷曲状，全身完全由骨膜片包裹。有一个无刺的背鳍，没有腹鳍和尾鳍。雄性海马腹部有一个育儿囊，卵产于其中进行孵化，每年可繁殖 2 ~ 3 代。雌性海马则腹部较平坦。

性状：海马体轻、坚硬，气微腥味微咸，性温。

分布：主产于广东惠阳、宝安、阳江，以及福建省。

功效：海马含有丰富的蛋白质、维生素、酪等。入肝、肾经。内服可散结消肿、强身健体、舒筋活络、镇静安神、止咳平喘。海马更可温肾壮阳，对前列腺炎、夜尿频多、阳痿、遗尿等有很好的疗效。亦对神经系统疾病也有良效。捣碎或碾成粉末，外用可活血祛瘀，治疗跌打损伤。

应用：常用煲汤、泡酒。用量 3 ~ 9g。

·煲汤：可先捣碎海马，碾末，便于吸收。

·泡酒：一对海马(雌雄各 1 只)整只浸泡在 40 度以上的白酒内并搭配其他药材。半月后可饮用。

·碾末服用：购买一对海马(雌雄各 1 只)碾末，每日睡前服用 1.5g，主治神经衰弱、阳痿、虚烦不眠。餐服可活血祛瘀，治疗跌打损伤。

禁忌：阳盛火旺者不宜用海马。凡非阳衰不振，而血压偏高，或有阴虚阳亢之证者，均不宜使用。

（十）海　龙

本品为海龙科动物刁海龙、拟海龙或尖海龙的干燥体。多于夏、秋二季捕捞，刁海龙、拟海龙除去皮膜及内脏，洗净，晒干。尖海龙直接洗净、晒干。

性状：体狭长侧扁，全长 30 ~ 50cm。表面黄白色或灰褐色。头部具管状长吻，口小，无牙，两眼圆而深陷，头部与体轴略呈钝角。躯干部宽 3cm，五棱形；尾部前方六棱形，后方渐细呈四棱形，尾端卷曲。背棱两侧各有一列灰黑色斑点状色带。全体被以具花纹的骨纹及细横纹，各骨环内突起粒状棘。胸鳍短宽，背鳍较长，有的不明显，无尾鳍。骨质坚硬。气微腥，味微咸。

分布：主产于广东惠阳、宝安、阳江等地。

功效：效同海马。

应用：

·内服：煎汤 3～9g，研末 1.5～3g。

·外用：适量，研末掺敷。

·炮制：用水刷净，切块或捣碎。

禁忌：孕妇及阴虚火旺者不宜服用。

（十一）石 斛

本品为兰科植物金钗石斛、铁皮石斛或马鞭石斛及其近似的新鲜或干燥茎，简单来说是一种藤。全年均可采收，秋后采挖质量最好。石斛的产地分布甚广，有四川、云南、贵州、湖北、广西、台湾、安徽等地。以安徽霍山的铁皮石斛最佳。攀附生长于高山岩或树干上。耳环石斛（枫斗）主产于湖北兴化市。金钗石斛（金斗）产于云南的龙陵、德宏及四川等地。石斛又分为野生和人工种植两种。石斛可新鲜用和干燥用，目前市面出售的石斛都是经过加工处理后的干货。石斛因品种和产地不同，功能也有差异。以圆茎外皮铁绿色者称为铁皮石斛，作用最好。而茎扁、外皮黄绿色者称金钗石斛，作用较差。

新鲜用：采摘新鲜石斛后应及时栽培在细沙石中，放置阴凉处。经常浇水使其保持湿润。如入冬季则放在竹筐内，上盖保暖物，并注意空气流通。需要食用时即可取出。

干燥用：将新鲜石斛剪去根须，洗净用开水略烫或烘软；边搓边烘晒，至叶鞘搓净、干燥；最后扭成螺旋形或弹簧状，再晒干，即成为市面上出售的石斛，俗称"铁皮枫斗"。

性状：石斛表面黄绿色，光滑，纵纹路，节明显，色较深。过干燥易折断，味道是先苦后甘甜，咀嚼有黏性。性微寒，归胃、肾两经。

分布：分布于四川、云南、贵州、湖北、广西、台湾、安徽等地。

功效：益胃生津，滋阴清热。用于治疗口干烦渴、目暗不明、病后虚热等。对青光眼、白内障、糖尿病、高血脂有很好的治疗作用。

以石斛的嫩尖加工成的耳环石斛，生津而不寒凉。

应用：

·煲汤：可整粒煲，遇高温会散开来，一般不会炖融。久炖后会烊化成胶质。

·泡水：整粒洗净与虫草一起放至煲水容器中，好像冲茶一样，反复冲泡。最后石斛和虫草可吞服。

·打粉：日用量 6～12g。野生石斛功效高于种植石斛。适用于老人、虚人、津液不足者。

禁忌：由于石斛可降"三高"，即降低血糖、血脂、血压，建议低血压人群少服用为佳。同时，不适宜于大寒者。

（十二）当　归

当归是伞形科植物当归的干燥根。栽培 3 年以上，秋末采挖，除根须和泥沙。待水分蒸发后，捆成小把，用烟火慢慢熏干。主产于甘肃的岷县和云南各地。

性状：本品略呈圆柱形，下部有支根 3～5 条或更多，长 15～25cm。表面黄棕色至棕褐色，具纵皱纹及横长皮孔。根头（归头）直径 1.5～4cm，具环纹，上端圆钝，有紫色或黄绿色的茎及叶鞘的残基；主根（归身）表面凹凸不平；支根（归尾）直径 0.3～1cm，上粗下细，多扭曲，有少数须根痕。质柔韧，断面黄白色或淡黄棕色，皮部厚，有裂隙及多数棕色点状分泌腔，木部色较淡，形成层环黄棕色。有浓郁的香气，味甘、辛、微苦。

柴性大、干枯无油或断面呈绿褐色者不可供药用。

分布：分布于甘肃、四川、云南、陕西、贵州、湖北等地。各地均有栽培。主产于甘肃、云南。此外，陕西、四川、湖北、贵州等地亦产。

功效：补血活血，也可调经止痛、润肠通便。治疗眩晕心悸、月经不调、闭经痛经、肠燥便秘、虚寒腹痛等。现代医学用当归治疗冠心病、心绞痛、血栓闭塞、脉管炎等亦取得了一定的效果。《本草纲目》云："当归头，止血而上行；身，养血而中守；梢，破血而下流；全，活血而不走。"故传统认为补血宜用当归身，破血宜用当归尾，补血活血宜用全当归。

应用：多用于煲汤或中药煎服。煲汤可与乌鸡、羊肉等搭配。如用酒炒当归更可加强活血作用。当归与熟地黄、白芍、川芎配成的四物汤，是妇科调经的基本药方。

禁忌：肠胃薄弱，泄泻溏薄及一切脾胃病恶食、不思食及食不消，并禁用之，及在产后胎前亦不得入。

（十三）三　七

三七是五加科植物三七的干燥根及根茎，又名田七，因为它有三枝，

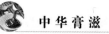

叶子有七片。俗称"金不换"。三七是名贵中药材，它的花、叶、茎都可入药。栽培或野生。主产于云南的文山、砚山，占云南产量的80%。广西的百色田阳也产。

三七宜秋季开花前采挖。分春三七和冬三七，春三七（未留种子）质好，冬三七留种子。种植3~7年即可采挖。

性状： 主根呈类圆锥形或圆柱形，长1~6cm，直径1~4cm。表面灰褐色或灰黄色，有断续的纵皱纹及支根痕。顶端有茎痕，周围有瘤状突起。体重，质坚实，断面灰绿色、黄绿色或灰白色，木部微呈放射状排列。气微，味苦回甜。筋条呈圆柱形，长2~6cm，上端直径约0.8cm，下端直径约0.3cm。剪口呈不规则的皱缩块状及条状，表面有数个明显的茎痕及环纹，断面中心灰白色，边缘灰色。

分布： 主产于云南的文山、砚山，占云南产量的80%。广西的百色田阳也产。

功效： 三七味甘、微苦，好似人参味，性温。归肝、胃经。散瘀止血，消肿定痛。用于吐血、便血、外伤出血、跌打肿痛等有很好的治疗作用。服生三七，可消肿止痛、活血化瘀。

应用：

·外用：粉末状适量涂在伤口，可消肿止痛、散瘀止血。

·内用：切片煲汤（可与鸡、排骨、猪肉等同用）或碾粉末直接冲服。根据治疗目的不同需配合其他中药。

禁忌： 血热血虚者和孕妇禁用。

（十四）天　麻

天麻是兰科植物天麻的干燥块茎。立冬后至次年清明前采收，分冬麻和春麻，春季4~5月采挖的是春麻，立冬前9~10月采挖的是冬麻。冬麻质量较好。多产于我国云南、四川、湖北等地。

性状： 本品呈椭圆形或长条形，略扁，皱缩而稍弯曲，长3~15cm，宽1.5~6cm，厚0.5~2cm。表面黄白色至淡黄棕色，有纵皱纹及由潜伏芽排列而成的横环纹多轮，有时可见棕褐色菌索。顶端有红棕色至深棕色鹦嘴状的芽或残留茎基；另端有圆脐形瘢痕。质坚硬，不易折断，断面较平坦，黄白色至淡棕色，角质样。气微，味甘。

分布：多产于我国云南、四川、湖北等地。

功效：天麻味甘甜略苦涩、性平，归肝经。天麻胶质重，可平肝息风止痉。对头痛、肢体麻木、小儿惊风、癫痫抽搐、破伤风等有很好的治疗作用。

应用：天麻多用于煲汤。例如天麻鱼头汤、天麻煲乳鸽、天麻炖猪脑等。

禁忌：身体易出红斑者忌服。

（十五）川　贝

川贝为百合科植物暗紫贝母的干燥鳞茎。

性状：

·松贝：呈类圆锥形或近球形，高 0.3～0.8cm，直径 0.3～0.9cm。表面类白色。外层鳞叶 2 瓣，大小悬殊，大瓣紧抱小瓣，未抱部分呈新月形，习称"怀中抱月"；顶部闭合，内有类圆柱形、顶端稍尖的心芽和小鳞叶 1～2 枚；先端钝圆或稍尖，底部平，微凹入，中心有一灰褐色的鳞茎盘，偶有残存须根。质硬而脆，断面白色，富粉性。气微，味微苦。

·青贝：呈类扁球形，高 0.4～1.4cm，直径 0.4～1.6cm。外层鳞叶 2 瓣，大小相近，相对抱合，顶部开裂，内有心芽和小鳞叶 2～3 枚及细圆柱形的残茎。

·炉贝：呈长圆锥形，高 0.7～2.5cm，直径 0.5～2.5cm。表面类白色或浅棕黄色，有的具棕色斑点。外层鳞叶 2 瓣，大小相近，顶部开裂而略尖，基部稍尖或较钝。

分布：主产于四川阿坝藏族自治州的墨洼、若儿盖、毛儿盖、黑水、理县、马乐康等地。过去集散于松潘，故称"松贝"。青海的果洛、西藏的昌都及云南等地亦产。

功效：川贝母甘苦，性寒，归心、肺经。清热润肺，化痰止咳。用于治疗肺热燥咳、干咳少痰、阴虚咳血等。

应用：常见为川贝炖雪梨糖水。雪梨可生津润燥，川贝母化痰止咳。二者炖煮的糖水温和理气、清热润肺。适合天气干燥时服用。川贝母善化热痰、燥痰，而寒痰、湿痰不宜用。

禁忌：不宜与乌头类药材同用。

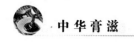

（十六）灵　芝

灵芝是多孔菌科灵芝、紫芝的干燥子实体。全年采收，祛除杂质，剪除带有朽木、泥沙的下端菌柄，阴干或40℃～50℃烘干。

性状：

·赤芝：外形呈伞状，菌盖肾形、半圆形或近圆形，直径10～18cm，厚1～2cm。皮壳坚硬，黄褐色至红褐色，有光泽，具环状棱纹和辐射状皱纹，边缘薄而平，常稍内卷。菌肉白色至淡棕色。菌柄圆柱形，侧生，少偏生，长7～15cm，直径1～3.5cm，红褐色至紫褐色，光亮。孢子细小，黄褐色。气微香，味苦涩。

·紫芝：皮壳紫黑色，有漆样光泽。菌肉锈褐色。菌柄长17～23cm。

·栽培灵芝：子实体较粗壮、肥厚，直径12～22cm，厚1.5～4cm。皮壳外常被有大量粉尘样的黄褐色孢子。

分布：产于安徽、江西、福建、广东、广西。

功效：灵芝素有"仙草"的美誉。被认为是吉祥如意、富贵长寿的象征。灵芝味甘，性平，归心、肺、肝、肾经。补气安神，滋补强壮，止咳平喘。用于眩晕失眠、心悸气短等。尤其在改善睡眠上有很好的效果。可减轻长期服用西药所带来的毒副作用，对调节血脂、血压，抗疲劳，抗衰老，改善睡眠，抑制肿瘤等有显著作用。

应用：灵芝多用于煲汤，将整只灵芝用参剪剪成小块，再根据客人要求切片，以方便煲汤。可搭配排骨、乌鸡、瘦肉等；或配合其他中药材达到相关滋补功效。

禁忌：暂无禁忌记载。

（十七）西红花

西红花为鸢尾科植物番红花的干燥柱头，原植物系多年生草本，均为进口。过去商品多自印度经我国西藏进口，故有"藏红花""西红花"之名。

性状：为多数柱头集合成松散弯曲的细线状，柱头呈深红色或暗红棕色，无光泽，三分枝。长约3cm。上部较宽，顶端边缘呈不整齐的齿状，内侧有一短裂隙，下端有时残留一小段黄色花柱。质轻松而脆，具特异香气，微有刺激性，味微苦。

分布：主产于西班牙、希腊，其次意大利、德国、伊朗亦产。

功效：活血化瘀，凉血解毒，解郁安神。治经闭、癥瘕、产后瘀阻、温毒发斑、忧郁痞闷、惊悸发狂。

应用：适量的藏红花泡水饮用。

禁忌：

·在月经期间的女性不宜使用，如果刚好在月经期间服用的话会造成腹痛和月经量过多等现象，所以处于经期不能服用西红花。

·孕妇是不能食用西红花的，否则易导致流产，重则导致不孕，因为西红花的活血效果非常强，煎成水喝后会刺激子宫兴奋，形成节律性收缩，导致流产率大大升高。

·溃疡患者，尤其是胃溃疡患者不宜服用。

（十八）枸杞子

本品为茄科植物宁夏枸杞的干燥成熟果实。夏、秋二季果实呈红色时采收，热风烘干，除去果梗，或晾至皮皱后，晒干，除去果梗。

性状：本品呈类纺锤形或椭圆形，长 6～20mm，直径 3～10mm。表面红色或暗红色，顶端有小凸起状的花柱痕，基部有白色的果梗痕。果皮柔韧，皱缩；果肉肉质柔润。种子 20～50 粒，类肾形，扁而翘，长 1.5～1.9mm，宽 1～1.7mm，表面浅黄色或棕黄色。气微，味甜。

分布：主产于宁夏回族自治区中宁、中卫等地。

功效：滋补肝肾，益精明目。用于虚劳精亏，腰膝酸痛，眩晕耳鸣，内热消渴，血虚萎黄，目昏不明。

现代药理研究表明，枸杞子具有抗脂肪肝的作用。

应用：

·治眼睛迎风流泪。枸杞子捣破、置袋中以酒浸之，21d 后每日饮之（枸杞子与酒的比例为 2∶1）（选自《对惠方》）。

·养血安神，滋阴壮阳，益智，强筋骨，润肌肤，养颜。枸杞子、龙眼肉、天然泉水，砂锅熬之（枸杞子、龙眼肉、水的比例为 1∶1∶10）。枸杞子和龙眼肉无味时去渣，微火熬成膏。可常服、久服，每次服 20～30ml（选自《摄生秘剖》）。

·补虚，养颜，生肌，健人。

枸杞子、酒比例为 1∶1。枸杞子捣碎加酒浸之，7d 后，每日饮之（选

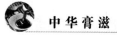

自《延年方》）。

禁忌：枸杞温热身体的效果相当强，正在感冒发热、身体有炎症、腹泻及易上火之人应配伍应用或减少用量。

（十九）海 参

海参分为刺海参和光海参。刺海参来源为刺参科动物刺参的全体。光海参来源于瓜参科动物海参的全体。

性状：体长筒状，长20～40cm，宽3～6cm，黄色或赤褐色，管足沿腹面排列成3条不规则的纵带。背面黄褐色栗褐色，略隆起，具4～6行大小不等、排列不规则的圆锥状肉刺。

分布：刺海产主产于我国的黄海、渤海和日本的北海道，最好的参是辽海参和日本北海道的海参。光海参产于我国的福建、广东，品质较次。

功效：补肾益精，养血润燥。治精血亏损、虚弱劳怯、阳痿、小便频数、肠燥便艰。《随息居饮食谱》：滋阴、补血、建阳、润燥、调经、养胎、利产。凡产后、病后衰老，治肺结核、神经衰弱及血友病样易出血患者。

应用：宜同火腿或猪羊肉煨食之。

禁忌：泻痢遗滑人忌之，脾弱不运、痰多便滑、客邪未尽者，均不可食。

四、胶 类

阿胶、鹿角胶、龟甲胶、鳖甲胶、鱼鳔胶、黄明胶、猪皮胶统称"七胶"，随着人们生活水平的提高，七胶等胶类中药成了人们冬令进补的常选补品，在膏滋制作中应用广泛，但细究起来，七胶在临床应用还是有区别的。

阿胶又名驴皮胶、阿胶珠，为马科动物驴的皮，经漂泡去毛后熬制而成的胶块，被人们称为"补血圣药"，以产于山东东阿者最为名贵，名"东阿胶"。味甘、咸，性平，有补血止血、滋阴润肺、安胎的功效，主要用于虚劳羸瘦、血虚萎黄、头晕眼花、心悸、心烦不眠、肺燥咳嗽、吐血、尿血、便血、崩漏、妊娠胎漏等症。用法用量：入汤剂3～9g，用开水或黄酒溶化后口服或烊化后冲服。

阿胶补血效果显著，能治疗血虚引起的各种病证，并能通过补虚起到滋润皮肤的作用，有利于皮肤保健。服用阿胶后，会使脸色红润，肌肤细嫩有光泽，并能调经保胎，增强体质，增强机体免疫功能，改善睡眠，健脑益智，延缓衰老。脾胃虚弱不思饮食，或纳食不消、痰湿呕吐、泄泻者不宜服用。

鹿角胶：又称白胶、鹿胶，为鹿科动物梅花鹿或马鹿的头角加水煎熬，浓缩而成的固体胶，呈黄棕色，上部有黄白色泡沫层，质脆，易碎，断面光亮。味甘、咸，性温，有补肾阳、生精血、托疮生肌的作用，适合肾阳不足、畏寒肢冷、阳痿早泄、腰酸腿软者服用，也可用于咯血、尿血、月经过多而偏于虚寒及阴疽内陷等病证。用法用量：入汤剂 3 ~ 6g，用开水或黄酒溶化后口服或烊化后冲服。孕妇、儿童慎用，阴虚火旺者忌用。

龟甲胶：又称龟胶，为龟科动物乌龟腹甲经煎熬、浓缩制成的固体胶，呈深褐色，质硬而脆，断面光亮，对光照呈透明状。性偏平和，味甘、咸、凉，有滋阴潜阳、益肾健骨的作用，并兼补血止血。常用于肾阴不足引起的骨蒸潮热、盗汗遗精、腰膝酸软、血虚萎黄及小儿囟门不合、筋骨不健等。有些妇科崩漏下血、经来量少、痛经等疾病，亦常用此药滋阴养血、止痛止血。用法用量：入汤剂 3 ~ 9g，用开水或黄酒溶化后口服或烊化后冲服。脾胃虚弱者慎服。

鳖甲胶：为鳖科动物中华鳖的甲壳经煎熬、浓缩制成的固体胶，呈棕褐色，具凹纹，半透明，质坚脆，断面不均匀，具光泽。性偏平和，味咸，有补肾滋阴、破瘀散结的作用，滋养同时兼祛瘀，除用于肾阴不足、潮热盗汗、手足心热外，还用于肝脾大、肝硬化、闭经等。

鱼鳔胶：又名花胶，是石首鱼科动物大黄鱼、小黄鱼或鲟鱼科动物中华鲟、鳇鱼等的鱼鳔干燥而成，一般将干燥的鳔压制成长圆形薄片，色淡黄，角质状，略有光泽，久煮可融化，浓厚的溶液冷却后凝成冻胶状，黏性很强，为海味八珍之一，鱼鳔胶味甘，性平、入肾经，有补益精血、滋养筋脉、养肝益肾、养血止血功效。适用于肾虚滑精、吐血、崩漏、腰膝酸软等。为高蛋白滋补佳品，可治疗肺结核、消化性溃疡、风湿性心脏病、再生障碍性贫血、脉管炎、神经衰弱及女子闭经、赤白带下、崩漏等。鱼鳔胶可促进精囊分泌果糖，为精子提供能量，能促进胃肠道消化吸收，提高食欲，有利于防治食欲不振、厌食、消化不良、腹胀、便秘；能增加肌肉组织的韧性和弹力，增强体力，消除疲劳；能滋润皮肤，使皮肤细腻光滑；能增强脑力和神经系统功能，促进生长发育，提高思维和智力，维持腺体正常分泌；并可防止智力减退、神经传导迟缓、反应迟钝、产后乳汁分泌不足、老年性痴呆、健忘、失眠等；还能提高机体抵抗力和免疫力，抗疲劳，抑制肿瘤生长。

黄明胶：又称牛皮胶、水胶、广胶、明胶。为牛科动物黄牛的皮经漂泡、去毛后熬制的胶块。《本草汇言》言："黄明胶，止诸般失血之药也……其性黏腻，其味甘涩，入服食药中，固气敛脱，与阿胶仿佛通用，但其性平补，宜于虚热者也。如散痈肿，调脓止痛，护膜生肌，则黄明胶又优于阿胶一筹也。"黄明胶与阿胶同等入药，主要做止血药用。

猪皮胶：又称新阿胶，为猪科动物猪的皮肤熬制的胶块，有养血止血、固冲安胎、养阴润肺之功。猪皮胶呈方块状，表面棕褐色，对光透视不透明，断面不光亮。取本品少许加入沸水溶解，水溶液棕褐色，混浊不透明，冷却后表面有一层油脂，有强烈的肉皮汤味，味微甜，功效同阿胶，常作为阿胶的代用品。

阿胶(黄明胶、猪皮胶)与鹿角胶相比，前者滋补阴血，更适合于妇女，后者温阳补肾，更适合于男子。鳖甲胶、龟甲胶、鱼鳔胶都能养阴，且能清虚热，适用于易上火者采用，这是阿胶(黄明胶、猪皮胶)和鹿角胶所不具备的，鳖甲胶还有通血脉、破瘀散结的作用；龟甲胶能强健筋骨，骨质疏松者可考虑优先选用；鱼鳔胶能给精子提供能量，精子活力不足、数量下降者服食尤宜。阿胶有的功能黄明胶被认为都有，只是效果不同。一般来说，阿胶补血比黄明胶好，但黄明胶的长处在于止血养血、润肠通便。

五、糖 类

膏滋药中糖类或蜂蜜的添加，不仅能掩盖药物中的苦味等不适气味，使膏滋便于服用，而且还因为加糖后的膏体稠厚、药物浓度高，使膏滋药在冬季或适宜的温度环境下稳定性好，不易变质。

(一)冰 糖

冰糖是白砂糖煎炼而成的冰块状结晶，是由蔗糖加上蛋白质原料配方，经再融、洁净处理后重结晶而制得的大颗粒结晶糖，有单晶体和多晶体两种，呈透明或半透明状。

由于其结晶如冰状，故名冰糖，也叫"冰粮"。自然生成的冰糖有白色、微黄、淡灰等色，此外市场上还有添加食用色素的各类彩色冰糖（主要用于出口），比如绿色、蓝色、橙色、微红、深红等多种颜色。

1. 功　能

冰糖味甘，性平，入肺、脾经；有补中益气、和胃润肺的功效；冰糖养阴生津，润肺止咳，对肺燥咳嗽、干咳无痰、咯痰带血都有很好的辅助治疗作用；用于肺燥、肺虚、风寒劳累所致的咳喘、小儿疟疾、噤口痢、口疮、风火牙痛。

冰糖可以放入咖啡中，且香甜可口。

中医认为冰糖具有润肺、止咳、清痰及去火的作用。也是泡制药酒、炖煮补品的辅料。冰糖具有补中益气、和胃润肺、止咳化痰、祛烦消渴、清热降浊、养阴生津、止汗解毒等功能，可用于治疗中气不足、肺热咳嗽、咳痰带血、阴虚久咳、口燥咽干、咽喉肿痛、小儿盗汗、风火牙痛等病证。

冰糖性平，有止咳化痰的功效，广泛用于食品和医药行业生产的高档补品和保健品。老人含化冰糖还可以缓解口干舌燥。

冰糖能补充体内水分和糖分，具有补充体液、供给能量、补充血糖、强心利尿、解毒等作用。适应证：其5%溶液为等渗液，用于各种急性中毒，以促进毒物排泄；10%～50%为高渗液，用于低血糖症、营养不良，或用于心力衰竭、脑水肿、肺水肿等的治疗。

2. 禁　忌

一般人不宜过量食用，患有高血压、动脉硬化、冠心病者，以及孕妇、儿童宜少食；糖尿病、高血糖患者必须忌食。

（二）红　糖

红糖指带蜜的甘蔗成品糖，或甘蔗经榨汁、浓缩形成的带蜜糖。红糖按结晶颗粒不同，分为片糖、红糖粉、碗糖等。红糖是一种未经提纯处理的糖，又称红砂糖。红糖中钙、铁等元素的含量是白糖的3倍，尚含维生素 A、维生素 C、维生素 B_2 等多种维生素和锰、锌、铬等一些微量元素。

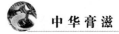

因此，红糖的营养价值相对白糖要高很多。红糖具有补血、破瘀、疏肝、驱寒等功效，民间多用于产妇、儿童及贫血患者食用，作为营养补充和辅助治疗。著名红糖产地有广西桂林恭城瑶族自治县及云南等地。

1. 功　能

抗衰老　每100g红糖含钙90mg，含铁4mg，还含有少量的核黄素及胡萝卜素。日本科研人员还从红糖中提取了一种称为"糖蜜"的多糖，实验证明它具有较强的抗氧化功效，对于抗衰老有明显的作用。

补血气　红糖能补气补血，是女性不可缺少的滋补佳品。有关研究表明，用原子荧光光谱仪测定，发现红糖含有十分丰富的微量元素成分，其中有些微量元素具有强烈刺激机体造血的功能。

暖脾健胃　食用红糖还有促进血液循环、活血舒筋、暖脾健胃、化瘀生新之功效。

2. 禁　忌

虽然产妇食用红糖好，但是一定要适量，对于这一点，我国古代医学家早有认识。如《本草纲目》一书中称红糖为砂糖，并分析："砂糖性温，殊于蔗浆，故不宜多食……"产妇运动量少，多余的糖分易转化为脂肪，导致肥胖。

也并不是所有的老人都适合吃红糖，中医认为阴虚内热、消化不良和糖尿病患者不宜食用红糖。此外，在服药时，也不宜用红糖水送服。

在红糖的储存中最好使用玻璃器皿，密封后置于阴凉处。

（三）饴　糖

饴糖是一种呈稠厚液体状态的糖，又称"麦芽糖浆"或"麦芽糖饴"，是由米、大麦、小麦、粟米等粮食经麦芽作为催化剂，使淀粉产生水解、转化、浓缩后而制得的糖。饴糖是生产历史最为悠久的淀粉糖品，现代工业以优质玉米淀粉为原料，以酶制剂液化、糖化、精制、浓缩而成的麦芽糖含量是介于高麦芽糖浆与麦芽糊精之间的淀粉糖品。饴糖性甘、温，具有缓中补虚、生津润燥的功效。

1. 功　能

饴糖，味甘性温，入脾、胃、肺经，具有补脾益气、缓急止痛、润肺止咳的功效。临床常配伍运用，用于脾胃阳虚或气虚所致的脘腹疼痛及肺虚痰多、咳嗽乏力、吐血、口渴、咽痛、便秘，主要用于体虚及小儿、产妇的滋养。

饴糖首载于《名医别录》，曰："饴糖，味甘，微温。主补虚乏、止渴、止血。"《千金·食治》曰："补虚冷，益气力，止肠鸣、咽痛，除唾血，却咳嗽。"《日华子本草》曰："益气力，消痰止嗽，并润五脏。"《长沙药解》曰："补脾精，化胃气，生津，养血，缓里急，止腹痛。"《本草纲目》曰："补虚乏，止渴止血。补虚冷，益气力，止肠鸣、咽痛，治唾血，消痰润肺止嗽；健脾胃，补中，治吐血。"

临床上饴糖主要用来补脾和胃，调理中焦。医圣张仲景所著中医临床学的典籍《金匮要略》中所用饴糖之旨，均以甘温补脾、建中为目的。《金匮要略》篇用饴糖二方：黄芪建中汤用之治"虚劳里急诸不足"，以温中补虚，和中缓急，现常用于胃及十二指肠溃疡、慢性肝炎、神经衰弱而有上述症状者；大建中汤用之治"心胸中大寒痛，呕不能饮食，腹中寒，上冲皮起，出见有头足，上下痛而不可触近者。"以温中补虚，降逆止痛。现常用于胆道蛔虫症、急性机械性肠梗阻等急腹症。《伤寒论》篇用饴糖一方：小建中汤用之治"伤寒二三日，心中悸而烦者"。以温中补虚、缓急止痛，现常用于消化性溃疡、肠痉挛等。饴糖润肺止咳的功效在临床上应用也很多，《补缺肘后方》用饴糖，配干姜、豆豉治卒得咳嗽；《本草汇言》用饴糖、白萝卜汁蒸化治疗大小儿顿咳不止等。此外，饴糖用砂仁汤化服治胎坠不安，润燥治疗习惯性便秘等 。

2. 禁　忌

湿热内郁、中满吐逆者忌服。

（四）蜂　蜜

蜂蜜是蜜蜂采集花粉酿制而成的，其质量会因为蜜蜂的品种、花源、地理环境等不同而有差异。蜂蜜中70%的成分是果糖和葡萄糖，另含有少量的蔗糖、麦芽糖、有机酸、多种维生素、酶类、多种矿物质等丰富的营养成分。蜂蜜生则性凉，熟则性温，生蜜一般需要经过加热炼制成熟蜜方可使用。熟蜜又称"炼蜜"，是将生蜜加适量的水，经水沸、滤过、去沫及杂质，经适当加热浓缩而成。炼蜜药甘而性平和，气味香甜，具有补中润燥的功效。

1. 功　能

·蜂蜜能改善血液成分，促进心脑血管功能，因而经常服用对于心血管患者益处很大。蜂蜜对肝脏有保护效果，能促进肝细胞再生，对脂肪肝的形成有一定的抑制效果。食用蜂蜜能迅速补充体力，消除疲劳，增强对疾病的抵抗力。

·蜂蜜还有灭菌的效果，常常食用蜂蜜，不仅对牙齿无影响，还能在口腔内起到杀菌消毒的效果。

·蜂蜜能医治中度的肌肤损伤，特别是烫伤，将蜂蜜作为肌肤创伤敷料时，细菌无法成长。

·失眠的人在每天睡觉前口服一汤匙蜂蜜（加入一杯温开水内），能够快速进入梦乡。

·蜂蜜还能够润肠通便（只要是天然老炼的真实蜂蜜都有润肠通便的效果）。

2. 禁　忌

·未满1岁的婴儿不宜进食蜂蜜：蜂蜜在酿造、运输与存储过程中，易受到肉毒杆菌的污染。婴儿由于抵抗力弱，食入肉毒杆菌后，则会在肠道中繁殖，并产生毒素，而肝脏的解毒功能又差，因而易引起肉毒杆菌性食物中毒。

·食用蜂蜜中毒的婴儿会出现迟缓性瘫痪，哭声微弱，吸奶无力，呼吸困难。6个月以内的婴儿更容易感染此病。中毒症状常发生于进食完蜂蜜或含有蜂蜜食品后的8~36h，症状常包括便秘、疲倦、食欲减退。

·虽然婴儿发生肉毒杆菌感染率很小，但医生还是建议在孩子满1岁以前，不要给他们吃蜂蜜及其制品。另外，父母在购买蜂蜜时一定要到正规的商店购买，不要自行去蜂场购蜜，因为有时蜜蜂采集了有毒植物的花粉，所酿之蜜就含有毒素，人吃了是会中毒的。

·不适宜湿阻中焦的脘腹胀满、苔厚腻者食用。

·不建议糖尿病患者食用蜂蜜。

·天然的含有活性酶的蜂蜜不能加热至60℃以上，否则活性酶会在高温下变性失活，破坏其中的营养成分。蜂蜜在温开水或凉水冲泡时口感甜，用较高温度冲泡口感会变酸。

（五）低聚异麦芽糖

自然界中低聚异麦芽糖极少以游离状态存在，但作为支链淀粉或多糖的组成部分，在某些发酵食品如酱油、黄酒或酶法葡萄糖浆中有少量存在。工业上以淀粉为原料生产低聚异麦芽糖需要一种酶，即 α 葡萄糖苷酶，又名葡萄糖基转移酶，简称 α 糖苷酶。它能切开麦芽糖和麦芽低聚糖分子结构中 α－1,6 糖苷键，并能将游离出来的一个葡萄糖残基转移到另一个葡萄糖分子或麦芽糖或麦芽三糖等分子中的 α－1,6 位上，形成异麦芽糖、异麦芽三糖、异麦芽四糖、异麦芽五糖和潘糖等。

1. 功　能

黏度　低聚异麦芽糖黏度高于同浓度的蔗糖液，低于麦芽糖，食品加工时比麦芽糖易于操作，对糖果、糕点等组织与物理性质无不良影响，其黏度比蔗糖高，更易于保持结构稳定。

低聚异麦芽糖耐热、耐酸性　低聚异麦芽糖耐热、耐酸性极佳。浓度 50% 糖浆在 pH 3、120℃ 之下长时间加热不会分解。应用到饮料、罐头及高温处理或低 pH 值食品中可保持原有特性与功能。

低聚异麦芽糖保湿性　低聚异麦芽糖具有保湿性，使水分不易蒸发，对各种食品的保湿与其品质的维持均有较好的效果，并能抑制蔗糖与葡萄糖形成的结晶。面包类、甜点心等以淀粉为主体的食品，往往稍加存放即行硬化，而添加低聚异麦芽糖就能防止淀粉老化，延长食品的保存时间。

低聚异麦芽糖着色性　低聚异麦芽糖所含糖分子末端为还原基因，与蛋白质或氨基酸共热会发生 Maillard 反应而产生褐变着色，着色程度的深浅与糖浓度有关，并与共热的蛋白质或氨基酸的种类、pH 值、加热温度及时间长短有关。所以，采用低聚异麦芽糖加工各种食品时应考虑到上述各种因素的配合。

低聚异麦芽糖发酵性　低聚异麦芽糖是一种酵母和乳酸菌难以利用的糖类，用于面包、酸奶等发酵食品时不能被酵母菌、乳酸菌发酵利用，残留在食品中仍发挥其各种特性和抗龋齿性，同时促进肠道内双歧杆菌发育。特别在发酵乳品中不会妨碍正常乳酸菌发酵，低聚异麦芽糖的不发酵性是其在食品中发挥保健功能的基础。低聚异麦芽糖不为链球菌作用，所以产生酸少，牙齿不易被腐蚀；其与蔗糖并用能强烈抑制由蔗糖生成葡聚糖，低聚异麦芽糖中的潘糖对阻碍齿垢形成效果极为明显。

低聚异麦芽糖抗龋齿性　低聚异麦芽糖抗龋齿性甚佳，不易被蛀牙病原菌——变异链球菌——发酵，所以产生的酸少，牙齿不易腐蚀，它与蔗糖并用时，也能阻碍蔗糖不易被变异链球菌作用而产生水不溶性的高分子葡聚糖，抑制蔗糖的蛀牙性。低聚异麦芽糖中的潘糖对阻碍齿垢形成的效果极为明显。

龋齿也是我国儿童最普遍的牙病之一，保护儿童口腔卫生、预防牙病，以低聚异麦芽糖代替白砂糖，生产不易形成龋齿的食品和饮料是一件很有价值的工作，希望引起卫生界、食品保健界关注。

低聚异麦芽糖安全性　低聚异麦芽糖的最大无作用量在 2g/kg 体重以上。对于低聚异麦芽糖粉，大鼠经口投的急性毒性半数致死量（LD50）为 44g/kg 体重以上，与低毒性蔗糖（LD50 为 29.8g/kg 体重）和麦芽糖（LD50 为 26.7g/kg 体重）相比较，它是极其安全的。

饮水中添加上述糖粉，1 年内大鼠自由摄取，每日摄取量为异麦芽糖 2.7～5.0g/kg 体重，经长期饲养试验，解剖结果和血液检查无任何异常现象，用细菌回归变异试验及培养细胞的染色体异常试验，无任何变异原性。所以，低聚异麦芽糖是安全性极高的甜味剂。

低聚异麦芽糖直接生理效应　低聚异麦芽糖难以被胃酶消化，甜度低、热量低，基本上不增加血糖和血脂。低聚异麦芽糖产品不含单糖或单糖含量很低，其热量仅为蔗糖的 1/6。低聚异麦芽糖很难通过消化酶而分解吸收，经与单独口服葡萄糖人群对照实验后证明，空腹口服低聚异麦芽糖人群，血糖与胰岛素均未上升，这说明低聚异麦芽糖在胃中不被吸收、利用，全部进入肠道。因此，若长期食用，既不会增加血糖，也不改变血中胰岛素水平，糖尿病患者可放心食用。

低聚异麦芽糖能促进肠道内双歧杆菌增殖，抑制肠道有害菌及腐败物质形成，增加维生素含量，提高机体免疫力。低聚异麦芽糖不会被胃和小肠吸收，而是直接进入大肠，被双歧杆菌优先利用，助其大量繁殖，为双歧杆菌增殖因子；而肠内其他有害菌则不能利用，从而能抑制有害菌生长，促使肠道内微生态向良性循环调整。双歧杆菌的功能是维持肠道正常细菌群平衡，尤其是老年和婴儿；抑制病原菌和腐败菌生长，防止便秘、下痢和胃肠障碍；具有抗肿瘤活性；能在肠道内合成维生素 B_1、B_2、B_6 及维生素 K、烟酸、叶酸及某些氨基酸，提高对钙离子吸收。

低聚异麦芽糖可降低血中胆固醇水平，防治高血压。改善乳制品消化率，提高耐乳糖性。国外许多乳制品都添加低聚麦芽糖，以提高其保健功能。增强人体免疫功能，预防抗生素类对人体各种不良副作用。预防龋齿功能。低聚异麦芽糖不被龋齿链球菌利用，不被口腔酶液分解，因而能防止龋齿。具有异麦芽糖残基低聚异麦芽糖与蔗糖结合使用时会强烈抑制不溶性葡聚糖合成，从而阻止齿垢形成，使蛀牙菌不能在牙齿上附着生长繁殖。因此，低聚异麦芽糖在以蔗糖为原料食品中，具有防龋齿作用。

低聚异麦芽糖属于非消化低聚糖类，具有水溶性膳食纤维功能。由于低聚糖不被人体消化液消化，故又称之为低分子质量、非黏性、水溶性膳食纤维。但功能性低聚糖不具有膳食纤维增稠、水和、饱腹作用，其保健作用源于其特有发酵特点（双歧杆菌增殖因子，BGF）。低聚异麦芽糖比膳食纤维优越的一点是：其摄入量较低，在推荐剂量内不会引起腹泻，有一定甜味，完全水溶性，不破坏食品质地和风味，不增加黏度，不影响对矿物质和维生素吸收（对它们无包埋作用），易添加于加工食品和饮料中。

低聚异麦芽糖间接生理功效　促进食物消化、吸收，维持肠道正常功能。恢复抗生素治疗、放射线治疗、化学治疗期间肠道正常菌落。改善腹泻与便秘，抑制病原菌和腐败菌。服用低聚异麦芽糖能降低病原菌量，故对腹泻有预防和治疗效果。由于低聚异麦芽糖能导致双歧杆菌增殖，双歧杆菌通过糖代谢相应增加丙酸、丁酸等酸分泌量，这些有机酸可促进肠道蠕动，使肠道运动亢进，同时通过渗透压增加粪便水分，从而使排便性状得到改善。长期食用低聚异麦芽糖，能防止和治疗便秘；但对严重便秘患者，低聚糖治疗效果不明显。提高机体免疫力，起到免疫调节剂作用。

减少肠道致癌物质，改善血清脂质，降低胆固醇含量。大量实验证明，双歧杆菌对小动物具有抗癌作用，这种抗癌作用源于通过双歧杆菌细胞、细胞壁物质和细胞间物质使机体自身免疫能力得到明显改善，因而起到抗癌作用。通过服用功能性低聚糖可使血清胆固醇水平明显下降。如每日摄入 15～30g 低聚糖 2 周至 3 个月可减少血清胆固醇 20～50ml。

研究表明，乳酸菌包括双歧杆菌能减少血清胆固醇总量，抑制血清胆固醇量升高，增加高密度脂蛋白（HDL）在整个胆固醇中比重（对女性更明显，男性不明显）。有学者认为，乳酸菌的存在与血浆胆固醇的减少有直接关系。过多摄入动物脂肪会导致肠内胆汁酸分泌量增加，胆汁酸增加会促进食物中胆固醇的吸收，相应血中胆固醇亦增加。双歧杆菌、嗜酸杆菌等有益菌可使胆固醇转化为人体不能吸收的类固醇。

促进营养素吸收作用和产生营养素。双歧杆菌能产生维生素 B_1、维生素 B_2、维生素 B_6、维生素 B_{12}、烟酸、叶酸，含双歧杆菌发酵乳制品能改善乳糖不耐受及对钙的吸收。双歧杆菌对矿物质元素有促进吸收作用，女性育龄期后雌激素水平下降，使体内钙平衡受到干扰，导致骨质疏松；而雌激素水平下降又与肠内菌群失调有关。钙吸收量和盲肠中 L - 乳酸量密切相关，研究认为，这种促进吸收作用是难消化的低聚糖转化为 L - 乳酸，L - 乳酸吸附钙化合物使其溶解性增加，因而导致钙吸收能力增强。

2. 禁　忌

尽管低聚异麦芽糖对人体无任何副作用，但它与某些药物一起服用时会产生一些不良反应，致使胃部不适，所以，服用药物和低聚异麦芽糖的时间最好间隔2h。另一方面，低聚异麦芽糖属于非发酵性糖物类，与药物一起服用会阻碍人体对药物的吸收，降低药效。

（六）低聚果糖

低聚果糖又称蔗果低聚糖，是由 1～3 个果糖基通过 β(2－1) 糖苷键与蔗糖中的果糖基结合生成的蔗果三糖、蔗果四糖和蔗果五糖等的混合物。100g 干重菊芋中约有 60～70g 菊粉，菊粉是通过线性的 β－2，1－糖苷链连接的果聚糖，其末端为一蔗糖基。故以菊芋粉为原料用菊糖内切酶水解作用，经精制最终可得低聚果糖浆。

1. 功　能

·低热能值，由于低聚果糖不能被人体直接消化吸收，只能被肠道细菌吸收利用，故其热值低，不会导致肥胖，间接也有减肥作用。对糖尿病患者来说也是一种良好的甜味剂。

·由于其不能被口腔细菌（指突变链球菌 Smutans）利用，因而具有防龋齿作用。

·对肠道益生菌的增殖作用。低聚果糖对肠道中有益菌群如双歧杆菌、乳酸杆菌等有选择性增殖作用，使有益菌群在肠道中占有优势，抑制有害菌的生长，减少有毒物质(如内毒素、氨类等)的形成，对肠黏膜细胞和肝具有保护作用，从而防止病变甚至肠癌的发生，增强机体免疫力。

·可降低血清中胆固醇和甘油三酯的含量。

·促进营养的吸收，尤其是钙的吸收。摄入低聚果糖能提高生物体对钙离子的吸收，这一现象受到了越来越多的关注，一些人体临床试验也得以陆续开展。对于青少年，含有丰富低聚果糖的菊粉证实可通过强化钙质吸收和增加骨密度对骨骼健康产生正面的效用。对于停经后的妇女，富含低聚果糖的菊粉证实可提高矿物质吸收而改善骨骼健康。另有临床研究结果指出，补充含有丰富低聚果糖的菊粉可帮助改善更年期妇女的矿物质吸收并影响其骨更新标记。

·防治腹泻和便秘。

2. 禁　忌

低聚果糖由于不被人体消化吸收，专为人体内有益菌提供养料，所以无服用禁忌人群。

(七)木糖醇

木糖醇原产于芬兰，是从白桦树、橡树、玉米芯、甘蔗渣等植物原料中提取出来的一种天然甜味剂。在自然界中，木糖醇的分布范围很广，广泛存在于各种水果、蔬菜、谷类之中，但含量很低。商品木糖醇是将玉米芯、甘蔗渣等农业作物进行深加工而制得的，是一种天然、健康的甜味剂，对于人们的身体来说，木糖醇也不是一种"舶来品"，它本就是人们身体正常糖类代谢的中间体。

1. 功　能

木糖醇甜味剂　木糖醇可作为糖尿病患者的甜味剂、营养补充剂和辅助治疗剂。木糖醇是人体糖类代谢的中间体，在体内缺少胰岛素、影响糖代谢情况下，无须胰岛素促进，木糖醇也能透过细胞膜，被组织吸收利用，促进肝糖原合成，供细胞以营养和能量，且不会引起血糖升高，消除糖尿病患者服用后的三多症状(多食、多饮、多尿)，是最适合糖尿病患者食用的营养性食糖代替品。

木糖醇改善肝功能　木糖醇能促进肝糖原合成，血糖不会上升，对肝病患者有改善肝功能和抗脂肪肝的作用，治疗乙型迁延性肝炎，乙型慢性

肝炎及肝硬化有明显疗效，是肝炎并发症患者的理想辅助药物。

木糖醇防龋齿 木糖醇的防龋齿特性在所有的甜味剂中效果最好，首先是木糖醇不能被口腔中产生龋齿的细菌发酵利用，可抑制链球菌生长及酸的产生；其次在咀嚼木糖醇时，能促进唾液分泌，唾液多了既可以冲洗口腔、牙齿中的细菌，也可以增大唾液和龋齿斑点处碱性氨基酸及氨的浓度，同时减缓口腔内 pH 值下降，使伤害牙齿的酸性物质中和稀释，抑制细菌在牙齿表面的吸附，从而减少了牙齿的酸蚀，防止龋齿和减少牙斑的产生，巩固牙齿。

木糖醇减肥 木糖醇为人体提供能量，合成糖原，减少脂肪和肝组织中蛋白质的消耗，使肝脏受到保护和修复，减少人体内有害酮体的产生，不会因食用而为发胖忧虑。可广泛用于食品、医药、轻工等领域。木糖醇与普通的白砂糖相比，具有热量低的优势——每克木糖醇仅含有 2.4kal 热量，比其他大多数碳水化合物的热量少 40%，因而木糖醇可被应用于各种减肥食品中，作为高热量白糖的代用品。

木糖醇稳定 生物木糖醇在体内代谢缓慢，因此它不会像普通食糖那样使胰岛素突然上升或下降，木糖醇是胰岛素的天然稳定剂，食品用后不会提升血液中胰岛素水平，木糖醇还扮演着稳定激素的重要角色，高水平的胰岛素会增加雌激素产生，易引起乳腺癌，也会干扰卵巢的健康功能，胰岛素阻抗是产生性激素问题（多囊卵巢综合征）的重要原因；所以降低胰岛素水平至关重要，不仅对抵抗多囊卵巢综合征而且对分解更多其他激素的不平衡、降低乳癌风险具有重要意义。

2. 禁 忌

使用含汞材料补过牙的人不可以咀嚼含木糖醇的口香糖。

（八）甜菊糖

甜菊糖（Stevioside）又称甜菊苷，它是从菊科植物 Stevia Rebaudia（该植物在我国称作甜叶菊）的叶子中提取出来的一种糖苷。甜叶菊原产于巴拉圭和巴西，现在中国、新加坡、马来西亚等国家也有种植，其甜味成分由甜菊苷及甜菊 A 苷、B 苷、C 苷、D 苷和 E 苷组成。甜菊苷可用水从干叶子中提取、澄清和结晶，实际生产中获得了三种类型，分别是粗提物和纯度为 50% 及 90% 的产品。

甜菊糖苷(俗称甜菊糖、甜菊糖甙)是一种从菊科草本植物甜叶菊(或称甜菊叶)中精提的新型天然甜味剂,而南美洲使用甜叶菊作为药草和代糖已经有几百年历史。国际甜味剂行业的资料显示,甜菊糖甙已在亚洲、北美、南美洲和欧盟各国广泛应用于食品、饮料、调味料的生产中。中国是全球最主要甜菊糖甙生产国。

1. 功　能

甜菊苷在酸和盐的溶液中稳定,室温下性质也较为稳定。易溶于水,在空气中会迅速吸湿,室温下的溶解度超过40%。甜菊苷与柠檬酸或甘氨酸并用,味道良好;与蔗糖、果糖等其他甜味料配合,味质较好。食用后不被吸收,不产生热量,故为糖尿病、肥胖症患者良好的天然甜味剂。

2. 禁　忌

急性毒性试验,甜菊糖结晶小鼠经口 LD50 > 16g/kg。GB2760 - 2011 规定了其适用的范围,但最大使用量为根据生产需要适量使用。

(九)阿斯巴甜

阿斯巴甜($C_{14}H_{18}N_2O_5$),是一种非碳水化合物类的人造甜味剂。别名为阿司帕坦、APM、Canderel 等。国际编码 E951。熔点 248℃ ~250℃。折射率 14.5°。

阿司帕坦为中国药典收载品种。见《中国药典》2010 年版第二部 1199 页。阿司帕坦也收载于美国药典和欧洲药典。

1. 功　能

阿斯巴甜是一种天然功能性低聚糖,不致龋齿,甜味纯正,吸湿性低,没有发黏现象。不会引起血糖明显升高,适合糖尿病患者食用。我国规定可用于糕点、饼干、面包、配制酒、雪糕、冰棍、饮料、糖果,用量按正常生产需要。

2. 禁　忌

与一些可直接压片的辅料混合进行的差示扫描量热法测试表明,阿斯巴甜与磷酸氢钙和硬脂酸镁有配伍禁忌。阿斯巴甜和糖醇有相互反应。

(十)元贞糖

元贞糖是以麦芽糊精、阿斯巴甜、甜菊糖、罗汉果糖、甘草提取物等

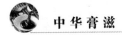

配料制成的食用糖，其甜度相当于蔗糖的 10 倍，而热量仅为蔗糖的 8%。

1. 功　能

经相关研究单位临床试验证明，元贞糖不会增高患者血糖水平和尿糖含量，认为元贞糖是安全的高甜度、低热量食用糖，可用于糖尿病患者，以改善其生活质量。经过十多年的市场营销，元贞糖深受消费者的欢迎，已经成为糖尿病患者的首选替代糖。由于元贞糖在一般食品商店都上柜销售，故是一种为广大消费者所熟知的低热量代糖品。它也可以说是糖尿病、高血压病、冠心病及高脂血症等患者的专用甜味剂。本品作为饮用牛奶、豆浆、咖啡等饮品优良的无热量白糖代用品，既有甜度较高，又相对无毒副作用的特点，糖尿病患者尽可以放心地使用，唯一美中不足的是元贞糖成本较高。

2. 禁　忌

相对无毒副作用。

（十一）甜蜜素

甜蜜素，其化学名称为环己基氨基磺酸钠，是食品生产中常用的添加剂。甜蜜素是一种常用甜味剂，其甜度是蔗糖的 30～40 倍。消费者如果经常食用甜蜜素含量超标的饮料或其他食品，就会因摄入过量而对人体的肝脏和神经系统造成危害，特别是对代谢排毒能力较弱的老人、孕妇、儿童危害更明显。

制法　是由氨基磺酸与环己胺（$C_6H_{11}NH_2$）及氢氧化钠反应而成。

1. 功　能

甜蜜素属于非营养型合成甜味剂，其甜度为蔗糖的 30 倍，而价格仅为蔗糖的 1/3，而且它不像糖精那样用量稍多时有苦味，因而作为国际通用的食品添加剂，可用于清凉饮料、果汁、冰激凌、糕点食品及蜜饯等。

亦可用于家庭调味、烹饪、酱菜品、化妆品之甜味、糖浆、糖衣、甜锭、牙膏、漱口水、唇膏等。

糖尿病患者、肥胖者可用其代替糖。

2. 禁　忌

甜蜜素危害健康：对甜蜜素安全性的怀疑来源于其中含有的氯。许多含有氯的有机物是有毒的。不过，甜蜜素并不因为含氯而有毒。加拿大糖尿病协会认为，每千克体重每天食用 15mg 甜蜜素不会有任何副作用。这相当于一个体重 70kg 的人每天吃 1g 多甜蜜素，其甜味与 630g 蔗糖相当。这已远远超出人们的味觉需求。也有一些动物研究用大量甜蜜素喂养大鼠，观察到一些不良后果。不过，人们的正常食用量远低于这些实验所用浓度，这些结果不被认为具有指导意义。

甜蜜素学名"环己基氨基磺酸钠"，是一种无营养甜味剂，常用于酱菜类、调味汁、糕点、配制酒和饮料等食品中。因为甜蜜素有致癌、致畸、损害肾功能等副作用，一些国家已全面禁止在食品中使用甜蜜素。中国陆续有 50 多家企业出口到日本的食品被日方检出甜蜜素而被扣留或遭退运，其中某一家企业出口日本的 16 个集装箱食品全部被日方扣留。这种情况引起该企业所在地工商、检验机构的高度重视，他们在向有关企业通报情况的同时，立即组织技术人员采购甜蜜素标准品等实验用品，仅用 6d 的时间就完成了检验方法的开发验证工作。已检验样品 53 份，其中 3 份呈阳性。检验部门借此提醒食品生产出口企业，随着越来越多国家对食品安全问题的重视，甜蜜素等有害食品添加剂应及早退出中国的食品生产领域。

1969 年，美国国家科学院研究委员会收到有关甜蜜素兑糖精的 10∶1 混合物可致膀胱癌的动物实验证据，不久后美国食品与药物管理局（FDA）即发出了全面禁止使用甜蜜素的命令。

长期过度食用甜蜜素、糖精钠危害大，在食品中添加的甜味剂主要有糖精钠、糖蜜素、安赛蜜和甜味素四种。人体每日允许的人工合成甜味剂使用量是有一定限量的。一般情况下，人体每日每千克体重对糖精钠的摄入量，最多不可超过 2.5mg，即一个体重为 60kg 的成年人，每日对糖精钠的摄入量，最多不可超过 150mg；甜蜜素、甜味素、安赛蜜的每千克体重摄入量高限量分别为 11mg、40mg、15mg。甜蜜素、糖精钠是两项常用的甜味剂，其甜度是蔗糖的几十倍。消费者如果长期过度食用甜味剂超标的食品，就会因摄入过量而对人体造成危害，特别是对代谢排毒能力较弱的老人、孕妇、儿童危害更明显。若长期过度食用甜蜜素，可对人体肝脏和神经系统造成危害。

与发达国家相比，中国甜蜜素使用量超出正常使用量的 14 倍。甜蜜素有致癌、致畸作用，多个国家相继全面禁用；我国也对甜蜜素在食品中

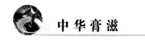

加入的量做了严格限定，饮料中甜蜜素的最大使用量为 0.25g/kg。

（十二）糖　精

糖精为邻苯甲酰磺酰亚胺（Saccharin）的俗称，是一种不含有热量的甜味剂。它为白色结晶性粉末，难溶于水。其甜度为蔗糖的 300～500 倍，不含热量，吃起来会有轻微的苦味和金属味残留在舌头上。其钠盐易溶于水。

LD50 为 5000～8000mg/kg；每日摄取安全容许量（ADI）为 0～2.5mg/kg。糖精可由邻磺酸基苯甲酸与氨反应制得。主要用于食品工业，可用于牙膏、香烟及化妆品中。

2017 年 10 月 27 日，世界卫生组织国际癌症研究机构公布的致癌物清单初步整理参考中，糖精及其盐在三类致癌物清单中。

1. 功　能

用作厌氧胶的固化促进剂和不饱和聚酯树脂的助促进剂，还用于配制复合型氧化还原引发剂。

制造糖精的原料主要有甲苯、氯磺酸、邻甲苯胺等，均为石油化工产品。甲苯易挥发和燃烧，甚至引起爆炸，大量摄入人体后会引起急性中毒，对人体健康危害较大；氯磺酸极易吸水分解产生氯化氢气体，对人体有害，并易爆炸；糖精生产过程中产生的中间体物质对人体健康也有危害。糖精在生产过程中还会严重污染环境。它们在人体中长期存留、蓄积，不同程度地影响着人体的健康。

糖精钠是有机化工合成产品，是食品添加剂而不是食品，除了在味觉上引起甜的感觉外，对人体无任何营养价值。相反，当食用较多的糖精时，会影响肠胃消化酶的正常分泌，降低小肠的吸收能力，使食欲减退。

据国外资料记载，1997 年在加拿大进行的一项多代大鼠喂养实验发现，摄入大量的糖精钠可导致雄性大鼠膀胱癌。因此，美国等发达国家的法律规定，在食物中使用糖精时，必须在标签上注明"使用本产品可能对健康有害，本产品含有可导致实验动物癌症的糖精"的警示。

由于食用糖精对人体健康有害无益，所以西方一些发达国家都对糖精严格控制使用，其控制标准一般为不超过消费食糖总量的 5%，且主要用于牙膏等工业用途。

与发达国家相比，我国糖精使用量超出正常使用量的 14 倍。更有专家发出警告，至 1999 年下半年，全国糖业市场上糖精的份额已高达市场总份额的 55%～60%，严重挤占了蔗糖的份额。

特别是有少数消费者在完全不知道糖精危害的情况下，短时间内食用大量糖精，引起血小板减少而造成急性大出血、多脏器损害等，引发恶性中毒事件。

2. 禁　忌

食用糖精过量会引起中毒　过量服糖精（5g 以上）后，约 2h 可出现恶心、呕吐清水、脐周持续性疼痛，并有阵发性绞痛、腹胀、头晕、口渴、尿少、血压下降。尿检查有红细胞，也有的出现肌肉抽搐和疼痛，轻度惊厥、谵妄、幻听等。重度中毒患者，可造成死亡或遗留严重的末梢神经炎（多是一次食用超量或连续多次食用所致）。

在治疗上尚无特效药物，主要是对症治疗，发现后立即洗胃、解痉、止痛，给予维生素 B、C，补充葡萄糖盐水溶液，加速排泄等。

鸡蛋与糖精同食会中毒　经加热鸡蛋中的氨基酸与糖精之间会发生化学反应，生成一种称为糖基赖氨酸的化合物，破坏了鸡蛋中的氨基酸成分。所产生的化合物有毒，服用过量可能导致死亡。

（十三）安赛蜜

安赛蜜是一种食品添加剂，是化学品，类似于糖精，易溶于水，可增加食品甜味，没有营养，口感好，无热量，具有在人体内不代谢、不吸收，对热和酸稳定性好等特点，是中老年人、肥胖患者、糖尿病患者理想的甜味剂，是当前世界上第四代合成甜味剂。与其他甜味剂混合使用能产生很强的协同效应，一般浓度下可增加甜度 30%～50%。

1. 功　能

安赛蜜具有强烈甜味，甜度约为蔗糖的 130 倍，甜味性质与糖精相似，是中老年人、肥胖患者、糖尿病患者理想的甜味剂。

2. 禁　忌

安赛蜜为人工合成甜味剂，经常食用合成甜味剂超标的食品会对人体的肝脏和神经系统造成危害，特别是对老人、孕妇、儿童危害更为严重。

如果短时间内大量食用，会引起血小板减少导致急性大出血。

以下是各种甜味剂的综合比较（表1）。

表1　各种甜味剂的比较

名称 项目	蔗糖	糖精	甜蜜素	阿斯巴甜	AK－糖	甜菊糖	三氯蔗糖	纽甜
甜度	1	450	40～60	200	200	200	600	7000～13000
口感	纯正	后味苦	余味欠佳	纯正	有金属味	甘草味，苦味浓重	较纯正	纯正
安全性	好	较差	较差	好	较好	较好	好	好
根据国标GB2760－96对使用量的规定	不受限制，但糖尿病、肥胖症、心血管病和龋齿患者慎用	受严重限制(0～0.15g/kg)	受限制(0.65～1g/kg)	受一定限制，苯丙酮尿症者慎用	受一定限制(0～0.3g/kg)	受一定限制，用量超过甜度15%时苦味明显。	受一定限制	不受限制
每日允许摄入量（ADI）（mg/kg）	—	0～0.25	0～11	0～40	0～15	2～3	0～15	0～15
稳定pH	2～11	1～10	3～10	3～5	2～10	3～9	＞3	＞3
热稳定性（耐受温度）	200℃	150℃	250℃	≤80℃不易用于焙烤食品	225℃	200℃	75℃	好于阿斯巴甜
代谢热度	17J/G 血糖升高	不代谢	部分代谢	代谢	不代谢	部分代谢	不代谢	代谢
抗龋齿	造成	能	能	能	能	能	能	能
甜度成本	100%（比较标准）	70%（按国际要求，最多代糖30%的甜度，余下70%的甜度用蔗糖）	80%（按国际要求，最多代糖15%的甜度，余下85%的甜度用蔗糖）	30%～50%（以全代糖计）	80%（按国际要求，最多代糖30%的甜度，余下70%的甜度用蔗糖）	90%（按国际要求，最多代糖15%的甜度，余下85%的甜度用蔗糖）	正在试制中，成本太高	20%

备注：纽甜是唯一不受限添加的代糖甜味剂产品；纽甜的安全性最好、口味最纯正

六、辅　料

膏方中的辅料一般指黄酒。黄酒是用米、麦、黍等为主要原料酿制成的，气味醇香。膏方中使用黄酒主要是基于以下三点原理：

·酒能解腥祛膻，在膏方中起矫味作用。膏方中会选用阿胶、鹿角胶、龟甲胶、鳖甲胶等，用黄酒浸泡半天，能消除这些胶的腥膻气味。一些治疗处方中，有蕲蛇、乌蛇、鳖甲、龟甲、炮山甲等，加用黄酒也能起到祛腥膻的作用。

·酒性温通，有通血脉、驱寒气的作用，所以在调治风湿痹痛、筋脉挛急、胸痹、心腹冷痛等病证的膏方中，黄酒就是一味良药。

·酒能行药势，有助于药效的发挥。在温通性质的膏方中，酒有助于提高药效；酒还是许多药材成分的有效溶剂，能提高膏方用药的药用价值。

但是，一些养阴制火的膏方中，考虑到酒的温热属性，黄酒并非所宜。又如高血压、皮肤病、疮痒等，因酒性发散，亦非所宜。另外，对酒精过敏的患者，也是不宜采用的。

黄酒化膏的方法：把胶类放在一个大瓷碗里面，这个瓷碗要非常大，越大越好，要能够装下一瓶黄酒。然后用一瓶黄酒倒入胶类里面，泡24h，胶类即使没有化开，也可能被泡软。然后，把盛有胶类和黄酒的大碗，放入锅里蒸，小火蒸3h，此时，胶类开始化开了，稍微搅拌，再蒸1h左右，直到全部化开，此时，再打开锅，可以看到碗中气泡翻滚，胶类已经全部化开。

一般而言，胶类与黄酒的比例为1∶2，如100g阿胶可兑入200g黄酒。

第五节　膏滋工艺流程

口服膏滋药已成为大众喜爱的滋补方式之一。当今社会，人们回归自然、注重健康的保健养生观念日益明显。随着我国经济飞速发展，人民群众的生活水平也逐步提高。城乡差别、内陆与沿海差别逐渐缩小。

目前，主流情况是执业中药师和经验丰富的老药工指导制剂人员加工膏滋药。因制剂设施设备、人员素质、质量管理等方面不同，膏滋药成品质量差异很大。质量上乘的膏滋药膏体细腻、黑润光亮、稠厚适量、气味清香。一料膏方少则价至几百元，多则数千元。如何让顾客服用膏方后产生理想的效果，除了执业中医师开具处方时辨证准确、选药组方严谨、中药地道正宗，还与膏方的制剂工艺是否科学、合理密切相关。

一、膏滋药制剂工艺流程

制药企业膏方工艺流程　中药材前处理——煎煮、烊胶、浓缩收膏、凉膏、质检、包装。此工艺中有些制药厂也可直接购进炮制合格的中药饮片直接浸泡后煎煮。成品如十全大补膏、益母草膏、秋梨膏等。成方固定，疗效确切，质量检查有法定标准。

医院药房和社区中药店膏方制剂流程　包括审方、核价、登记、排单、配方、复核、浸泡、煎煮、浓缩、收膏、灌装、凉膏、包装贴签。一人一方，单独加工，制剂工序时间不一，大多依据处方药量及药材性质决定加工时间长短。

二、制剂煎煮工序

膏方是依据处方调配的，每张处方组成不同，均为单独熬制加工。处方所开中药味数多，剂量大，煎煮器具为各种规格的圆底敞口铜锅、不锈钢锅、不锈钢桶、陶罐、砂锅、砂罐、瓷盆等器具。根据处方剂量大小和药材质地决定浸泡时间，一般为一夜，煎煮3次。一煎为2～3 h，二煎为1～2 h，三煎为1h，剂量特别大者可以适当延长时间。针对煎煮时易产生煳底现象，我们采取多种办法。

· 调配膏方时，将处方中黏性特别大或者糖类成分多的中药如熟地黄、制黄精、肉苁蓉、天门冬等品种另放，浸泡时最后加至煎煮容器的上层，以此防止加热后黏附锅底，产生焦煳味。

· 煎煮过程要勤加搅拌，加快热量循环。密切观察煎煮药液变化、药液气味。适当控制火力。尤其是药液微微沸腾时，应立即搅拌至锅底。此时应搅拌加快，可以用木棒或竹片等来操作。主要是防止因器具内药材加热后体积膨胀，药材比较厚重，此时稍不留意，药液沸腾时可能突然溢出锅外。

· 具备夹层锅蒸汽加热煎煮设施者可以较好地避免煳底现象，提高煎煮效率。

三、处方中后下中药处理方法

煎煮 3 次后，药渣趁热用压榨机压榨取汁。压榨液与上述 3 次煎液合并，静置 2~3h。取上层澄清液，用 80 目不锈钢筛网过滤，底部少量泥沙沉淀弃去。滤液少则 5000ml，多则 10000ml 以上。浓缩时间为 2~3h。考虑到传统膏方煎煮及浓缩工序时间较长，将处方中需要后下的中药品种如桂枝、肉桂、砂仁、白豆蔻、薄荷等芳香挥发性药物装入宽松的布袋内，在浓缩工序结束前 15min，加入浓缩液内。煎煮后取出布袋，以便最大限度保存中药有效成分。

四、贵重中药及膏方辅料处理

·膏方中贵重中药品种如冬虫夏草、人参、西洋参、川贝母、三七等，低温干燥，粉碎后过筛 100 目。其他动物类品种如蛤蚧，去除非药用部位后分档炮制，用滑石粉炒烫至质体松泡。同其他贵重细料中药混合后粉碎成细粉。

·膏方辅料均选用优质品。蜂蜜以枣花蜜、槐花蜜为佳，炼蜜至出现鱼眼泡，即中密程度，备用。动物胶类如阿胶、鹿胶、龟胶等合格品，粉碎成细粉，蒸烊备用。

五、收膏过程操作要点

待浓缩液中大部分水分蒸发后，搅拌至药汁以滴在纸上不散开为度。兑入贵重药物细粉，慢慢加入，搅拌融至均匀后，小火继续缓慢熬炼至稠厚状，依次加入糖水、炼蜜、蒸烊化开的胶类，用平头木棒充分搅拌。加快融合均匀，促进水分蒸发。搅拌一定要快，时间要长。此时极易产生底部焦煳现象，应密切注意温度变化，控制好火力。待充分混匀后，搅拌至"挑起挂旗"为度。北方冬季气温较低，收膏不可过老。否则膏体易变硬成胶，服用不便。目前药典尚无煎膏剂比重的统一规定，一般以 1.4 左右为宜。

六、加工记录及状态标识

膏方制剂加工场所的面积大小、生产所用的设施设备、生产过程的人流与物流走向、各种物料的状态标识、物料与成品的混淆与污染，应根据实际情况，建立健全质量管理制度，在整个制剂过程中，对各种容器、煎锅，均应附有明显的并与记录相符的配制记录，设备及不同的物料附有状态标识。如设备标明待清洗，或者运行正常、待维修。物料标明合格品、待验品、不合格品，严防差错事故发生。加工好后的膏滋药包装容器均外贴客户姓名、性别、年龄、加工编号、煎煮员编号、取货日期、联系电话等项目。

七、膏滋药成品防霉变措施

·膏滋药营养成分丰富，又因是煎煮剂，含有水分，极易发霉变质。包装容器及盖一定要清洗干净，干燥后灭菌处理备用。

·加工好的成品放置一夜，充分放凉，紫外线灭菌处理后，及时加盖包装。

·告知客户储存条件及服用注意事项。可以放置冰箱或者阴凉通风处。服用时切不可将水分带入容器内。可以干燥汤匙或小勺取用，用后及时盖紧。严防空气中湿度过大，水分进入。

·可以改进膏滋药传统工艺，制备成易服用、易储存、稳定性好的嚼服型膏剂，降低膏滋药含水量，改善口感，使剂量更精确。

八、具体熬膏操作工艺流程

发药　严格按"四查十对"要求审方、调剂、发放药材。

再核对　药材浸泡前再次逐项核对患者信息、处方及药材等，并填写状态标识卡及生产记录；并记录药材重量，折算要生产的膏滋产量。

浸泡　遵照医嘱及处方药物性质，除如先煎、另煎、榨汁、包煎、研粉等需特殊处理的药材外，其余药材用适量饮用水浸泡8h以上（用水量以液面高出药材面3cm以上）。

煎煮　用6~10倍量饮用水提取两次，每次1h，过滤，合并煎液。

沉淀　静置2h以上，取上清液。

浓缩配料　浓缩煎液至相对密度在 1.21～1.25（约80℃），加入处方中规定量的转化糖、炼蜜及阿胶等辅料，继续加热并不断搅拌调配至规定程度，细料需在出锅时加入，搅拌均匀（出锅标准：膏体沸腾时呈现"蜂窝状""挂旗""滴水成珠"，拉丝长 5～10cm）。

灌装　趁热过滤、灌装，充分冷却后加盖（以免水蒸气冷凝回入煎膏中，久贮易产生霉变现象），并放好标识卡。

清场　按标准膏方清场要求进行清场。

交接送货　打印成品出库单，并签字。送到发货的班车或者货车上，并告知送货人员。

九、注意事项

胶类药材　需烊化后加入，或粉碎后收膏时直接加入。

血竭　先打碎，用无水乙醇溶解，在膏滋将出锅时加入。

冬虫夏草　通常粉碎后直接加入成品膏滋中，搅拌均匀。

糖的处理

·白砂糖：将白砂糖溶入等量的沸腾纯水中，加入 3‰ 的枸橼酸钠，维持沸腾 2h 以上，泡发亮光及微有青烟即可。

·红糖：因含杂质较多，一般加两倍量纯水煮沸后，静置除去沉淀后备用。

·饴糖：因含水较多，可不用加水炼制，时间较长。

·冰糖：因含水较少，需加入适量纯水炼制，以免烧焦，炼制时间宜短。

·"四查十对"：查处方，查药品，查配伍禁忌，查用药合理性；对科别，对姓名，对年龄；对药名，对剂型，对规格，对数量；对药品性状，对用法用量；对临床诊断。

·蜜的处理：蜂蜜加热至106℃～118℃，含水量在14%～16%，相对密度为1.37左右，出现浅黄色有光泽、沸腾均匀的细气泡，手捻有黏性，当两手指分开时无白丝出现。

·煎煮前核对复方上要求制作的剂型，防止出差错。

·送货之前检查膏滋的黏稠度，不得过细和过稠。检查膏滋的量是否达到标准。

·膏方加工产品产率标准(表2～表3)。

表2 普通膏方类(处方中所有饮片量用"M"代表)

药材重量	产品瓶数	用蜜量(kg)
M < 2.5kg	2 瓶	3
2.5kg ≤ M < 4kg	3 瓶	4～5
M ≥ 4kg	4 瓶	6～8

表3 无糖膏方类(处方中胶类量用"M$_胶$"代表)

饮片量	M < 2.5kg	2.5kg ≤ M < 4kg	M ≥ 4kg
瓶数	2 瓶	3 瓶	4 瓶
木糖醇量(g)	100～150	150～200	200～300

综上所述,中药膏滋药制剂工艺比较烦琐,费时费力。制剂人员一定要强化责任心,恪守职业道德;规范岗位操作标准,严格遵照制剂工艺流程,不断提高成品质量,最终达到"方灵、药好、工细"的满意程度,充分发挥祖国传统中医药的特色。

第六节 膏滋的特点与临床应用优势

一、膏滋的特点

(1)整体观念,全面调理

中医望、闻、问、切四诊合参,综合既往病史和身体现状,辨证论治,立方遣药,君臣佐使,合理配伍,构成一剂全面考虑体内气血阴阳变化的调理处方,充分体现了中医整体调整的用药特点。

(2)病证结合,针对性强

在临床上不同疾病可能证属中医同一证型,如糖尿病、绝经期综合征等辨证都属阴虚燥热,但由于疾病不同,必须区别用药。糖尿病患者可在辨证的基础上选用一些调节血糖的中药,绝经期综合征患者可在辨证的基础上选用一些调节性激素的中药。这种膏滋方更适合患者的个性特点。

（3）单料加工，便于吸收

膏滋方的加工制作采用传统的加工工艺，不同的药材采用不同的处理方法和火候条件，如中药饮片部分，采用水煎煮、浓缩的方法；人参、西洋参、西红花、冬虫夏草等贵重药另煎取药汁；紫河车粉、羚羊角粉、珍珠粉等贵重细粉直接掺入。由于在加工中能根据配伍组方各种药性，科学合理地加工处理，能够充分表达药效，使制成的膏滋方药效浓度高、饮服后易于吸收。

（4）无须煎煮，易存易携

膏滋方体积小，独立包装，便于携带；温开水即冲即服、方便快捷；可根据气候和环境温度的不同，适时冷藏，以免受到污染或发霉变质。

（5）药补兼顾，口味怡人

一人一方扶正补虚，治病祛邪，既能"治病"，又能"补虚"。并且一般膏滋方都辅以糖类、蜂蜜等调制收膏，对糖尿病患者也适量加入了矫味用的甜味剂，掩盖了中药的苦味，口感上甘甜中有药香，易于接受。

（6）力缓稳定，四季皆宜

膏滋方配伍中除了中药饮片外，参类、冬虫夏草等补益性细料药，胶类、糖类也占有了相当比例，使膏方药性缓和，药力持久。一般情况下膏滋方每天服用 1～2 次，一料膏滋方服用 30～50d。一些慢性病、年老体虚者，在医生正确的指导下，可不受"冬令进补"的局限，四季皆宜，坚持长时间服用，具有恢复元气、祛病延年的作用。

二、膏滋临床应用优势

·膏滋"阴平阳秘，以衡为补"，完整体现了传统医学的整体理念《素问·生气通天论》曰"阴平阳秘，精神乃治"是中医养生和治病的基本思想，也是制定膏滋方的主要原则。

·膏滋具有补虚和治病并重的临床优势。

春夏易发之病，如哮喘等，在冬季将身体调养好，就不易发作，正所谓"正气内存，邪不可干"。根据现代医学理论，冬天气温低，热量消耗多，胃肠道功能相对较强，生理功能旺盛有利于营养物质的吸收利用，可更多地转化为自身物质，且人体在冬季新陈代谢速度减慢，适当补养，可调解和改善人体各器官的生理功能，增强抵抗力，达到防病治病的作用。

·膏滋相对于汤剂的优势：膏滋作用全面，可兼顾多种慢性病；服用方便，每天一汤匙服下或开水冲饮，减少了汤剂每天煎煮的烦琐不便；口感较好，含适量的甜味剂，老少皆宜，无汤剂味苦难服之忧。

·膏滋方疗效优势：膏滋方多由补益药组成，其功效为：

纠正亚健康状态　膏滋药以补为主，可起到纠偏祛病的作用，有助于调节阴阳平衡，使人体恢复到最佳状态；在节奏快、压力大的环境中工作，人们表现为精力不足，体能有所"透支"而出现头晕腰酸、倦怠乏力等亚健康状态，服用膏滋也能使其恢复常态，备足精力投入所从事的工作中去。

益寿延年　老年人气血虚衰，精力不足，脏腑功能低下，用之可增强体质，益寿抗衰，颐养天年；中年人，由于工作压力和家庭负担、生活变故等社会、心理因素的影响，加上随着年龄的增长机体各脏腑功能逐渐下降，故易未老先衰，出现早生华发、头晕目眩、耳鸣眼花、腰膝酸软、神疲乏力、失眠健忘等，用之也可以增强体质，防止易老早衰。

补虚扶弱　凡气血不足，五脏亏损，体质虚弱或术后、产后以及大病、重病、慢性消耗性疾病恢复期出现各种虚弱诸证，无论是因虚致病或因病致虚，服用膏滋均能不同程度地促进患者康复和提高患者生活质量。

防病治病　很多膏滋方不但能防病还能治病。如枇杷膏能治痰热咳嗽；二冬膏及琼玉膏能治阴虚内热、咳嗽咯血；益母草膏能治妇女月经不调；十全大补膏能治贫血等。对处于康复期的患者，膏滋方能扶正祛邪，增强免疫功能以达到防病治病的目的，特别是预防"流感"等，可未雨绸缪，起到意想不到的防病作用。

第七节　膏滋服用的适应证、禁忌证及不良反应的处理方法

一、膏滋适用人群

老年人的进补　人体的各种机能，由于生理特性会随着年龄的增长而趋向衰退，而冬令进补则能增强体质，延缓衰老。

女性的进补　　对于女性来说，脾胃主全身元气，脾胃虚弱、元气不足，就容易造成女性衰老；当脾胃正常运行时，全身的营养不断得到补充，抗衰老能力、生命力会随之增强，表现出面部红润、皮肤充满了光泽和弹性。

儿童的进补　　小儿根据生长需要可适当进补，尤其是反复呼吸道感染、久咳不愈、厌食、贫血等体质虚弱的患儿宜于调补。

慢性患者的调理　　冬令季节，结合病证，一边施补，一边治病，对疾病的治疗和康复作用更大。气血阴阳津液虚弱的患者可通过服用膏滋方达到除病强身的目的。

亚健康者的进补　　现代社会工作生活压力和劳动强度大（精神紧张、脑力透支）众多应酬，无度的烟酒嗜好，长期不足的水面及休息，均可造成人体的各项正常生理机能大幅度变化，抗病能力下降，使机体处于亚健康状态，非常需要适时进行全面整体的调理，膏方疗法就是最佳的选择。

二、膏滋适用的疾病

1. 亚健康疾病

包括慢性疲劳综合征，平时无慢性疾病，却容易感冒，长期劳累或压力、负担过重而致身体虚弱或体力不支，精力不够，难以胜任紧张烦劳的工作，以及睡眠障碍、黄褐斑、胃肠功能紊乱等。

2. 慢性疾病

包括干燥综合征、类风湿关节炎、混合型结缔组织病、慢性支气管炎、肺气肿、支气管哮喘、高血压、冠心病、高脂血症、糖尿病、慢性胃炎、慢性泌尿系统感染、贫血、腰酸痛症、性功能障碍、月经不调、不孕症等。

3. 大病后康复

如手术后、放化疗后、出血后大病重病后、产后等身体虚弱者。

4. 素体虚弱

年老体弱，或体质素虚，或遗传缺陷等。

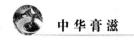

三、膏滋服用注意事项及禁忌

1. 服用注意事项

脾胃功能低下、舌苔厚腻者，有感冒咳嗽、口干咽痛、大便不畅、小便不利、身热头痛等症状的患者，必须先健脾祛邪，然后进补，否则关门留寇，使症状加重；糖尿病患者忌用冰糖、饴糖、蜂蜜，代之以木糖醇、元贞糖或低聚异麦芽糖等；服膏滋方期间忌暴饮暴食，忌食生冷及刺激性食物；忌浓茶；服人参补膏忌食萝卜；服药期间如身体不适，应暂停使用。

2. 膏方服用禁忌

使用膏方时，为了注意安全，保证疗效，除了药物配伍中的"十八反""十九畏"等外，还有补膏用药禁忌、妊娠用药禁忌、服药禁忌三个方面。

（1）补膏禁忌

防止"虚不受补"　对于一般慢性虚证患者，只能慢慢调养，不宜骤补。可于补益膏方中酌加助运之品，以防滋腻碍胃之弊。

防止"损阳耗津"　阳虚有寒忌清补，以免助阴损阳；阴津亏损忌温补，以免助火伤阴。

防止"闭门留寇"　外邪未尽或见高热时，不要过早使用补膏，以免留邪为患。必要时可在祛邪药物中加入补益之品，以达到扶正祛邪、攻补兼施的目的。

另外，脾胃功能低下、舌苔厚腻者，必须先健脾祛邪，然后进补，否则关门留寇，腻上加腻，非但补不进，反而使症状加重。

（2）妊娠禁忌

妊娠期间，因为某些行气活血药物具有滑胎、堕胎的流弊，可造成流产的后果，在临证用药时要注意药物的选用，注意妊娠禁忌。

（3）服药禁忌

合理服药　"一药一性，百病百方"，各种膏方的功能药用各有不同，对于一些阴阳俱虚、气血不足数病同发的情况，开处方时必须仔细分析，谨慎选方，合理用药。

（4）忌　口

为达到治疗目的，服药期间要求患者忌食某些食物，如人参膏忌服萝卜；服何首乌时，忌猪、羊血及铁剂；服滋补性膏滋方时，不宜饮茶。一般服药期间，忌食生冷、油腻、辛辣等不易消化及有特殊刺激性的食物等。针对患者的体质，在膏方服用时，忌口更为重要。

阴虚体质在临床上可见头晕眼花、口干咽燥、心烦易怒、失眠心悸、舌红苔少、脉象细数，在服膏方进行滋阴的同时，在饮食上应注意这样几点忌口：忌食辛热之品(狗肉、羊肉)；在烹调中不放或少放姜、蒜、葱等调味品；少吃或不吃甜味食品，否则容易引起口干咽燥加重、大便干结，甚至可见出血症状。忌食海鲜等发物，如黄鱼、带鱼等。甲状腺功能亢进患者表现为阴虚火旺时应用滋阴降火药物治疗时，尤应忌食海鲜。以食淡水鱼为好。忌食不易消化的药食。患者消化功能虚弱，不易吸收，且阴虚之人常出现大便燥结，应在帮助消化的药食中加入润肠之品，使膏方中滋阴药物发挥更好作用。

阳虚体质的患者在临床上可见全身怕冷、面色㿠白或淡白无华、少气倦怠乏力、大便溏薄、小便清长、舌质淡胖、苔润滑、脉象微细迟无力，这类人群常用补阳、温阳、壮阳等药食进行调补，应该在饮食上注意以下忌口：忌滥用温补肾阳的食品，如鹿鞭、牛鞭、羊鞭等。应注意观察有无虚火的病理情况，否则易助火动血，产生变证；如患者脾胃虚弱，运化失常，饮食上应忌用黏腻、忌用寒性食品，阳虚体质者易生内寒，可见脘腹时感冷痛，大便稀溏，四肢欠温。阳虚体质的患者气血运行不畅，切忌服用或过多服用厚味腻滞之品，如肥肉类。

四、膏滋服用不良反应及处理方法

服膏滋后出现便秘，首先要停用膏滋，停用膏滋后大便通畅了，说明便秘与膏滋有关，继服时应适当减少剂量，同时在饮食中增加膳食纤维，多喝水、多吃水果蔬菜，早晨起来喝一杯蜂蜜水，一般就能解决便秘问题。

服用膏滋后出现食欲不振，表明消化功能不好，要减少服用剂量或加服助消化的药物，如陈皮茶、山楂茶。

服用膏滋后，因脾胃功能不健全出现胸闷腹胀、舌苔厚腻等表现，要停服膏滋，可服用一些促进吸收的药物，才可继续服膏滋，否则会适得其反。

服用膏滋期间出现咳嗽痰多，说明膏方不能很好地吸收，反而助温生痰，应停服膏滋，并适当服用一些健脾理气化痰之药，待咳嗽痰多好转后再服膏滋，同时最好加服陈皮茶以健脾化痰；服用膏滋期间腹泻，继服会加重腹泻症状，使病情变得缠绵。如果是因膏滋服用量大引起的腹泻，停服后腹泻会停止，再服用时则应减量。

出现感冒发热时，应停服膏滋，先治感冒。因为感冒时人体正常阴阳平衡被打破，脾胃功能受影响，如果急于在此期间进补，会使病情迁延不愈。

出现皮肤瘙痒情况，应暂停服用膏滋。中医认为，皮肤瘙痒与湿热、血虚、风邪等因素有关，此时应请医生查出病因进行治疗。

五、服用方法及服用时节

（一）服用方法

临床上膏滋具体服用方法，一是根据患者的病情决定；二是考虑患者的体质、应时的季节、气候、地理条件等因素，做到因人、因时、因地制宜。

1. 服用时间

饭前服用　一般饭前30～60min服用，病在下焦，欲使药力迅速下达者，宜饭前服。

饭后服用　一般饭后15～30min服用，病在上焦，欲使药力停留上焦较久者，宜饭后服。

睡前服用　一般在睡前15～30min服用，补心脾、安心神、镇静安眠的药物一睡前服用。

空腹服用　《本草经》谓"病在四肢血脉者空腹而在旦"，优点是可使药物迅速入肠，保持较高浓度而迅速发挥药效，滋腻补益药，宜空腹服用。如果空腹时服用胃肠有不适感，可以改在半饥半饱时服用。

2. 服用剂量

一般膏滋每服一汤匙（约15～20ml）为准。膏滋药物药性不同，服用剂量不同，一般性质平和的膏滋，用量可以稍大。凡有毒、峻烈的药物，用量宜小，并且应从小剂量开始，逐渐加量，以免中毒或耗伤正气。

患者病情不同，服用剂量不同。轻病、慢性病，膏滋剂量不必过重；重病、急性病，膏滋用量可适当增加。

患者体质、性别不同，服用剂量不同。老年人的药量小于壮年；体质强的用药量可重于体质弱的患者；女性用药量一般应小于男子，且女性在经期、孕期及产后，应小于平时。

3. 服药方式

含化　将膏方含在口中，让药慢慢在口中溶化，发挥药效。

冲服　将适量膏方冲入热水中使之溶化，搅匀服下，如方中滋腻药较多、胶类剂量较大，膏滋黏稠难化，应用开水炖烊后再服，根据病情需要，也可以温热黄酒冲服。

调服　将胶类研细粉，用适量的汤药或黄酒，隔水炖热，调好和匀服下。

（二）服用季节

1. 实时调补

膏方既可滋补身体，又有治疗、预防的功效。在治疗慢性损耗性疾病的过程中，大病后、手术后等可根据患者身体虚弱情况，在滋补的同时，配伍理气、和血、调中、化瘀、去浊、通腑、安神、固涩、通络等药物一起应用。因此，根据患者病情需要，并严格掌握膏方的使用方法，可以实时或不拘时服用膏方调补。

2. 冬令进补

一般来说，冬天为封藏的季节，滋补为主的膏方容易被机体吸收储藏，所以冬令是服用膏方的最佳季节。多由冬至"一九"开始，至"九九"结束。《黄帝内经·素问·四气调养大论篇》云："冬三月，此为闭藏，冰冻地蛰，无扰乎阳，早卧晚起，必待阳光，使志若伏若匿，若有私意，若已有得，去寒就温。"

第二章

膏滋的应用

第一节　体质与膏滋调理

一、平和质

正常的体质状态表现为体态适中、面色红润、精力充沛状态。

调理原则：健脾补肾，益气养血，调养心脾。

基本方药：党参 100g，炒白术 100g，炒白芍 100g，白茯苓 100g，怀山药 100g，生地黄 150g，熟地黄 150g，山茱萸 100g，薏苡仁 300g，紫丹参 120g，炒陈皮 100g，柏子仁 100g，怀牛膝 100g，制首乌 100g，枸杞子 100g，杭白芍 100g，川石斛 100g，炙甘草 30g，淮小麦 200g。收膏时入：龟甲胶 250g，阿胶 250g，冰糖 500g，黄酒 250g。

二、气虚质

由于元气不足，以气息低弱，机体、脏腑功能状态低下为主要特征的一种体质状态，根据不同的脏腑又有不同的表现。

临床表现：平素体质虚弱，卫表不固易患感冒；或病后抗病能力弱易迁延不愈；易患内脏下垂、虚劳等病证。平素语音低怯，气短懒言，肢体容易疲乏，精神不振，易出汗，舌淡红，舌体胖大、边有齿痕脉象虚缓。

调理原则：益气养血，健脾补中，调和营卫。

基本方药：生黄芪 150g，生晒参 30g，西洋参 30g，炒白术 100g，茯苓 100g，当归 100g，陈皮 100g，炒白芍 100g，炙桂枝 100g，麦冬 100g，五味子 100g，防风 100g，干姜 10g，冬虫夏草 10g，炒薏苡仁 300g，大枣 100g，炙甘草 60g，炒谷芽 100g，炒麦芽 100g。收膏时入阿胶 250g，龟甲胶 150g，鹿角胶 100g，冰糖 500g，黄酒 250g。

三、阳虚质

由于阳气不足，表现为以虚寒现象为主要特征的体质状态。根据不同的脏腑又有不同的表现。

临床表现：平素畏寒，手足不温，小便清长，喜热饮食，精神不振，睡眠偏多，舌淡胖嫩边有齿痕、苔润，脉象沉迟而弱。

调理原则：温阳健脾益肾。

基本方药：熟地黄 120g，肉桂 60g，山茱萸 100g，怀山药 120g，白茯苓 100g，补骨脂 100g，菟丝子 100g，淫羊藿 120g，巴戟天 100g，紫河车 30g，当归 100g，炒白术 100g，炒白芍 100g，红参 20g，麦门冬 100g，防风 100g，炒薏苡仁 100g，陈皮 100g，炙甘草 30g。收膏时入鹿角胶 300g，阿胶 200g，冰糖 500g，黄酒 250g。

四、阴虚质

由于体内津液、精血等阴液亏少，表现为以阴虚内热为主要特征的体质状态。根据不同的脏腑又有不同的表现。

临床表现：手足心热，平素易口燥咽干，鼻微干，口渴喜冷饮，大便干燥，舌红少津少苔，脉细数。

调理原则：滋阴清热，调补肝肾。

基本方药：枸杞子 100g，杭白菊 100g，杭白芍 100g，生地黄 150g，山药 150g，山茱萸 100g，牡丹皮 100g，茯苓 120g，泽泻 100g，石斛 100g，佛手 100g，地骨皮 100g，怀牛膝 100g，制黄精 120g，制首乌 120g，麦冬 100g，南沙参 120g，北沙参 120g，制玉竹 100g，陈皮 100g，甘草 60g。收膏时入龟甲胶 250g，阿胶 250g，冰糖 500g，黄酒 250g。

五、痰湿质

由于水液内停而痰湿凝聚，表现为以黏滞重浊为主要特征的体质

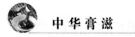

状态。

临床表现：面部皮肤油脂较多，多汗且黏，身重不爽，胸闷，痰多，口黏腻或甜，喜食肥甘甜黏，大便正常或不实，小便不多或微混，舌体胖大，舌苔白腻，脉滑。经辨证治疗后酌情服用膏方。

调理原则：健脾理气，化痰渗湿。

基本方药：苍术100g，白术100g，川厚朴60g，陈皮60g，姜半夏60g，茯苓皮30g，生薏苡仁100g，炒薏苡仁100g，炒扁豆100g，瓜蒌皮60g，桔梗60g，胆南星20g，大腹皮60g，枳壳30g，绞股蓝60g，太子参100g，阳春砂30g，泽泻60g，广木香30g，浙贝母60g，干姜10g。收膏时入龟甲胶250g，阿胶250g，冰糖500g，黄酒250g。

六、湿热质

表现为以湿热内蕴为主要特征的体质状态。

临床表现：平素面垢油光，易生痤疮粉刺，舌质偏红，苔黄腻，容易口苦口干，身重困倦，体偏胖或苍瘦，心烦懈怠，大便燥结，或黏滞，小便短赤，男易阴囊潮湿，女易带下增多，脉象多见滑数。

调理原则：泻肝平胃，清利湿热。

基本方药：龙胆草60g，焦山栀100g，黄芩100g，黄柏60g，知母100g，怀牛膝100g，天竹黄60g，合欢花60g，生薏苡仁100g，紫草100g，茜草100g，地肤子100g，苦参60g，火麻仁150g，郁李仁150g，枳壳60g，陈皮60g，竹沥半夏60g，茯苓150g，生竹茹30g，泽泻100g，车前子60g，七叶一枝花60g，生甘草30g。收膏时入龟甲胶250g，阿胶250g，冰糖500g，黄酒250g。

七、瘀血质

指体内有血液运行不畅的潜在倾向或瘀血内阻的病理基础，并表现出一系列外在征象的体质状态。

临床表现：平素面色灰暗，皮肤偏暗或色素沉着，容易出现瘀斑，易患疼痛，口唇暗淡或紫，舌质暗有点、片状瘀斑，舌下静脉曲张，脉象细涩或结代。

调理原则：理气化瘀，调养心脾。

基本方药：桃仁 100g，红花 30g，生地黄 150g，当归 100g，川芎 100g，枳壳 60g，全瓜蒌 100g，桔梗 60g，赤芍 100g，白芍 100g，川楝子 60g，延胡索 100g，生龙骨 150g，生牡蛎 150g，南沙参 100g，柏子仁 100g，炒枣仁 60g，玫瑰花 60g，绿梅花 60g，虎杖 60g，麦冬 100g，广地龙 100g，茜草 100g，陈皮 60g，炒白术 100g，怀山药 150g，生甘草 30g。收膏时入龟甲胶 250g，阿胶 250g，冰糖 500g，黄酒 250g。

八、气郁质

由于长期情志不畅、气机郁滞而形成的以性格内向不稳定、忧郁脆弱、敏感多疑为主要表现的体质状态。

临床表现：性格内向不稳定、忧郁脆弱、敏感多疑，对精神刺激适应能力较差，平素忧郁面貌，神情多烦闷不乐，胸胁胀满，或走窜疼痛，多伴善太息，或嗳气呃逆，或咽间有异物感，或乳房胀痛，睡眠较差，食欲减退，惊悸怔忡，健忘，痰多，大便多干，小便正常，舌淡红，苔薄白，脉象弦细。

调理原则：疏肝解郁，条达安神。

基本方药：淮小麦 300g，炙甘草 50g，大枣 100g，柴胡 60g，枳壳 60g，陈皮 60g，青皮 60g，制香附 100g，玫瑰花 60g，绿梅花 60g，合欢花 60g，炒枣仁 60g，柏子仁 100g，砂仁 30g，炒白芍 120g，炒白术 120g，广地龙 60g，佛手 60g，乌玄参 100g，连翘 60g，莲子 100g，百合 100g，桔梗 60g，制延胡索 60g，川楝子 60g，当归 100g。收膏时入龟甲胶 250g，阿胶 250g，冰糖 500g，黄酒 250g。

九、特禀质

表现为一种特异性体质，多指由于先天性和遗传因素造成的一种体质缺陷，包括先天性、遗传性的生理缺陷，先天性、遗传性疾病，过敏反应，原发性免疫缺陷等。其中对过敏体质概念的表述是：在禀赋遗传的基础上形成的一种特异体质，在外界因子的作用下，生理功能和自我调适力低下，反应性增强，其敏感倾向表现为对不同过敏原的亲和性和反应性呈现个体体质的差异性和家族聚集的倾向性。

临床表现：遗传性疾病有垂直遗传，呈先天性、家族性特征；胎传性疾病为母体影响胎儿个体生长发育及相关疾病特征。

调理原则：祛风养血。

基本方药：生地黄 100g，当归 100g，紫草 120g，茜草 120g，荆芥 60g，防风 60g，蝉蜕 30g，苦参 60g，白芷 100g，苍耳子 100g，知母 100g，通草 20g，泽泻 100g，地肤子 100g，白鲜皮 100g，旱莲草 150g，生薏苡仁 300g，甘草 30g。收膏时入龟甲胶 250g，阿胶 250g，冰糖 500g，黄酒 250g。

第二节　膏滋与养生

膏滋是中药的八种传统剂型之一，即滤取药物的煎液，经浓缩后，放入糖或蜂蜜等熬炼成稠厚的药膏。因为制作膏剂的处方大多有滋补性质，故称为膏滋。膏滋的字义是沃泽、滋润，包含着补养的意思，故人皆以补药称之，事实上，服用膏滋可防治疾病，固本清源，不失为治疗慢性病行之有效的一种康复之道。

在历史上，膏滋最先局限于皇宫内，主要是宫女嫔妃享用之物。

据史书记载，唐宋时期，许多医家开始重视膏滋的使用，并把膏滋剂视为祛病强身、延年益寿的好方法。宋朝的洪景严在《洪氏集验方》中载有琼玉膏方，由人参、茯苓、生地黄、白蜜炼制而成，主治虚劳，是养阴润肺的祖方。后世医家一直把它视为滋阴膏剂的代表，由此演变而来的药方不胜枚举。

金元时期，医学流派百家争鸣，各创新说。以养阴派著称的著名医家朱丹溪，变更洪氏琼玉膏方的剂量，仍用"琼工"之名，以填稻、补虚、调真、养性，是当今常用的强身延年膏滋方剂。刘完素在他所著的《素问病机气宜保命集》中，介绍了许多养生延年之法，并提倡使用膏滋。他所创制的桑核膏，主治血虚生风、血痹风痹、高年便秘、夜寐不安等，的确是一帖补虚扶正、养生保健的膏滋良方。

明代著名医家李时珍，对于膏滋的制作方法颇有研究。他曾在《本草纲目》中较为详细地叙述了益母草膏制取的整个过程。

内服膏滋是由汤药（煎剂）浓缩演变发展而来。凡用汤、丸有效者，皆可熬膏服用，即为膏剂。而膏方的雏形则早在我国现存最早的一部古代医书《五十二病方》中就出现了。这部约成书于春秋、战国时代的典籍记载的膏剂据称有三十余方。书中有"膏之"和"胶"的描述，被认为是膏方最原始的称谓。此后略晚的《养生方》和《杂疗方》二书中已开始用蜜或枣膏制丸。我国最早的药学专著，汉代的《神农本草经》已有"宜膏煎者"的明确记载。至我国第一部以辨证论治为指导撰著的《伤寒杂病论》（东汉末年），对于膏剂的制剂方法已基本形成。如"鳖甲煎丸"就是先以酒煎药物，然后取汁煎成膏，再加入部分药粉制成丸。而膏滋真正定型，并广泛地运用则是在唐末时期。那时膏滋也叫煎，如药王孙思邈的《千金要方》中即有地黄煎、相招煎、兽强煎等"煎"方。宋代《大平圣惠方》有天门冬煎、鹿角胶煎等方。膏滋经典方琼玉膏的祖方载于宋代的《洪氏棠验方》。至明代以后，膏滋方完全以"膏"命名。明代著名医学家、药学家李时珍对膏滋方的制作方法很有研究，他曾在《本草纲目》中较为详细地叙述了膏滋制取的全过程，如益母草膏。明代滋补学家张景岳则在《景岳全书》中创制了一代滋补名方两仪膏。

到了清代，膏滋的使用更为普遍，上至皇宫禁院，下至平民百姓，膏滋良方层出不穷。《张氏医通》中的二冬膏，《何氏虚劳心传》中的坤强膏、卫生膏，《摄生秘旨》中的忆圆膏，《医方案解》中的龟鹿二仙胶等，至今仍被视为抗衰健体延年的良方。由《慈禧光绪医方选议》可见，宫廷御医也善用膏滋方，书中所载的扶元益阴膏、菊花延龄膏、保元固本膏等方都被认为是配伍精当、构思巧妙的方子。

时至今日，全国各大城市的有名中药店，如北京同仁堂、上海雷允上药店、杭州胡庆余堂、万承志堂等均有自制的膏滋名方，如首乌延寿膏、八仙长寿膏、葆春膏、参鹿补膏等，在国内外都享有一定的名望。

膏滋方多由既具补血功效又具多种其他疗疾功效的药物组成。多针对人体的脏腑阴阳、气血津液等的偏盛偏衰而配制，具有较强的临床治疗意义。或养血益气、滋阴壮阳、补益脏腑，或活血通脉、祛痰降逆、泄水解毒，故医家运用又以患者具体情况而拟方，因病、因证、因人、因时、因地而增减药物，使之更加切合病情，便于长期运用和更有效地发挥作用。因为膏方最适用于慢性或虚损性疾病，这些疾病大多迁延日久，病体虚弱，气血阴阳不足，而非短期时日、一针一药所能奏效。所以就必须选择药性平和，不伤正气，而非短期时日的剂型。

养生方式方法很多，为何膏滋作为首选？

从剂型角度而论，膏滋取汁浓缩，集中了药物之精华，量少而质纯。膏滋乃调补之上品，有句话"一勺膏滋十碗汤"。药汁浓缩，滴滴精华。膏滋均采用纯天然药食同源的珍贵食材，一般由 20 味以上的名贵食材进行合理配比，按照传统膏滋手法，经过"八繁之功"熬制，10kg 药材、20kg 药汁浓缩为 1kg 膏滋，萃取精华，量少而质纯。

膏滋极大地提高了药材的生物利用度。精研细调，历炼陈香，甘温滑腴，和缓容蓄，原本滋润，极命调养，强阳不燥不热，滋阴不寒不滞；承古老文化，铸现代精品，更有效地服务于健康之需。

膏滋易于吸收，滋补强身。膏滋化水调服，由稠变稀，精华活性物质被小肠吸收气化，进入五脏，补气血调阴阳，扶正祛邪，具有滋补强身、抗衰延年等作用。

膏滋服用方便，无须每天煎药，甘甜爽口。每天两勺，用水调服，使用简单、方便。同时，膏滋一拉成丝，滴水成珠，无杂质，放置两年而不腐，便于长期应用。

膏滋养颜。对于女性朋友来说，养生膏还有美容养颜的作用，养生膏滋养五脏六腑，可以使女性气血充足、明眸皓齿、乌发红颜、身材匀称。像具有美容保健作用的阿胶羹、秋梨膏等已经成为女性养生养颜的佳品，极受女性朋友的青睐。当然，膏滋一般需要长期服食，并非"三天打鱼，两天晒网"的事，要做到循序渐进、坚持不懈，才能收到良好的效果。

第三节　膏滋在养生保健中的应用

1. 四君子膏——补脾益气

(1)材料　党参 84g，甘草 32g，白术 63g，茯苓 63g，蜂蜜 50g，麦芽糖 250g。

(2)制　法

浸泡　所有药材在砂锅中加水 2000g 浸泡 8～10h。

煎煮　将第一步中的药材和浸泡的水一起，大火烧开改文火慢炖 1.5h，滗出药汁备用；砂锅中再加入 1000ml 水，大火烧开改文火慢炖 1h，

滗出药汁备用；砂锅中第三次加入 800ml 水，大火烧开后改文火慢炖
0.5h，滗出药汁备用；药渣倒掉不用。

浓缩　把上面三次的药汁合并，大火烧开后中火收汁浓缩，浓缩的过
程要不断搅拌防止煳锅，同时撇掉表面的浮沫。然后垫上三层纱布或者
120 目的筛网过滤，得到清膏，相当于一袋牛奶的量。

收膏　收膏需用到麦芽糖和蜂蜜。

·将 250g 麦芽糖兑入清膏中搅拌均匀，继续蒸发多余的水分，直到
"滴水成珠"的程度。

·关掉火，再一次撇掉表面的浮沫，这时四君子膏已经初见雏形，待
温度不那么烫时，兑入蜂蜜拌匀。

麦芽糖和蜂蜜具有缓中、补血、生津、润燥的功效。用它们来收膏可
以让药效稳定、缓慢地释放出来，利于吸收；同时改善口感；蜂蜜还具有
杀菌的作用，利于膏滋的保存。

装瓶　罐子放入锅中大火蒸 5min 杀菌，表面残留的水珠干后把四君
子膏装入就算大功告成，净膏重约 400g。

2. 四物膏——养血化瘀

(1)材料　当归 63g，川芎 42g，白芍 63g，熟地黄 84g，麦芽糖 500g，
蜂蜜 200g(2 周的服用量)。

(2)制法　当归、川芎、白芍、熟地黄加 2500ml 水浸泡 8~10h。

·大火烧开改文火煎 1.5h，滗出药汁；砂锅中再加 2500ml 水，大火
烧开改文火熬 1h，滗出药汁。

·砂锅中第三次加水 2500ml，大火烧开改文火熬 40min，滗出药汁。

·合并三次的药汁，在敞口锅中大火收汁，在收汁的过程中撇掉上面
的浮沫；收膏大概需要 45min 至 1h，用 120 目的细筛网过滤掉药渣得到清
膏约为 400g；将 500g 麦芽糖加入清膏，开小火，并不停搅拌，防止煳锅。
等麦芽糖融化后中火收膏，蒸发掉多余的水分，到"滴水成珠"的状态，就
是收膏恰到好处了，关火。在收膏的过程中，膏的表面会浮起大量泡沫，
这个泡沫无须撇掉，因为加入了麦芽糖，这泡沫其实是气泡，撇掉会造成
浪费。

·关火后，先盖上盖子，静置 15min，表面上会有少量浮沫，这个浮

沫才是需要撇掉的。用勺子小心撇掉它。这时候温度也差不多冷却到了80℃左右，再加入200g蜂蜜，这个温度刚好不会破坏蜂蜜的成分。

·凉透以后装入干净的瓶子里，此时得到的四物膏约为900g。冰箱保存可以放半年，因为糖和蜂蜜有杀菌的作用。

服用方法　每天3次，热水冲服，空腹服用，每次约30g。

如果作为长期补血养颜的补品来喝，那么从停经后的第一天开始服用，按照上面的量不变，一直喝到下次来月经。

服用禁忌　除了经期不喝外，阴虚体质、感冒患者、高血压患者及哺乳期妇女不宜，孕妇应先咨询医生。服用期间需忌口的食物有各种萝卜、莱菔子、肥腻及辛辣生冷食物。

3. 八珍膏——气血双补

(1)材料　人参21g，炙甘草35g，白术70g，茯苓56g，当归70g，白芍56g，川芎35g，熟地黄105g，生姜20片，红枣15枚，水3800ml，冰糖300g，蜂蜜100g。

(2)制　法

·所有材料称重好，人参切片，红枣用剪刀从中间剪开，所有药材(包括生姜和红枣)用3800ml清水浸泡8～10h。

·砂锅或者不锈钢锅熬药，武火烧开后改文火慢熬1.5h，过滤出药液。

·锅中重新加入2000ml水，武火烧开后改文火慢熬1h，过滤出药液。

·第三次煎煮，过重还是加入2000ml水，武火烧开后改文火慢熬40min，过滤出药液。

·合并三次药液，在敞口锅中大火浓缩，浓缩到1.5h左右，用漏勺撇去浮沫。

·再用100目的筛网过滤，得到清膏约800g。在清膏中加入300g冰糖，小火收膏，待冰糖全部融化后，继续加热，一直到看到蜂窝状泡沫时停止加热。这里需要注意，加热时一定要用小火，并且不停搅拌防止煳锅。

·过15～20min，膏温低于80℃时，再兑入100g蜂蜜，搅拌均匀。

·灌装：八珍膏熬好后，装入干净无水的容器里保存。放到冰箱冷藏可保存 6 个月，常温可以保存 15d 甚至更长，前提是容器干净，没有生水，也没有油。

八珍膏的服用方法　早、晚各一次，每次取 20～30g 膏，用热水冲服，空腹服用。

服用禁忌

·高血压患者、糖尿病患者、孕妇以及经期、感冒、便秘和便溏者不能服用，儿童服用前咨询医生。

·熬膏方要用砂锅、不锈钢锅或者铜锅，不可以用铝锅和铁锅。砂锅是最佳选择，因为用到的药材比较多，没有那么大的砂锅就用大的不锈钢锅。

·一定要浸泡 8～10h。决定膏的质量最重要的因素是浸泡与否、煎煮时间、煎煮次数、加水的多少。要想熬出上乘的膏滋，除了要用质量好的药材以外，煎煮的方法也是相当重要的。因为需要的时间比较长，除去浸泡的时间，熬膏、过滤、收膏、装瓶总共还需要 8h 左右，所以不要急躁，按照说明操作，一次就能成功。

·好多人提问，为什么膏方里一定要加冰糖和蜂蜜。原因如下：首先冰糖和蜂蜜能掩盖住中药的苦味，改善口感；其次，一定比例的冰糖和蜂蜜，有防腐作用，古代没有冰箱也没有防腐剂，加入糖和蜂蜜易于保存；再次，冰糖和蜂蜜具有健脾和胃的功效；最后，蜂蜜的兑入，可以让药效缓慢持久释放，调理身体的效果更好。

·蜂蜜中含有丰富的营养成分，但是冲服时若水温太高，会破坏营养，所以每次应当用 80℃ 以下的热水冲服。

·八珍膏是一款非常经典的古代验方，气血同补，按照正确的方法熬制和服用，改善身体的效果很好，而且可以长期服用。但是因为每个人身体状况不同，不是所有人服用都能在相同的时间内看到相同的效果，因此不能急于求成。膏方养生重在坚持，细水长流。

4. 通便膏——润肠通便

（1）材料（一个疗程）　沙参 140g，天冬 140g，柴胡 84g，枳实 84g，肉苁蓉 168g，酒军（大黄）42g，麦芽糖 1000g，蜂蜜 500g。

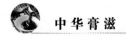

（2）制　法

浸泡　先将所有材料（不包括麦芽糖和蜂蜜）放在大砂锅或不锈钢锅中，加凉水浸泡8～10h。加水的量是药材重量的8～10倍。药材加一起共658g，那么水就加6000ml。

煎煮三次

·第一次：武火烧开改文火煎1.5h（开盖），滗出药汁。

·第二次：锅中加4000ml水，武火烧开改文火煎1h（开盖），滗出药汁。

·第三次：锅中加3000ml水，武火烧开改文火煎40min（开盖），滗出药汁。

收汁　合并三次煎煮得到的药汁，大火收汁。收汁的时候要不断搅拌防止煳锅，同时去掉浮沫。收汁大概需要2h，这时药汁已经很浓了，用细筛（120目）过滤掉药渣。我们平时用的过滤豆浆的筛网大概是50目，所以在筛网上垫一层纱布，就能过滤掉大多数细渣了，但平常自用不必太过追求筛网的粗细，过滤后的浓稠药汁为850g左右。

收膏　将麦芽糖倒入药汁中，用文火收膏。采用电磁炉比较好控制火候。等水分蒸发到一定程度，达到"滴水成珠"的状态，就可以关火了。凉一会，若不烫可兑入蜂蜜。

麦芽糖和蜂蜜的作用除了掩盖药物本身的苦味外，还能增强药物的稳定性，不易变质。另外，麦芽糖和蜂蜜具有补脾益气、润肺止咳、开胃除烦、通便的作用。

装瓶　凉透后把通便膏装在干燥的瓷瓶或玻璃瓶里，盖好盖子。如果做好就准备吃，常温保存就行。

通便膏适合大便干结难解，伴有小腹胀、头昏、失眠、坐卧不安的顽固性便秘。

方中重用了肉苁蓉，性温而润，多汁善滑，使肾温脾暖，运化自如，肠润津生腑自通；沙参、天冬、蜂蜜养肺阴，生津液，润脏腑，助肉苁蓉之润；柴胡、枳实味辛走窜，一升一降使肠腑气机条达，津散液布，大便易通，助肉苁蓉之行；酒大黄直通肠腑。这几种药合用，使气行肠动，津生便通。

服用方法　每天服3次，每次取30g左右通便膏用热水冲服。饭前服用效果比较好。

这一料膏滋大概服 30d。如果是轻微便秘，喝 15d 左右就可见效；如果是 3～5d 才排一次便的顽固性便秘，需要喝完一个疗程。

无论寒热虚实，老幼强弱，对大多数便秘者均有上佳疗效。

有研究显示，80 例习惯性便秘患者服用后，治愈 52 例（占 65%），显效 26 例（占 32.5%），无效 2 例（占 2.5%）。总有效率 97.5%。

服用禁忌 大便溏薄者、孕妇、产妇、经期女性暂停服用。

5. 公英膏——泻火解毒

（1）材料 蒲公英（干）50g，冰糖 150g，蜂蜜 50g。

（2）制 法

·先把蒲公英用 2200ml 清水浸泡 5～8h，然后大火烧开后改文火煎药 1.5h，滗出药汁备用。

·砂锅中加 1500ml 水，再次煎药，同样大火烧开后改文火煎药 1h，滗出药汁备用。

·砂锅中第三次加水 1500ml，大火烧开改文火煎药 40min，滗出药汁备用。

·合并三次煎药所得的药汁，在敞口锅中大火收汁，大概 1.5h 后就收得差不多了，关火前撇掉表面的浮沫。过滤一下，得到清膏 135g（约一小碗），转到另一个干净的砂锅或不锈钢锅中进行收膏。

·清膏中加入 150g 冰糖（事先可把冰糖打粉，也可不打粉），小火收膏，并不断搅拌防止煳锅。待锅中出现蜂窝状泡沫，就关火。

·放置一会，温度降到 80℃以下，趁热兑入 50g 蜂蜜和匀就成了。

·凉透后装入干燥无水、无油的容器中，常温至少可以保存 20d，冰箱冷藏至少能保存 6 个月。

服用方法 早晚各一次，每次 30g，饭前空腹服用。

服用禁忌 公英膏虽然长期喝不伤脾胃，但是脾胃虚寒的人仍不宜服用，即存在大便溏薄不成形、容易腹胀的人不宜。

6. 酸梅膏——生津止渴

（1）材料 乌梅、干山楂、甘草。

（2）制　法

·把乌梅、干山楂、甘草用清水冲洗干净，放入两杯清水中浸泡15min（泡的时间越长越容易出味）。

·然后再把泡好的乌梅、山楂和甘草及浸泡的水再加7杯水一起烧开。

·烧开转小火煮1.5h，水剩下一半时，关火。

·滤去所有的渣，剩下汤加入冰糖煮至糖溶再小火煮40min，水再剩一半下干桂花，关火，让干桂花在汤里浸泡几分钟后滤去桂花，汤装入瓶里冷却后放冰箱可保存2~3周。

·冰冻后就是浓稠的酸梅膏。

注：乌梅是药用乌梅，非零食乌梅。药用乌梅分熏制乌梅同炙制乌梅，熏制乌梅有烟熏味，炙制乌梅无烟熏味。山楂，去核的干山楂片。甘草，切片甘草。

7. 阿胶膏——补气养血，滋阴润肺

（1）材料　阿胶500g，黑芝麻500g，核桃仁500g，去核红枣250g，冰糖250g，黄酒750g，桂圆100g，枸杞100g，葡萄干100g。睡眠不好可再加100g酸枣仁（同时黄酒增加50g，糖尿病患者可将冰糖换成250g木糖醇）。

（2）准备工作

·准备不锈钢锅或者砂锅，不可以用铝锅或铁锅。

·黑芝麻先炒熟，核桃仁在微波炉里用大火加热2分半钟。

·阿胶块、冰糖事先打成粉，如果没有打粉机，可以先用布将阿胶块包起来，用刀背砸碎，提前2~3d与冰糖一起放到量好的黄酒中烊化（也就是泡一泡直到阿胶完全化开）

·事先准备好一个大一点的托盘，在盘子里垫一层保鲜膜，再在保鲜膜上刷一层芝麻油，以防止粘住盘子（熬半斤阿胶块一般用25cm×35cm大的托盘）。

（3）制　法

·先将黄酒倒在锅中大火加热，沸腾后将阿胶粉、冰糖粉加入搅拌直至挂起。

· 倒入枸杞、桂圆、葡萄干继续搅拌均匀。

· 倒入红枣搅拌均匀。

· 倒入核桃仁搅拌均匀。

· 最后倒入黑芝麻搅拌均匀，就可以关火出锅了。

· 出锅后倒在事先准备好的盘子里，压平整，凉透后放入冰箱至少2h，阿胶糕变硬后就可以切块了。

第四节　膏滋在治未病中的应用

一、治未病的提出

《黄帝内经》首先提出关于"治未病"的观点。《素问·四气调神大论》载："圣人不治已病治未病，不治已乱治未乱，此之谓也。夫病已成而后药之，乱已成而后治之，譬犹渴而穿井，斗而铸锥，不亦晚乎！"

二、治未病是医学的最高境界

"治未病"的观点是中医学重要思想，是中医预防医学的实践和总结，是医学的最高境界。《淮南子》记载："良医者，常治无病之病，故无病；圣人常治无患之患，故无患也。"《千金药方》载："消未起之患，治未病之疾。医之于无事之前，不追于既逝之后。""上医医未病之病，中医医欲起之病，下医医已病之病。"《证治心传》云："欲求最上之道，莫妙于治其未病。"这些论述是对《内经》"治未病"思想的引申和发挥。世界卫生组织（WHO）在《迎接21世纪的挑战》中提到，"21世纪的医学，不应继续以疾病为主要研究对象，而应以人类健康作为医学研究的主要方向"。20世纪末叶，75位诺贝尔奖得主发布的《巴黎宣言》提出："医学不仅是关于疾病的科学，更应该是关于健康的科学。""治未病"思想正是充分体现了中医学是"关于健康的科学"。

三、膏滋与治未病

孙思邈《千金要方》强调"上医医未病之病，中医医欲起之病，下医医已病之病"。这里将医学研究对象分为"未病""欲病""已病"三种状态；将

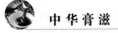

医学的功能分为上中下三个层次，即"上医"为维护健康的养生医学，"中医"为早期干预的预防医学，"下医"为针对疾病的治疗医学。

现代医学将人群分为健康、疾病、亚健康三种状态，调查发现约15%的人处于健康状态，15%的人处于疾病状态，而70%的人处于亚健康状态。中医对"未病"（健康状态）者强调通过养生以防病，对"欲病"（亚健康状态）者，强调"救其萌芽"，对"已病"（疾病状态）者，要求早期治疗，防止传变。

（一）膏滋与未病

膏滋可增强体质，预防疾病。《内经》云："正气存内，邪不可干。邪之所凑，其气必虚。"对少年儿童来说，膏滋可助长发育，提高智力；对中青年来说，可增强体质，青春常驻；对老年人来说，可延缓衰老，永葆健康。现代研究提示，补阴药含有多糖成分，可增强细胞免疫，部分补阴药有降糖、生津、润肠作用；补阳药可增强肾上腺皮质功能，提高人体免疫功能；补气药含有多糖、多肽、维生素、微量元素，可增强人体免疫功能，增强消化功能等。

（二）膏滋与欲病（亚健康）

目前服膏滋的人群中约一半以上属于亚健康状态者。亚健康状态者，是中医"治未病"的重点。

关于亚健康的定义，一种说法认为"亚健康是一种既没有疾病，又不健康的状态，是介于健康与疾病之间的一种状态"。我们认为，亚健康状态是指有疑似疾病的症状，而无明确疾病的证据。膏滋对亚健康者的治疗主要基于以下两个方面。

1. 辨体质治其本

如阴虚体质，见自觉内热、手脚心热、口干咽燥、容易失眠、大便干结、面颊潮红、怕热、舌淡红等表现，可以用滋阴填精方药；阳虚体质，见手脚怕冷、畏寒、不耐寒冷、大便稀溏、吃凉食物胃部不适等，可以用壮阳补气方药；气虚体质，见精神疲乏无力、气短、容易感冒、出虚汗、脉搏无力等，可以用益气生血方药；血瘀体质，见皮肤干燥、粗糙，皮肤有紫斑，胸胁刺痛，面色灰暗，舌有瘀斑等，可以用活血和营方药；痰湿体质，见形体肥胖、汗多、肢体困倦沉重、口舌黏腻等，可以用祛痰化湿方药；另外有一种过敏体质，见经常感冒、鼻塞、打喷嚏、容易哮喘、皮肤过敏、一抓就红等，可以用扶正脱敏方药。至于正常体质的人，阴阳平和，气血协调，不一定服膏滋。

2. 随症治其标

根据亚健康的常见症状论治，如睡眠障碍，加入安神定志方药；食欲不振，加入健脾开胃方药；经常便秘，加入润肠通便方药；腰膝酸软，加入补肾健腰方药等。

（三）膏滋与已病

关于已病的传变，大致有以下几种情况：

·根据五行生克规律防变，其中按相生传变，有子病及母、母病及子；按相克传变，如见肝之病，知肝传脾，当先实脾。

·根据病邪由表传里规律防变，如《素问·阴阳应象大论》中皮毛—肌肤—经脉—六腑—五脏；叶天士云："初为气结在经，久则血伤入络。"初病在经在气，久病入络在血。

·根据现代医学关于疾病的演变规律，预防并发症和后遗症，如WHO关于糖尿病的慢性并发症分为5类，即糖尿病性眼病、糖尿病肾病、糖尿病性神经病变、糖尿病足、心血管系统并发症。但其基础病理改变主要是微血管和大血管，微血管病变主要包括糖尿病肾病、糖尿病视网膜病变、白内障及糖尿病精神病变等；大血管病变主要包括缺血性心脏病、脑血管病变及末梢动脉病变等。

膏滋防其传变的原则：控制已病，防止传变；先安未受邪之地；祛除影响传变的病理基础。

中医"治未病"思想具有战略意义。"治未病"的方法甚多，膏滋方是其中之一。用膏滋"治未病"可以发挥中医药的特色和优势。

第三章

常见疾病的膏滋调理

第一节　膏滋在内科中的临床应用

一、上呼吸道感染的膏滋治疗

气管以上鼻、咽及喉称为上呼吸道，气管以下称下呼吸道。上呼吸道感染简称上感，是小儿科最常见的疾病之一。

1. 病　因

病毒感染的占90%，主要包括副流感病毒、呼吸道合胞病毒、腺病毒等。另有10%主要为细菌及其他病原体感染所致。

免疫功能下降与上呼吸道感染密切相关，受凉、淋雨、气候突变、过度疲劳等均可使原已存在于上呼吸道或从外界侵入的病毒或细菌迅速繁殖，从而诱发本病。

2. 临床表现

（1）普通感冒

俗称"伤风"，起病较急，潜伏期1～3d不等，主要表现为鼻部症状，如喷嚏、鼻塞、流清水样鼻涕，也可表现为咳嗽、咽干、咽痒或灼热感，发病同时或数小时后就可有喷嚏、鼻塞、流清水样鼻涕等症状。2～3d后鼻涕变稠，常伴咽痛、流泪、味觉减退、呼吸不畅、声嘶等。一般无发热及全身症状，或仅有低热、不适、轻度畏寒、头痛。体检可见鼻腔黏膜充血、水肿、有分泌物，咽部轻度充血。

并发咽鼓管炎时可有听力减退等症状。脓性痰或严重的下呼吸道症状提示合并鼻病毒以外的病毒感染或继发细菌性感染。如无并发症，5～7d可痊愈。

（2）急性病毒性咽喉炎

咽部发痒或灼热感，或有咳嗽，咽痛不明显。当吞咽疼痛时，常提示有链球菌感染。腺病毒等感染时可有发热和乏力。腺病毒咽炎可伴有眼结膜炎。体检可见咽部明显充血水肿，颌下淋巴结肿大且触痛。当并发喉炎时，可出现声嘶、讲话困难等。体检可见喉部水肿、充血，局部淋巴结轻度肿大和触痛，可闻及喉部的喘鸣音。

（3）急性疱疹性咽峡炎

常由柯萨奇病毒 A 引起，表现为明显咽痛、发热，病程约 1 周，多于夏季发作，儿童多见，偶见于成年人。体检可见咽充血，软腭、悬雍垂、咽及扁桃体表面有灰白色疱疹及浅表溃疡，周围有红晕，以后形成疱疹。

（4）细菌性咽–扁桃体炎

多由溶血性链球菌等引起，起病急，可有明显咽痛、畏寒、发热（体温可达 39℃以上）。体检可见咽部明显充血，扁桃体肿大、充血，表面有黄色脓性分泌物，颌下淋巴结肿大、压痛，肺部无异常体征。

3. 检　查

血常规　病毒性感染时，白细胞计数多正常或偏低，淋巴细胞比例升高；细菌感染时，白细胞计数常升高，有中性粒细胞增多或核左移现象。

病原学检查　可采用免疫荧光法、酶联免疫吸附法、病毒分离鉴定、病毒血清学检查等确定病毒类型。细菌培养可判断细菌类型并做药物敏感试验以指导临床用药。

4. 诊　断

根据病史、流行病学、鼻咽部的症状体征，结合周围血象和阴性胸部影像学检查可做出临床诊断。特殊情况下可行细菌培养或病毒分离，或病毒血清学检查等确定病原体。

5. 中医膏滋对上呼吸道感染的治疗

感冒有普通感冒与时行感冒之分，中医感冒与现代医学的感冒基本相

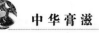

同，普通感冒相当于现代医学的普通感冒、上呼吸道感染，时行感冒相当于现代医学的流行性感冒。

上呼吸道感染一般以普通中药治疗，由于发作时为外感邪气发病，服用滋补调理的膏方会助长邪气，造成新感疾病加重，所以不建议急性发作期服用滋补膏方。但对于反复感冒、自汗、恶风，肺气虚不能固表的患者可以服用膏滋方，可补气固表，提高机体免疫功能，减少感冒发作次数。

反复感冒在中医学中归属于"体虚感冒"范畴，多因素体亏虚，或大病、久病后正气未复，肺卫不固，外邪入侵所致。

(1)气阳两亏型

临床表现：容易感冒，平时多倦怠乏力，气短懒言，四肢不温，舌淡胖，苔薄白，脉细。

治法：益气升阳，散风祛寒。

方药：人参100g，党参200g，黄芪300g，白术150g，茯苓200g，桂枝60g，防风150g，紫苏100g，荆芥100g，细辛90g，桔梗60g，前胡100g，刺五加150g，红景天100g，灵芝150g，黄精150g，山药150g，谷麦芽各100g，甘草90g，蛤蚧1对，鹿角100g，阿胶250g。

加减：形寒怕冷重者，加附子60g，肉桂20g。

制法服法：上药除阿胶、人参、蛤蚧外，其余药物加水煎煮3次，滤汁去渣，合并滤液，加热浓缩为清膏，人参另煎兑入，蛤蚧研粉调入，再将阿胶加适量黄酒浸泡后隔水炖烊，冲入清膏和匀，最后加蜂蜜300g收膏即成。每次15~20g，每日2次，开水调敷。

(2)阴血不足型

临床表现：容易感冒，平时多见面色萎黄，唇甲色淡，心悸头晕，口干咽燥，大便干燥，苔少，脉细或细数。

治法：滋补阴血，祛风散寒。

方药：玉竹300g，生熟地黄各150g，麦冬150g，山药150g，南北沙参各150g，山药150g，黄精150g，枸杞子150g，女贞子150g，当归60g，川芎60g，白芍150g，白术100g，荆芥100g，防风100g，白薇150g，葛根100g，桔梗60g，灵芝150g，陈皮60g，神曲100g，甘草60g，阿胶300g。

加减：大便干结者，加桑椹150g，火麻仁150g。

制法服法：上药除阿胶外，其余药物加水煎煮3次，滤汁去渣，合并滤液，加热浓缩为清膏，再将阿胶加适量黄酒浸泡后隔水炖烊，冲入清膏和匀，最后加蜂蜜300g收膏即成。每次15~20g，每日2次，开水调敷。

（3）风寒感冒

临床表现：恶寒重，发热轻，无汗，头痛，肢节酸痛，鼻塞声重，时流清涕，喉痒，咳嗽，痰吐稀薄色白，舌苔薄白，脉浮或浮紧。

治法：辛温解表，宣肺散寒。

方药：荆防败毒散，一般用汤剂治疗，不再赘述。

（4）风热感冒

临床表现：发热，微恶风寒，或有汗，鼻塞喷嚏，流稠涕，头痛，咽喉疼痛，咳嗽痰稠，舌苔薄黄，脉浮数。

治法：辛凉解表，宣肺清热。

方药：银翘散，一般用汤剂或丸散，不再赘述。

（5）暑湿感冒

临床表现：发生于夏季，面垢身热汗出，但汗出不畅，身热不扬，身重倦怠，头昏重痛，或有鼻塞流涕，咳嗽痰黄，胸闷欲呕，小便短赤，舌苔黄腻，脉濡数。

治法：清暑祛湿解表。

方药：新加香薷饮，一般用汤剂或丸散，不再赘述。

6. 调摄要点

·加强身体锻炼，补充食物营养，以增强体质。注意起居有节，同时应加强防寒保暖，预防感冒。

·尽量少去人群密集的公共场所，以减少感冒的机会。

·生活和工作的场所应保持空气流通、清新，特别是在感冒流行期间，尽可能做到经常性消毒室内空气，预防传染。

二、慢性支气管炎的膏滋治疗

慢性支气管炎，是指气管、支气管黏膜及其周围组织的慢性非特异性炎症。临床表现以慢性反复发作性的咳嗽、咳痰或伴有喘息为特征。近年来对我国北部及中部地区农村人口成年人的调查结果表明，该病约占15岁以上人群的3%，估计我国慢性支气管炎患者约占2500万以上。

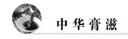

1. 病　因

吸烟　长期大量吸烟是本病发生的最重要原因。

感染因素　主要为病毒和细菌感染，鼻病毒、黏液病毒、腺病毒和呼吸道合胞病毒为多见。

气候　寒冷空气刺激呼吸道，除减弱上呼吸道黏膜的防御功能外，还能通过反射引起支气管平滑肌收缩、黏膜血液循环障碍和分泌物排出困难等，可继发感染。

环境污染因素　如刺激性烟雾，粉尘，大气污染（如二氧化硫、二氧化氮、氯气、臭氧等）的慢性刺激，常为慢性支气管炎的诱发因素之一。

过敏因素　尘埃、尘螨、细菌、真菌、寄生虫、花粉以及化学气体等，都可能成为过敏因素而导致喘息性支气管炎。

机体本身因素　另外，自主神经功能失调以及呼吸道防御功能低下等，均是慢性支气管炎的易发原因。

2. 临床表现

症状起病多缓慢，病程较长，部分患者发病前有急性支气管炎、流感或肺炎等急性呼吸道感染史，由于迁延不愈而发展为本病。临床表现为慢性咳嗽、咳痰和气短或伴有喘息。症状初期较轻，随着病程进展，因反复呼吸道感染，急性发作愈发频繁，症状亦愈严重，尤以冬季为甚。

早期多无任何异常体征，或可在肺底部闻及散在干、湿啰音，咳嗽排痰后啰音可消失，急性发作期肺部啰音可增多，其数量视病情而定。慢性支气管炎合并哮喘的患者急性发作时可闻及广泛哮鸣音并伴呼气延长。晚期患者因并发肺气肿常有肺气肿的体征。

3. 检　查

X线检查　早期可无异常。反复发作引起支气管壁增厚，细支气管或肺泡间质炎症细胞浸润或纤维化，表现为肺纹理增粗、紊乱，呈网状或条索状、斑点状阴影，以双下肺野明显。

呼吸功能检查　早期无异常。如有小气道阻塞时，最大呼气流速－容量曲线在75%和50%肺容量时，流量明显降低。

血液检查　细菌感染时偶可出现白细胞总数和（或）中性粒细胞升高。

痰液检查　可培养出致病菌。涂片可发现革兰阳性菌或革兰阴性菌，或大量破坏的白细胞和已破坏的杯状细胞。

4. 诊　断

症状　反复发作性咳嗽、咳痰、喘息、胸闷，每年发作 3 个月以上，连续 2 年或更长时间，并可除外其他已知原因的慢性咳嗽。

体征　急性发作期肺底可闻及散在性干湿啰音。喘息型在咳嗽或深吸气时可闻及哮鸣音，发作时有广泛湿啰音和哮鸣音。

检查　X 线检查可见肺纹理增粗紊乱，呈网状或条索状、斑点状阴影；肺功能检查示残气量增多，最大通气量降低。

5. 中医膏滋对慢性支气管炎的治疗

慢性支气管炎主要属中医学"咳嗽"范畴。中医认为，本病的发生与发展，与肺、脾、肾三脏功能有密切关系。如脾失健运，湿聚为痰，痰浊于肺；肾阳亏虚，气化失司，水气不能蒸化，痰饮阻塞气道；肾阴亏损，虚火灼伤肺津，皆可使肺失清肃，气壅不宣，上逆而为咳喘。本病一般可分为痰湿犯肺、外寒内饮、外寒内热、肺脾两虚、肺肾两虚五种证型，急性发作可参照急性支气管炎辨证施治。

本病的治疗原则是：发作时治标——祛邪平喘；平时（缓解期）治本，采用补肺、健脾、益肾等方法以起到扶正固本的作用，来减少、减轻、控制其复发。虽然部分患者在缓解期没有症状，表面上与正常人无异，但实际上气道内的慢性炎症并没有控制，"痰"这一"夙根"并没有清除，所以也必须积极治疗。

中医学对本病积累了丰富的治疗经验，方法多样，疗效显著。不仅可以有效地缓解急性发作时的症状，而且通过膏滋"扶正固本"作用，可以减少甚至防止复发。

本病的防治一定要抓住冬令和夏季这两个关键时机。夏季采用"冬病夏治"之法，而冬令正值封藏之际，最宜应用膏滋调补之法，多能取得良好效果。膏滋调补之法即扶正祛邪之法。扶正主要在于补肺、健脾、益肾，犹以益肾为大法，祛邪则不忘活血化瘀与豁痰逐湿。若慢性支气管炎急性发作，症见喘息、咳嗽、痰多而黄，应赴医院门诊、急诊甚至住院治疗，不宜膏滋调补。

膏滋调治还应注意外感咳嗽与内伤咳嗽常常互相影响，外感咳嗽久延

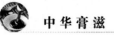

不愈，伤及肺气，可致内伤；脏腑亏虚，卫外不固，又易引动外感。所以应分清外感内伤、邪正虚实，在上述治疗方法的基础上，以补肺、健脾、治痰、顺气、温阳为重要环节，久咳久喘还必须考虑益肾的问题。

（1）肺脾两虚型

临床表现：自汗气短，纳差便溏，每遇风寒咳痰或喘嗽发作加重，苔薄白，脉细弦。

治法：益气补脾，化痰止咳为主。

方药：六君子汤加减。党参250g，白术、白芍药各250g，茯苓200g，陈皮90g，炙甘草45g，生黄芪250g，山药150g，防风90g，炒当归100g，黄精90g，十大功劳叶90g，半夏90g，炒薏苡仁150g，扁豆120g，莲子150g，细辛45g，干姜30g，炒谷麦芽120g。

制法服法：上药共煎，去渣浓缩，加入鹿角胶90g，白文冰500g收膏。每晨一匙，开水冲服。

（2）肺肾两虚型

临床表现：可见咳喘久作，呼多吸少，动则益甚，痰稀色白，畏寒肢冷，苔白而滑，脉沉细无力。

治法：补肺益气，温肾摄纳。

方药：肾气丸加减。制附片90g，肉桂60g，熟地黄200g，山药250g，山茱萸150g，猪苓、茯苓各150g，泽泻90g，补骨脂150g，菟丝子150g，党参250g，厚朴60g，五味子120g，鹅管石（先煎）300g，陈皮90g，半夏100g，白术150g，白芍药150g，紫河车30g。

制法服法：上药共煎，去渣浓缩，加入鹿角胶90g，白文冰500g收膏。每晨一匙，开水冲服。

（3）痰湿犯肺型

临床表现：可见咳嗽多痰，痰白而黏，胸闷腹胀，纳差，苔白，脉弦滑。

治法：燥湿化痰，健脾行气。

方药：二陈汤加味。桂枝60g，党参150g，黄芪250g，茯苓120g，半夏90g，陈皮60g，甘草45g，杏仁90g，苍术90g，白术100g，麻黄60g，枳壳60g，炙款冬花60g，山楂、神曲各45g。

制法服法：上药共煎，去渣浓缩，加入白文冰500g收膏。每晨一匙，开水冲服。

（4）外寒内饮型

临床表现：咳嗽痰多，色白黏腻，气急喘促，胸闷不畅，恶寒，周身酸楚，舌苔白滑，脉濡。

治法：解表温里，宣肺化饮。

方药：小青龙汤加减。炙麻黄100g，杏仁150g，桂枝100g，细辛90g，干姜60g，半夏150g，五味子50g，白芍150g，苏子150g，莱菔子150g，白芥子100g，千日红150g，天浆壳150g，桔梗90g，紫苏100g，防风100g，荆芥100g，陈皮90g，甘草90g。

制法服法：上药共煎，去渣浓缩，加入白文冰500g收膏。每晨一匙，开水冲服。

（5）外寒内热型

临床表现：可见咳嗽，痰黏难咳，恶寒鼻塞，口渴咽痛，或身热，甚则气逆而喘，舌苔白腻或微黄，脉浮滑数。

治法：散寒清热、止咳平喘。

方药：麻杏石甘汤加味。麻黄60g，杏仁90g，生石膏30g，甘草45g，桑白皮90g，黄芩60g，桔梗45g，紫苏叶45g，紫菀90g，陈皮60g，陈胆南星60g，百部45g，象贝母60g，千里光90g，牛蒡子90g，葶苈子90g，枇杷叶90g，紫苏子、紫苏梗各60g。

制法服法：上药共煎，去渣浓缩，加入白文冰500g收膏。每晨一匙，开水冲服。

6. 调摄要点

不要吃寒凉食物　慢性支气管炎患者，病程较长，大多脾、肺、肾阳气不足，对寒凉食品反应较大。因为寒性凝滞，寒主收引，过食寒凉食品可使气管痉挛，不利于分泌物的排泄，从而加重咳喘，使痰不易咳出。此外，寒凉食品，易损伤脾胃阳气，脾胃受寒则运化失职，导致痰浊内生，阻塞气道，喘咳加剧。所以，慢性支气管炎患者应少吃寒凉食物。

戒烟　香烟中的有害物质可以直接刺激呼吸道，香烟不仅是吸烟者自身慢性支气管炎的重要原因，烟雾还可对周围人群呼吸道的健康带来危害。所以，慢性支气管炎患者应杜绝烟草。

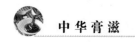

多吃青菜　每餐可适量多吃一些蔬菜和豆制品，如白萝卜、胡萝卜及绿叶蔬菜等清淡易消化的食物。

多吃止咳平喘食物　多吃一些止咳、平喘、祛痰、温肺、健脾的食品，如白果、枇杷、柚子、西葫芦、山药、板栗、百合、海带、紫菜等。

平时多运动　注意平时的生活习惯，多加锻炼，提高机体免疫力，可预防感冒，远离慢性支气管炎。

三、支气管哮喘的膏滋治疗

支气管哮喘是一种慢性气道炎症性疾病。这种慢性炎症与气道高反应性的发生和发展有关。哮喘的发病是遗传和环境两方面因素共同作用的结果。临床上表现为反复发作的喘息、气急、胸闷、咳嗽等症状，常在夜间和(或)清晨发作、加剧，大多数患者可经药物治疗得到控制。

哮喘在各年龄组均有分布。儿童高于青壮年，3岁左右出现一个发病高峰；老年人群再次出现增高趋势。14岁以前，男女患病比例大概是2:1，成年期之后女性患病率高于男性。

1. 病　因

支气管哮喘的病因较复杂，大多认为是一种有明显家族聚集倾向的多基因遗传病。受遗传和环境因素的双重影响。

遗传因素　目前认为哮喘为多基因遗传病，遗传度在70%～80%。

环境因素　主要有以下几方面：

·吸入物：吸入物分特异性和非特异性两种。前者如尘螨、花粉、真菌、动物毛屑等，后者如硫酸、二氧化硫、氯气、甲醛、甲酸等。

·感染：哮喘的形成和发作与反复呼吸道感染有关，尤其是病毒感染。最常见的是鼻病毒，其次是流感病毒、副流感病毒、呼吸道合胞病毒及冠状病毒等。

·食物：饮食引起哮喘发作的现象在哮喘患者中常可见到，尤其是婴幼儿容易对食物过敏，但随年龄的增长而逐渐减少。引起过敏最常见的食物是鱼类、虾、蟹、蛋类、牛奶等。

·气候改变：当气温、湿度、气压和空气中离子等改变时可诱发哮喘，故在寒冷季节或秋冬气候转变时较易发病。

·精神因素：患者紧张不安、怨怒、情绪激动等也会促使哮喘发作。

2. 临床表现

支气管哮喘的症状与体征：哮喘大多儿童期起病，春秋季为好发季节，有日轻夜重的特点。其发作常可找到诱发因素，如接触过敏原、感染、运动等。典型的哮喘发作前常有前驱症状如打喷嚏、流涕、咳嗽、胸闷等。如不及时处理，则胸闷进一步加重，并出现以呼气为主的呼吸困难伴喘鸣。患者被迫取坐位或端坐呼吸，伴有咳嗽、咳痰，发作持续数十分钟至数小时，可自行或经治疗缓解。少数患者可呈重度发作，使用一般平喘药物在 24h 内不能缓解。此类患者如治疗不及时，可危及生命。查体可见发作时两肺可闻及哮鸣音，伴肺过度充气，如胸廓饱满，两肺叩诊过清音。严重者可有口唇、指（趾）发绀，大汗，极度呼吸困难。此时肺部哮鸣音反而减弱，并可出现奇脉。

3. 辅助检查

（1）肺功能检测

在众多评估哮喘的肺功能指标中，公认的指标是第 1 秒钟用力呼气容积（FEV_1）、第 1 秒用力呼气容积占用力肺活量比值（又名 1 秒率，FEV_1/FVC）、呼气流量峰值（PEF）。

（2）胸　片

·多无异常，严重者可见到肺部过度充气。

·重症哮喘患者应行常规胸片检查，以便发现气胸、纵隔气肿、肺不张、肺炎等并发症或合并症。

·胸片还有助于鉴别诊断，如咳嗽变异型哮喘的慢性咳嗽应与肺结核、肺癌等相鉴别。

4. 诊　断

符合以下（①～③）+⑤，或④+⑤者可以诊断哮喘：

①反复发作的喘息、气促、胸闷或咳嗽。多与接触变应原、冷空气、运动、各种理化刺激及病毒性上呼吸道感染等有关。

②发作时，双肺可闻及散在或弥漫性、以呼气相为主的哮鸣音，呼气相延长。

③上述症状和体征可自行缓解或治疗后缓解。

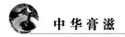

④临床表现不典型者(如无明显喘息或体征),应至少具备以下任一项:a. 支气管舒张试验阳性;b. 支气管激发试验阳性;c. PEF 昼夜变异率≥20%。

⑤除外其他疾病所引起的喘息、气促、胸闷和咳嗽。

5. 中医膏滋对支气管哮喘的治疗

支气管哮喘属中医学"哮证"范畴。本病主要由于体内伏痰,遇有感受风寒暑湿热燥、情志不和、疲劳或误食过食某些食物等因素而致。发作时痰气搏结,痰随气升,气因痰阻,气道壅塞,肺气升降不利,因而产生痰鸣、气喘等症状。本病总属邪实正虚,发作时以邪实为主,有寒哮、热哮两型;未发作时以正虚为主,有肺虚、脾虚、肾虚的不同,治疗以"发时治标,平时治本"为原则。

本病的病理因素以痰浊为主,痰伏于肺,遇感而发。发作时痰阻气道,肺失肃降,表现为邪实之证;反复久发,气阴耗损,肺脾肾俱虚,又表现为正虚的情况。遵循"既发以攻邪为主,未发以扶正为主"的原则,当分清寒热虚实,攻邪治标,治本时当分清阴阳气血及具体脏腑,各有侧重,且不能忽略消痰顺气。

(1)发作期

①寒　哮

临床表现:可见呼吸急促,喉中哮鸣,胸膈满闷如窒,咳吐稀痰,面色苍白或青灰,口不渴,或渴喜热饮,形寒怕冷,舌苔白滑,脉弦紧或浮紧。

治法:温肺散寒,化痰平喘。

方药:射干麻黄汤加减。射干 45g,麻黄 60g,干姜 45g,细辛 45g,制半夏 90 g,紫菀 90g,陈皮 90g,瓜蒌 90g,附子 30g,茯苓 100g,杏仁 90g,大贝母 90g,厚朴 60g,款冬花 90g,甘草 45g,紫苏子 60g,白芥子 60g,葶苈子 90g。

制法服法:上药共煎,去渣浓缩,加入白文冰 500g 收膏。每晨一匙,开水冲服。

②热　哮

临床表现:可见气粗息涌,喉中痰鸣如吼,胸高胁胀,呛咳不利,痰黄黏稠，烦闷不安，汗出，面赤，口渴喜饮，大便秘结，不恶寒，舌红，苔黄腻，脉滑数。

治法：清热宣肺，化痰定喘。

方药：定喘汤加减。白果90g，麻黄90g，紫苏子60g，甘草30g，款冬花100g，杏仁90g，桑白皮90g，黄芩90g，制半夏100g，葶苈子90g，冬瓜子100g，车前子（包煎）120g，枇杷叶（包煎）90g，黛蛤散（包煎）45g，生薏苡仁100g，牛蒡子45g，炒枳壳100g，海浮石100g，广地龙90g，芒硝（包煎）30g。

制法服法：上药共煎，去渣浓缩，加入白文冰500g收膏。每晨一匙，开水冲服。

（2）缓解期

①肺　虚

临床表现：可见自汗，怕风，咳嗽气短，痰液清稀，面色㿠白，常易感冒，神疲乏力，每因气候变化而诱发，舌淡，苔薄白，脉细弱。

治法：补肺固卫，益气补虚。

方药：玉屏风散加味。黄芪250g，白术120g，防风90g，党参150g，五味子60g，桂枝60g，白芍药90g，陈皮90g，炒黄精100g，升麻90g，柴胡90g，炙甘草45g，当归120g，茯苓120g，龙骨150g，牡蛎150g，生姜30g，大枣45g。痰少、口干、舌红者，加北沙参150g，玉竹150g。

制法服法：上药共煎，去渣浓缩，加阿胶90g，鹿角胶90g，白文冰250g收膏。每晨一匙，开水冲服。

②脾　虚

临床表现：可见食少脘痞，大便不实，常因饮食不当而诱发，短气，语言低微，舌苔薄腻或白滑，质淡，脉细软。

治法：健脾益气，行气化痰。

方药：六君子汤加减。党参150g，生黄芪250g。苍术90g，白术、白芍药各120g，茯苓120g，陈皮90g，佛手90g，制半夏90g，山药120g，扁豆100g，葛根90g，炒枳壳90g，荷叶45g，莲子肉100g，升麻90g，薏苡仁120g，谷芽90g，麦芽90g，炙甘草45g，桂枝9g，干姜6g。

制法服法：上药共煎，去渣浓缩，加鹿角胶90g，阿胶90g，白文冰250g收膏。每晨一匙，开水冲服。

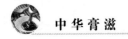

③肾　虚

临床表现：可见短气息促，动则益甚，吸气不利，腰酸腿软，耳鸣眩晕，畏寒，劳累后易发作，面色苍白，舌苔淡白，质胖，脉沉细；或颧红，烦热，盗汗遗精，舌红少苔，脉细数。

治法：补阴温阳，补肾纳气。

方药一：偏肾阳虚者，金匮肾气丸加减。生晒参（另炖，冲）120g，熟地黄250g，山药150g，山茱萸90g，泽泻90g，茯苓120g，党参150g，黄芪250g，牡丹皮90g，菟丝子120g，枸杞子120g，桂枝60g，附子60g，补骨脂90g，杜仲150g，淫羊藿90g，巴戟天120g，陈皮60g，半夏90g，胡桃肉120g，脐带45g。

制法服法一：上药共煎，去渣浓缩，加阿胶90g，鳖甲胶90g，鹿角胶90g，白文冰250g收膏。每晨一匙，开水冲服。

方药二：偏阴虚者，七味都气加减。生地黄、熟地黄各250g，山药150g，山茱萸90g，泽泻90g，茯苓150g，牡丹皮90g，党参150g，麦门冬150g，五味子60g，炒知母、炒黄柏各90g，南沙参、北沙参各120g，白术、白芍药各120g，当归120g，炙甘草30g，枸杞子120g，菟丝子120g，杏仁90g，陈皮60g，川贝母45g，象贝母45g，胡桃肉120g，脐带45g。

制法服法二：上药共煎，去渣浓缩，加阿胶90g，鳖甲胶90g，龟甲胶90g，白文冰250g收膏。每晨一匙，开水冲服。

6. 调摄要点

（1）体育锻炼

·从夏天起坚持冷水洗脸、洗脚甚至洗擦全身。

·每天坚持慢跑，或打太极拳。

·练气功：练气功可以调整神经紧张度，提高支气管功能和呼吸道清除废物的能力，是较好的预防手段。

（2）呼吸调整

经常唱歌　人在唱歌时，多采用腹式呼吸。能增大肺活量，减轻肺部压力；而且唱歌还能振奋精神，激发体内潜力。

做呼吸操　做呼吸操可以加强支气管功能，保持呼吸道通畅，增强抗病力，防止感染。方法：采用平卧或站立位，两手放在上腹部，然后有意识地做腹式深呼吸；吸气时腹部隆起，呼气时腹部下陷；呼气时间比吸气时间长 1~2 倍，吸气用鼻，呼气用口；呼气时口唇紧缩作吹口哨的样子，同时可用两手按压上腹部，加强呼气力量，排出肺中残留的废气。每次 20~30min，每天 1~2 次。

（3）饮食调养

忌酒、忌过咸食物　酒和过咸食物的刺激，可加强支气管的反应，加重咳嗽、气喘、心悸等症状，诱发哮喘。

多吃高蛋白食物　如瘦肉、肝、蛋、家禽、大豆及豆制品等，增加热量，提高抗病力。消化功能不好的人要少吃多餐。

多吃富含维生素 A、C 及钙质食物　富含维生素 A 的食物有润肺、保护气管之功效，如猪肝、蛋黄、鱼肝油、胡萝卜、韭菜、南瓜、杏等；富含维生素 C 的食物有抗炎、抗癌、防感冒的功能，如大枣、柚、番茄、青椒等；富含钙食物能增强气管抗过敏能力，如猪骨、青菜、豆腐、芝麻酱等。

四、高血压病的膏滋治疗

高血压是我国居民最常见的慢性病、多发病之一，严重影响中老年群体的生活质量。高血压是指以体循环动脉血压［收缩压和（或）舒张压］增高为主要特征（收缩压 ≥140mmHg，舒张压 ≥90mmHg），可伴有心、脑、肾等器官的功能或器质性损害的临床综合征。卫生部（现为卫健委）曾于 2012 年进行了一项针对 27 万国民的调查研究，结果显示我国 18 岁以上成人的高血压患病率已达到 18.8%。

1. 病　因

遗传因素　大约 60% 的半数高血压患者有家族史。目前认为是多基因遗传所致，30%~50% 的高血压患者有遗传背景。

精神和环境因素　长期的精神紧张、激动、焦虑，受噪声或不良视觉刺激等因素也会引起高血压的发生。

年龄因素　发病率有随着年龄增长而增高的趋势，40 岁以上者发病率高。

生活习惯因素　膳食结构不合理，如过多的钠盐、低钾饮食，大量饮

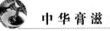

酒、摄入过多的饱和脂肪酸均可使血压升高。吸烟可加速动脉粥样硬化进程，为高血压的危险因素。

药物的影响　避孕药、糖皮质激素、抗炎止痛药等均可影响血压。

其他疾病的影响　肥胖、糖尿病、睡眠呼吸暂停低通气综合征、甲状腺疾病、肾动脉狭窄、肾脏实质损害、肾上腺占位性病变、嗜铬细胞瘤及其他神经内分泌肿瘤等。

2. 临床表现

·持续性动脉血压升高为本病最主要的表现。收缩压多超过 140mmHg 或舒张压超过 90mmHg。

·头昏、头痛、耳鸣等症状多见。早期可能无症状或症状不明显，常见的是头晕、头痛、颈项板紧、疲劳、心悸等，仅仅会在劳累、精神紧张、情绪波动后发生血压升高，并在休息后恢复正常。随着病程延长，血压明显持续升高，逐渐会出现各种症状。

·中、晚期多合并心、脑、肾、眼底及血管壁的损害，可出现相应靶器官受损的症状与体征，如高血压性心脏病、高血压性肾病、脑血管意外等。

3. 检　查

（1）体格检查

·应至少 2 次在非同日静息状态下测得血压升高时方可诊断高血压，而血压值应以连续测量 3 次的平均值计。

·测算体重指数（BMI）、腰围及臀围。

·检查四肢动脉搏动和神经系统体征，听诊颈动脉、胸主动脉、腹部动脉和股动脉有无杂音。

（2）实验室检查

常规检查项目有血常规，尿常规（包括尿蛋白、糖和尿沉渣镜检），肾功能，血糖，血脂，血钾，超声心动图，心电图，胸部 X 线，眼底，动态血压监测等。

4. 诊　断

根据患者的病史、体格检查和实验室检查结果，可确诊高血压。诊断内容应包括：确定血压水平及高血压分级；无合并其他心血管疾病危险因素；判断高血压的原因，明确有无继发性高血压；评估心、脑、肾等靶器官情况；判断患者出现心血管事件的危险程度。

5. 中医膏滋对高血压病的治疗

高血压病属中医学"眩晕""头痛"等范畴。本病的发生常与情志失调、饮食不节、内伤虚损等因素有关。如长期精神紧张或忧思恼怒，肝气郁滞，郁久化火；或恣食肥甘，或饮酒过度，损伤脾胃，湿浊遏郁，久蕴化火；劳伤过度或肾亏，肾阴虚损，肝失所养，肝阴不足，肝阳偏亢，都可产生眩晕、头痛等症状。病情严重者还会发生中风、昏厥等严重后果。临床一般分为肝火亢盛、阴虚阳亢、阴阳两虚、痰湿壅盛四种类型。

本病的病机虽颇复杂，但不外乎风、火、痰、虚四个方面，临床上以虚证或本虚标实证比较多见，治法也有从本从标的区别，尤其注意辨清虚实。偏实者可选用息风、潜阳、清火、化痰等法，偏虚者当用补养气血、益肾、养肝、健脾等法。

（1）肝火亢盛型

临床表现：可见眩晕头痛，面红目赤，口苦烦躁，便秘尿赤，舌红苔黄，脉弦。

治法：平肝潜阳，清肝泻火。

方药：龙胆泻肝汤加减。生石决明200g，珍珠母200g，沙苑子150g，刺蒺藜150g，生地黄150g，龙胆草45g，郁李仁60g，菊花60g，山茱萸90g，炒知母、炒黄柏各90g，山栀子90g，黄芩90g，山羊角90g，钩藤90g，白术90g，白芍药90g，牡丹皮90g，赤芍药90g，柴胡90g，夏枯草90g。

制法服法：上药共煎，去渣浓缩，加入鳖甲胶90g，龟甲胶90g，白文冰250g收膏。每晨一匙，开水冲服。

（2）阴虚阳亢型

临床表现：可见眩晕头痛，腰膝酸软，耳鸣健忘，五心烦热，心悸失眠，舌质红，苔薄，脉弦细而数。

治法：柔肝养阴，潜阳息风。

方药：镇肝息风汤加减。生龙骨250g，生牡蛎250g，枸杞子150g，川牛膝150g，怀牛膝150g，生地黄150g，熟地黄150g，赤芍药150g，白芍

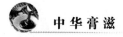

药 150g，石决明 150g，桑椹 150g，桑寄生 120g，当归 90g，山药 200g，山茱萸 90g，牡丹皮 90g，菊花 90g，玄参 60g，天麻 90g，钩藤 90g，川续断 90g，杜仲 90g，沙苑子 90g，刺蒺藜 90g，茯神 90g。

制法服法：上药共煎，去渣浓缩，加入鳖甲胶 90g，龟甲胶 90g，白文冰 250g 收膏。每晨一匙，开水冲服。

（3）阴阳两虚型

临床表现：腰酸腿软，眩晕头痛，耳鸣心悸，动辄气急，失眠多梦，舌淡或红，苔白，脉弦细。

治法：育阴助阳，平肝息风。

方药：二仙汤加减。仙茅 90g，淫羊藿 150g，当归 90g，黄柏 90g，知母 90g，巴戟天 100g，生地黄、熟地黄各 150g，山茱萸 90g，菟丝子 20g，川牛膝、怀牛膝各 90g，牡丹皮 60g，赤芍药 90g，菊花 60g，地骨皮 90g，石斛 100g，枸杞子 120g，女贞子 100g，杜仲 120g，明天麻 60g，煅龙骨、煅牡蛎各 180g。

制法服法：上药共煎，去渣浓缩，加入鳖甲胶 90g，龟甲胶 90g，鹿角胶 90g，白文冰 250g 收膏。每晨一匙，开水冲服。

（4）痰湿壅盛

临床表现：眩晕头痛，胸闷心悸，食少，呕恶痰涎，苔白腻，脉滑。

治法：健脾息风，祛痰化湿。

方药：半夏白术天麻汤加减。苍术、白术各 120g，半夏 120g，陈皮 90g，太子参 120g，茯苓 150g，天麻 60g，钩藤 100g，石菖蒲 90g，甘草 30g，贝母 90g，黄芩 90g，竹茹 60g，砂仁、白蔻仁各 45g，郁金 90g，炒枳壳 90g，瓜蒌皮 100g，丹参 120g，檀香 45g，羌活 90g，山楂、神曲各 45g。

制法服法：上药共煎，去渣浓缩，加入鳖甲胶 90g，鹿角胶 90g，白文冰 250g 收膏。每晨一匙，开水冲服。

6. 调摄要点

起居调养　养成生活有规律的习惯，劳逸结合，保持精神舒畅，保证充足睡眠，脑力劳动者避免用脑过多。

饮食调养法　戒烟酒，进低盐、低脂、易消化食物。平时可常服食药茶等。

按摩调养法　早晚各一次。用双手拇指指腹分别按揉两侧涌泉穴各100下后，然后用两手掌从前额开始向头顶后方推压至枕骨部，继而反掌，用两小指内侧推压耳后至风池穴，再用手背由颈部两侧向下推压颈动脉至胸前方。如此连续操作10～20遍，自觉头部轻松长期坚持，可获良效。

五、冠心病的膏滋治疗

冠心病是目前严重威胁人类健康及生命安全的主要疾病之一。根据世界卫生组织2011年的报告，中国的冠心病死亡人数已列世界第二位，是导致我国居民死亡的主要原因。

1. 病　因

引起冠心病的原因有高血压，血脂异常（总胆固醇过高或低密度脂蛋白胆固醇过高、甘油三酯过高、高密度脂蛋白胆固醇过低），超重/肥胖，高血糖/糖尿病。不良生活方式包括吸烟，不合理膳食（高脂肪、高胆固醇、高热量饮食等），缺少体力活动，过量饮酒，以及社会心理因素。不可改变的危险因素有性别、年龄、家族史。此外，与感染有关，如巨细胞病毒、肺炎衣原体、幽门螺杆菌等。

冠心病的发作常常与季节变化、情绪激动、体力活动增加、饱食、大量吸烟和饮酒等有关。

2. 临床表现

（1）症　状

·典型胸痛：因体力活动、情绪激动等诱发，突感心前区疼痛，多为发作性绞痛或压榨痛，也可为憋闷感。疼痛从胸骨后或心前区开始，向上放射至左肩、臂，甚至小指和无名指，休息或含服硝酸甘油可缓解。胸痛放散的部位也可涉及颈部、下颌、牙齿、腹部等。胸痛也可出现在安静状态下或夜间，由冠状动脉痉挛所致，也称变异型心绞痛。如胸痛性质发生变化，如新近出现的进行性胸痛，痛阈逐步下降，以致稍事体力活动或情绪激动甚至休息或熟睡时亦可发作。疼痛逐渐加剧、变频，持续时间延长，祛除诱因或含服硝酸甘油不能缓解，此时往往怀疑不稳定型心绞痛。

心绞痛的分级：国际上一般采用加拿大心血管协会分级（CCSC）法。

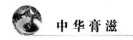

Ⅰ级：日常活动如步行、爬梯，无心绞痛发作。

Ⅱ级：日常活动因心绞痛而轻度受限。

Ⅲ级：日常活动因心绞痛发作而明显受限。

Ⅳ级：任何体力活动均可导致心绞痛发作。

发生心肌梗死时胸痛剧烈，持续时间长（常常超过半小时），硝酸甘油不能缓解，并有恶心、呕吐、出汗、发热，甚至发绀、血压下降、休克、心力衰竭。

·一部分患者的症状并不典型，仅仅表现为心前区不适、心悸或乏力，或以胃肠道症状为主。某些患者可能没有疼痛出现，如老年人和糖尿病患者。

·约有1/3的患者首次发作冠心病表现为猝死。

·可伴有全身症状，如发热、出汗、惊恐、恶心、呕吐等，合并心力衰竭的患者可出现。

（2）体　征

心绞痛患者未发作时无特殊表现。患者可出现心音减弱、心包摩擦音；并发室间隔穿孔、乳头肌功能不全者，可于相应部位听到杂音；心律失常时听诊心律不规则。

3. 检　查

心电图　心电图是诊断冠心病最简便、最常用的方法。

动态心电图　是一种可以长时间连续记录并分析在活动和安静状态下心电图变化的方法。该方法可以观记录到患者在日常生活状态下心电图的变化，如一过性心肌缺血导致的 ST－T 变化等。无创、方便，患者容易接受。

血液学检查　心肌损伤标志物是急性心肌梗死诊断和鉴别诊断的重要手段之一。目前临床以心肌肌钙蛋白为主。

冠状动脉 CT　多层螺旋 CT 心脏和冠状动脉成像是一项无创、低危、快速的检查方法，已逐渐成为一种重要的冠心病早期筛查和随访手段。

冠状动脉造影及血管内成像技术　是目前冠心病诊断的"金标准"，可以明确冠状动脉有无狭窄，以及狭窄的部位、程度、范围等，并可据此指导进一步的治疗。

4. 诊　断

冠心病的诊断主要依赖典型的临床症状，再结合辅助检查发现心肌缺血或冠状动脉阻塞的证据，以及心肌损伤标志物判定是否有心肌坏死。发现心肌缺血最常用的检查方法包括常规心电图和心电图负荷试验、核素心肌显像。创伤性检查有冠状动脉造影和血管内超声等，但是冠状动脉造影正常不能完全排除冠心病。通常首先进行无创方便的辅助检查。

5. 中医膏滋对冠心病的治疗

中医学根据本病的临床表现，将其归属于"胸痹""厥心痛""真心痛"范畴，认为其病主要是由痰浊上犯心胸，心阳失振，阻滞经脉，或由情志抑郁、气机失畅，导致气血郁滞，引起胸闷心痛等症状。其病之标，以痰浊、血瘀阻滞经脉为主，其本则属脏腑功能低下，故有心阳不振、气阴两虚、阴虚阳亢等基本证型。因此，在急性发作期，主要以通阳化浊、活血化瘀为主治其标，兼及本虚；在缓解期或慢性发病过程中，则以温通心阳、益气养阴、滋阴潜阳为主，兼治其标。一般在急性发作期需要"急则治其标"，多采用中药汤剂和中西医结合方法治疗；在缓解期可采用膏滋治疗，能最大限度地发挥膏滋缓补的优势。

缓解期或慢性发病期的辨证分型及治疗：

（1）气虚阳衰型

临床表现：心慌气短或气喘，胸闷心痛，肢冷，面色苍白或面足浮肿，指甲青色，舌质紫暗，苔白，脉细软微弱或虚大无力。

治法：益气温阳，化瘀定痛。

方药：参附汤合失笑散加味。党参200g，生黄芪300g，熟附块60g，桂枝90g，红花90g，桃仁、酸枣仁各90g，淮小麦120g，丹参150g，失笑散（包煎）100g，炙甘草60g，细辛45g，白术、白芍药各90g，猪苓、茯苓各90g，郁金90g，炒枳壳90g，麦门冬90g，五味子90g，干姜30g，陈皮60g。

制法服法：上药共煎，去渣浓缩，加入鳖甲胶90g，阿胶90g，鹿角胶90g，白文冰250g收膏。每晨一匙，开水冲服。

（2）气阴两虚型

临床表现：心悸胸闷，短气倦怠，心前区隐痛或刺痛，失眠多梦，眩

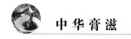

晕口干，舌红或紫，脉细数或细弱。

治法：益气养阴，化瘀通络。

方药：生脉散加味。黄芪250g，党参150g，天门冬、麦门冬各100g，五味子90g，丹参120g，赤芍药、白芍药各90g，柏子仁100g，郁金90g，桃仁、酸枣仁各100g，炙甘草30g，桂枝30g，生地黄、熟地黄各180g，远志90g，茯苓120g，当归100g，青龙齿（打碎，先煎）90g，白术90g，沙苑子90g，生蒲黄（包煎）90g。

制法服法：上药共煎，去渣浓缩，加入鳖甲胶90g，龟甲胶90g，鹿角胶90g，白文冰250g收膏。每晨一匙，开水冲服。

（3）阴寒内盛型

临床表现：心痛频作，四肢厥冷，面白无华，口唇青紫，夜分少寐，舌淡，苔薄，脉沉细结代。

治法：温阳散寒，活血祛瘀。

方药：野山参（另煎冲）30g，淡附片150g，川桂枝150g，柴胡90g，赤芍、白芍各90g，当川90g，川芎90g，炒枳壳90g，玉桔梗60g，怀牛膝60g，红花90g，生地黄300g，桃仁90g，生甘草90g，生蒲黄150g，醋灵脂90g，炙乳香、炙没药各45g，延胡索90g，煨金铃子90g，苏木90g，降香24g，九香虫24g，黄芪300g，紫丹参150g，血竭（研冲收膏）30g，制香附90g，台乌药90g，法半夏90g，小青皮60g，茯苓90g，广郁金90g，百合90g，炙远志90g，酸枣仁150g，活磁石300g，全瓜蒌120g，干薤白90g，木香45g，苍术、白术各90g。

制法服法：上味共煎浓汁，文火熬煮，再入鹿角胶150g，麦芽糖500g，溶化收膏。每晨以沸水冲饮一匙。

（4）营卫不和型

临床表现：胸痛隐隐，动则自汗，心悸怔忡，遇劳则作，胸闷短气，频繁复发，舌质胖紫，脉细而结代。

方药：吉林参（另煎冲）90g，潞党参150g，炙黄芪300g，川桂枝60g，赤芍、白芍各90g，煅龙骨、煅牡蛎各300g，粉葛根90g，川芎90g，紫丹参150g，生山楂150g，九节菖蒲90g，决明子300g，降香24g，防风90g，苍术、白术各90g，茯苓90g，炙甘草45g，广陈皮60g，制半夏90g，炒枳壳90g，玉桔梗60g，生蒲黄150g，醋灵脂90g，延胡索90g，煨金铃90g，全瓜蒌 120g，干薤白 90g，檀香 24g，生麦芽 300g，海藻 90g，莪术 90g，桃仁 90g，红花 90g，灵芝 90g，紫河车 60，大枣 120g，浮小麦 300g。

制法服法：上味共煎浓汁，文火熬煮，再入鹿角胶 90g，阿胶 90g，麦芽糖 500g，溶化收膏，每晨以沸水冲饮一匙。

（5）肝气郁滞型

临床表现：两胁胀痛，胸闷心痛，善太息，时而烦躁欲哭，心悸不宁，舌暗红，苔薄白，脉弦兼涩。

治法：疏肝理气为主，兼以活血止痛。

方药：柴胡疏肝散加味。一般用汤剂或丸散治疗，不再赘述。

（6）血脉瘀阻型

临床表现：左胸刺痛，部位固定不移，入夜更甚，舌质紫暗，或有瘀点瘀斑，苔薄白，脉沉涩或弦涩。

治法：活血化瘀为主，兼以通络止痛。

方药：桃红四物汤加味。一般用汤剂或丸散治疗，不再赘述。

6. 调摄要点

·戒烟，戒酒，减少食盐摄入。

·保持血压正常稳定：理想血压值为 120/80mmHg。高血压的防治措施包括保持正常体重，限制酒精及食盐摄入，保持适当钾、钙和镁摄入，以及在医生指导下服用降压药。

·维持血脂正常，防治高脂血症，高危人群要定期检查、低脂饮食、运动以及服用降脂药。

·避免精神紧张。

·节房事、防便秘：房劳伤肾，肾阴不足则心血亏虚，所以一定要节房事。便秘常常是冠心病的诱因之一，冠心病患者不能用力排便，因用力排便会使心脏负担加重，可诱发心绞痛或发生意外。

六、慢性胃炎的膏滋治疗

慢性胃炎是指各种原因持续反复作用于胃黏膜所引起的慢性炎症。慢性胃炎发病原因尚不明确，各种饮食、药物、微生物、毒素及胆汁反流均可能与慢性胃炎的发病有关。近年研究认为，幽门螺杆菌（Hp）的胃内感染是引起慢性胃炎最重要的因素，其产生的机制与黏膜的破坏和保护因素之间失去平衡有关。

1. 病　因

Hp　Hp 与慢性胃炎密切相关。慢性活动性胃炎患者 Hp 感染高达 90% 以上，而正常胃黏膜几乎很难检出 Hp。因此 Hp 是慢性胃炎的一个重要病因。

化学性药物　反复使用非甾体类药物，如阿司匹林、吲哚美辛等，使胃黏膜内源性保护物质前列腺素 E_2 减少，胃黏膜屏障功能降低，而致胃黏膜损伤。

不合理的饮食习惯　食物过冷、过热、过酸、过辣、过咸或经常暴饮暴食、饮食无规律等，均可引起胃黏膜慢性炎症。食物中缺乏蛋白质、B 族维生素也可使慢性胃炎的易患性增加。

细菌、病毒和(或)其毒素　鼻腔、口咽部的慢性感染病灶，如扁桃体炎、鼻窦炎等细菌或其毒素吞入胃内，长期慢性刺激可引起慢性胃黏膜炎症；有报道 40% 的慢性扁桃体炎患者其胃内有卡他性改变。急性胃炎之后，胃黏膜损伤经久不愈，反复发作，亦可发展为慢性胃炎。

十二指肠液反流　幽门括约肌功能失调时，使十二指肠液反流入胃增加，十二指肠液中含有胆汁、肠液和胰液，引起炎症变化、血管扩张、炎性渗出增多，使慢性胃炎持续存在。

2. 临床表现

慢性胃炎的症状无特异性，多数有不同程度的消化不良表现。临床表现的轻重与胃黏膜的病变程度并非一致，且病程迁延。主要表现是反复腹痛，无明显规律性，通常在进食后加重。疼痛部位不确定，多在脐周。其次有嗳气、早饱、恶心、上腹部不适、反酸。进食硬、冷、辛辣等食物或受凉、气温下降时，可引发或加重症状。伴有胃糜烂者可出现黑便，多不明显，压痛部位可在中上腹或脐周，范围较广泛。

3. 检　查

Hp 检测　包括胃镜下取胃黏液直接涂片染色、组织切片染色寻找 Hp、Hp 培养、尿素酶检测等。其次是非侵袭方法，利用细菌的生物特性，特别是 Hp 的尿素酶水解尿素的能力而形成的呼气试验(^{13}C 尿素呼气)检测 Hp。

胃镜检查　胃镜检查是慢性胃炎最主要的诊断方法，并可取黏膜活体组织做病理学检查。慢性胃炎在胃镜下表现为充血、水肿，反光增强，胃小凹明显，黏膜质脆、易出血；黏液增多，微小结节形成，局限或大片状伴有新鲜或陈旧性出血点及糜烂。当胃黏膜有萎缩改变时，黏膜失去正常的橘红色，色泽呈灰色，皱襞变细，黏膜变薄，黏膜下血管显露。

4. 诊断

慢性胃炎症状无特异性，体征很少，X 线检查一般只有助于排除其他胃部疾病，故确诊要靠胃镜检查及胃黏膜活组织检查。在我国有 50% ~ 80% 患者在胃黏膜中可找到 Hp。

5. 中医膏滋对慢性胃炎的治疗

本病属中医学"胃痛""吞酸""嘈杂"等范畴，多与饮食不节和情志失调有关。往往虚实相兼，临床既有脾胃气虚的征象，又有湿热、血瘀的表现；治疗宜综合施治，健脾和胃、清热活血、理气化湿并重，以促进炎症的消退，力争减缓腺体萎缩，逆转肠化和异型增生。由于本病表现多样，病机复杂，需长时间服药调理，传统汤剂在缓解发作期症状方面有着良好的疗效，但由于患者存在素体或久病脾胃虚弱的一面，易致病情反复，病程迁延，长期服用汤剂不太方便；而膏剂便于长期服用，善于调补，缓慢扶正，持续地发挥药力，调整机体功能。在临床上，二者的有机结合，一治标，一治本，标本同治，能有效缓解病情，防止复发。

本病与肝脾关系最为密切，肝脾为藏血统血之脏，而胃为多气多血之腑，胃病初起，多在气分；迁延日久，则入血分。发病的病因虽各有不同，但是病机却有共同之处，即"不通则痛"，要从广义角度去考虑"通"的问题，邪盛以祛邪为主，正虚以养正为先。

对于慢性胃炎以及功能性消化不良等疾病以脾胃虚弱为表现的，适宜选择冬令时节进补，更适合于人体的生长规律。冬三月是"生机潜伏，阳气内藏"的季节，因此，冬至到开春之前这段时间，选择适当膏滋方进行调补最为适宜。因为这段时间人体运动少，正气储存于体内，营养物质能被充分吸收、利用和储存，从而能最大限度地发挥其改善体质、防病治病的作用。

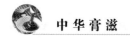

（1）肝气郁滞型

临床表现：胃脘胀满，食后尤甚，嗳气，呕恶泛酸，舌苔薄白或薄黄，脉沉弦等。

治法：疏肝和胃，理气止痛。

方药：柴胡疏肝膏。煅瓦楞150g，柴胡、赤芍药、白芍药、郁金、香附、川芎、延胡索、川楝子、炒枳壳、姜半夏、山楂、神曲、佛手各90g，生麦芽、海螵蛸、茯苓各120g，竹茹60g，甘草、九香虫各45g，饴糖500g。

制法服法：将上述药物一起洗净，研成细末，用水煎煮3次，分别滤出药汁。将3次所得的药汁合在一起，加热浓缩至呈稠膏状，再调入饴糖煮沸即成，可每次用开水冲服此膏20ml，每日服3次。

（2）脾胃虚寒型

临床表现：胃脘隐痛，喜按喜暖，纳呆，食后胃脘胀满，呕吐清涎，面色不华，畏寒，疲乏，舌淡苔白，脉沉细无力。

治法：温中和胃，益气健脾。

方药：黄芪建中膏。黄芪300g，党参、白术各150g，白芍药、茯苓、谷芽、麦芽各120g，陈皮、鸡内金各60g，半夏、大枣、炒当归、生蒲黄各90g，木香45g，砂仁、川桂枝、干姜、炙甘草各30g，饴糖500g。

制法服法：将上述药物一起洗净，研成细末，用水煎煮3次，分别滤出药汁。将3次所得的药汁合在一起，加热浓缩至呈稠膏状，再调入饴糖煮沸即成，可每次用开水冲服此膏20ml，每日服3次。

（3）脾虚湿困型

临床表现：心下痞痛，时感泛恶，干呕作哕，肠鸣辘辘，腹泻，便溏或便秘，舌苔薄腻黄，脉弦或弦滑。

治法：健脾化湿。

方药：半夏泻心膏。制半夏、瓜蒌、炒枳壳、泽泻、藿香、大腹皮、延胡索各90g，党参150g，黄连、干姜、砂仁、蔻仁各45g，黄芩、橘皮、竹茹各60g，炙甘草30g，茯苓、苍术、白术、生薏苡仁、熟薏苡仁各120g，冰糖500g。

制法服法：将上述药物一起洗净，研成细末，用水煎煮3次，分别滤出药汁。将3次所得的药汁合在一起，加热浓缩至呈稠膏状，再调入冰糖煮沸即成，可每次用开水冲服此膏 20ml，每日服 3 次。

（4）阴虚胃热型

临床表现：胃脘灼痛，不思饮食，食后腹胀，干呕嗳气，渴喜冷饮，大便干结，舌红苔少且燥，脉细数。

治法：养阴和胃，清热止痛。

方药：养胃膏。北沙参、蒲公英、炒谷芽各 120g，麦门冬、白芍药、炒扁豆各 100g，石斛 150g，炒当归、陈香橼、延胡索、莲子各 90g，炙乌梅、生甘草、木香、黄连各 30g，玫瑰花 45g，炙鸡内金 60g，饴糖 500g。

制法服法：将上述药物一起洗净，研成细末，用水煎煮 3 次，分别滤出药汁。将 3 次所得的药汁合在一起，加热浓缩至呈稠膏状，再调入饴糖煮沸即成，可每次用开水冲服此膏 20ml，每日服 3 次。

（5）肝气犯胃型

临床表现：胃脘疼痛，腹胀，嗳气，胸闷不舒，舌质红，舌苔黄腻，脉弦数。

治法：疏肝理气，健胃镇痛。

方药：金柑膏。金柑 345g，丁香、豆蔻各 110g，肉桂 270g，沉香 42g，砂仁、木香、玫瑰花、梅花、吴茱萸、郁金各 3g，香附、香橼、丹参、桔梗、厚朴、乌药、高良姜、干姜、枳壳、佛手、毕澄茄、陈皮、青皮、延胡索、藿香、紫苏梗各 6g，蔗糖粉适量。

制法服法：将金柑、丁香、肉桂、砂仁、豆蔻、木香、沉香、玫瑰花、延胡索、梅花研成细粉，混合均匀。将其他药物用水煎煮两次，分别滤出药汁。将两次所得的药汁合在一起，加热浓缩至呈稠膏状，再调入上述药粉及蔗糖粉煮沸即成，可每次用开水冲服此膏 5g，每日服 2～3 次。

6. 调摄要点

起居调养法　中医认为本病大多发于脾胃素虚者，脾胃既虚，正气较弱，故患者应注意保暖，避风寒，并保证适当的休息，避免过度劳累。

心理调养法　由于精神因素加重或诱发慢性胃炎者屡见不鲜，故在日常生活中保持情志的舒畅对慢性胃炎的治疗和康复有着重要的意义。

饮食调养法　饮食不节可直接导致胃炎发生，故患者要特别注意饮食调养。首先应忌食生冷辛辣之品，煎炸难消化的食品也不宜多吃。饮食宜软易消化，避免过于粗糙、过于浓烈的香辛调料和过热饮食。进食习惯要养成细嚼慢咽，以达到易于消化、减轻对胃黏膜刺激的目的。少吃盐渍、烟熏、不新鲜的食物。每餐饮食以七分饱为宜，不宜吃得过饱，更不宜多吃煎炸难消化食品。

推拿调养法　用拇指在患者中脘、内关、足三里、胃俞、脾俞、肝俞、胆俞、大肠俞、膈俞和至阳等穴位重压揉按，对合谷、太溪的推拿按压，均对改善慢性胃炎的症状、缓解病情有良好的效果。叩足三里、揉夹脊穴等也可增强胃肠活动，帮助消化吸收。

七、胃癌的膏滋治疗

胃癌是最常见的胃肿瘤，系源于上皮的恶性肿瘤，多为胃腺癌。在胃的恶性肿瘤中，腺癌占95%。据2010年资料统计，全球每年新发胃癌95万例，占所有新发癌症病例的9%，仅位于肺癌、乳腺癌和肠癌之后，居第4位。亚洲、南美等国家和东欧地区是胃癌高发区，东亚地区的中国、日本、韩国等，男性发病率约为女性的2倍，而在发达国家，如美国、加拿大、澳大利亚及北欧国家，胃癌发病率在逐渐减少。

1. 病　因

饮食和生活习惯因素　熏烤及盐腌食品中含有大量亚硝酸盐、真菌毒素、多环芳烃化合物等，为致癌物或前致癌物；吸烟者的胃癌发病危险较不吸烟者高50%。由于我国的西北与东部沿海地区人群相比，接触致癌物比较多，因此胃癌发病率比南方地区明显为高，表现出显著的地域性差别。

Hp感染　Hp能促使硝酸盐转化成亚硝酸盐及亚硝胺而致癌；Hp还能通过引起胃黏膜慢性炎症加速黏膜上皮细胞的过度增殖，导致畸变致癌。我国胃癌患者中有60%均能检出Hp。

癌前病变　胃息肉、慢性萎缩性胃炎及胃部分切除后的残胃，都可能伴有不同程度的慢性炎症过程、胃黏膜肠上皮化生或非典型增生，则有可能转变为胃癌。

遗传因素　胃癌具有明显的家族聚集性，涉及癌基因、抑癌基因、凋亡相关基因及与转移相关基因等的改变。

2. 临床表现

消瘦和贫血　据统计约有九成患者会出现消瘦，并且消瘦呈进行性。

腹痛　晚期胃癌患者多出现上腹疼痛，不易缓解，且疼痛时间较长，疼痛性质可有胀痛、钝痛、锐痛等表现，进食后不能缓解，且症状多有加重。

转移　晚期胃癌易发生转移，一般可直接蔓延至邻近的胰腺、肝脏、横结肠等，也可经淋巴转移至胃周围淋巴结及远处淋巴结，有的在左锁骨上可触及质硬、不活动的淋巴结；还可通过血液循环转移至肝、肺、脑、骨骼、卵巢等处，从而出现腹水、黄疸、肝脏肿大等症状。

3. 检　查

X 线钡餐检查　数字化 X 线胃肠造影技术的应用，目前仍为诊断胃癌的常用方法。常采用气钡双重造影，通过黏膜相和充盈相的观察做出诊断。早期胃癌的主要改变为黏膜相异常，进展期胃癌的形态与胃癌大体分型基本一致。

纤维胃镜检查　直接观察胃黏膜病变的部位和范围，并可获取病变组织做病理学检查，是诊断胃癌最有效的方法。采用带超声探头的纤维胃镜，对病变区域进行超声探测成像，有助于了解肿瘤浸润深度以及周围脏器和淋巴结有受累和转移。

螺旋 CT　多排螺旋 CT 扫描结合三维立体重建和模拟内腔镜技术，有助于胃癌的诊断和术前临床分期。利用胃癌组织对于氟代脱氧葡萄糖（FDG）的亲和性，采用正电子发射成像技术（PET）可判断淋巴结与远处转移病灶情况，准确性较高。

4. 诊　断

病史、体格检查及实验室检查符合胃癌特点，且 X 线气钡双重造影或内镜发现占位性病变，即可临床诊断胃癌，但最终确诊胃癌还须根据活组织检查或细胞学检查结果。

在组织学上东西方有不同的分类方法，西方大多采用 Lauren 分类，分为肠型胃癌和弥漫型胃癌。日本胃癌研究会则分为三类：一般型有乳头状腺癌，管状腺癌（高分化型、中分化型），低分化腺癌，黏液腺癌，印戒细胞癌；特殊型有腺鳞癌、鳞癌；类癌有未分化癌及其他癌。

胃癌分期的三个主要系统是国际抗癌联盟（UICC）的 TNM 系统、日本胃癌协会（JGCA）的胃癌日本分期法及美国分期系统。这三个分期系统都依赖于原发性肿瘤的范围、淋巴结受累的范围以及是否存在远处转移。目前国内常用的胃癌分期采用美国癌症联合协会（AJCC）公布的 2009 年胃癌国际分期。

5. 中医膏滋对胃癌的治疗

胃癌在中医学中多属于"反胃""噎膈""积聚"范畴。胃癌的发生，与邪热、食积、痰湿、瘀滞等因素有关。早期胃癌一般没有明显症状，主要靠临床筛查中发现，中医临床接诊的患者相当一部分以中晚期胃癌为主，此时患者大多患病已久、正气耗伤，脾胃虚损、瘀毒内结，临床表现颇为复杂。根据大量文献统计归纳发现，现代多数医家认为，晚期胃癌的病机为本虚表实，全身属虚，局部属实，本虚指脾胃虚弱、正气亏虚，标实指气滞、湿阻、痰凝、热毒、血瘀等。脾虚贯穿于胃癌病程的始终，在胃癌发生发展、预后转归中的起着关键性作用。

胃癌一般可辨证分为以下几型：肝胃不和、湿热疫毒、瘀血内结、胃热伤阴、脾胃虚寒、气血两亏。一般来说，膏方适合虚证或虚实夹杂者，故多用于胃热伤阴、脾胃虚寒及气血两亏型。

（1）胃热伤阴型

临床表现：胃脘部灼热，口干欲饮，胃脘嘈杂，食后剧痛，进食时可有吞咽哽噎难下，甚至食后即吐，纳差，五心烦热，大便干燥，形体消瘦，舌红少苔，或舌黄少津，脉细数。

治法：养阴清热，解毒和胃。

方药：麦门冬汤合玉女煎加减。麦门冬 300g，半夏 80g，甘草 60g，人参 90g，粳米 300g，大枣 60 枚，生石膏 300g，生地黄 120g，石斛 150g，玉竹 120g，白芍 120g，知母 80g，牛膝 80g。

加减：若频繁呃逆，加旋覆花、代赭石；若胃脘痛甚者，加延胡索、香橼、佛手；若大便秘结不通者，加大黄、厚朴；若兼见气滞血瘀而见刺痛拒按者，加五灵脂、蒲黄。

制法服法：上药加水煎煮 3 次，滤汁去渣，合并滤液，加热浓缩为清膏，最后加蜂蜜 300g 收膏即成。每次 15～20g，每日 2 次，开水调服。

（2）脾胃虚寒型

临床表现：胃脘部隐痛，喜温喜按，腹部可触及积块，朝食暮吐或暮食朝吐，宿谷不化，泛吐清水，面色㿠白，肢冷神疲，大便溏薄，可呈柏油样，舌淡而胖，苔白滑润，脉沉缓。

治法：温中散寒，健脾和胃。

方药：理中汤合六君子汤加减。人参 100g，白术 120g，炙甘草 80g，干姜 80g，熟附片 80g，肉桂 100g，黄芪 200g，山药 300g，黄精 200g，茯苓 100g，木香 30g。

加减：全身浮肿者，可合真武汤以温阳化气利水；便血者，可合黄土汤温中健脾，益阴止血。

制法服法：上药加水煎煮 3 次，滤汁去渣，合并滤液，加热浓缩为清膏，最后加蜂蜜 300g 收膏即成。每次 15～20g，每日 2 次，开水调服。

（3）气血两亏型

临床表现：脘腹隐痛或胀痛，面色苍白无华，身困乏力，心悸气短，头晕目眩，虚烦不寐，饮食不下，呕吐频作，形体消瘦，自汗盗汗，面浮肢肿，或可扪及腹部积块，舌淡苔白，脉沉细无力。

治法：补气养血，健脾和胃。

方药：自拟八珍汤化裁。党参 200g，黄芪 300g，茯苓 120g，白术 120g，当归 100g，半夏 80g，陈皮 120g，白芍 150g，枳实 90g，何首乌 150g，山慈菇 100g，薏苡仁 120g，甘草 60g。

加减：癌块坚硬者可加夏枯草、海藻、瓦楞子等软坚散结；兼有瘀滞疼痛加徐长卿、延胡索、金铃子、三七等行气化瘀；兼有痰食积滞加六神曲、鸡内金等化痰消滞药。

制法服法：上药加水煎煮 3 次，滤汁去渣，合并滤液，加热浓缩为清膏，最后加阿胶 200g 收膏即成。每次 15～20g，每日 2 次，开水调服。

6. 调摄要点

·应注重饮食调节，加强营养。胃癌患者往往消化、吸收能力比较差，普遍表现为消化不良症状，较快出现体质消瘦，由于肠胃功能下降，进食时应少量多餐，每日进四五顿。饮食应易于消化，并富含有高蛋白、高营养，宜食新鲜水果蔬菜。建议戒除饮酒、吸烟等不良习惯。

·日常生活中，要学会善于及时表达或宣泄，流露情感（内在的喜怒哀乐）；要特别注意胃脘部的保暖，以免受寒，受寒常会引起痉挛性胃痛，加剧可能存在的术后粘连等症。

八、慢性肝炎的膏滋治疗

慢性肝炎是指由不同病因引起的，病程至少持续超过 6 个月以上的肝坏死和炎症，如感染肝炎病毒（乙肝病毒或丙肝病毒）、长期饮酒、服用肝毒性药物等。临床上可有相应的症状、体征和肝生化检查异常，也可以无明显临床症状，仅有肝组织的坏死和炎症。病程呈波动性或持续进行性，如不进行适当的治疗，部分患者可进展为肝硬化、慢性肝炎重度及慢性重型肝炎。当患者尿色进行性加深，皮肤巩膜黄染进行性加深，乏力、食欲下降越来越明显时，提示病情恶化，尤其需要警惕慢性重型肝炎的发生，慢性重型肝炎是肝衰竭的表现，可表现为高度乏力、高度腹胀、高度黄疸以及高度食欲不振，可出现低蛋白血症、胸腔积液、腹腔感染、凝血功能下降、上消化道出血、肝性脑病等，临床上死亡率较高，需要积极救治。

1. 病　因

慢性肝炎病因繁多，总结起来有慢性乙型肝炎、慢性丙型肝炎、自身免疫性肝炎、慢性酒精性肝病及药物性肝病几大类。

2. 临床表现

慢性肝炎轻、中度　典型慢性肝炎的早期症状轻微且缺乏特异性，呈波动性、间歇性，甚至多年没有任何症状。最常见的就是容易疲劳和胃部不适，容易被忽略，也容易被误认为是胃病；临床上经常见到隐匿性肝硬化患者，在出现肝硬化之前，没有感觉到明显不适，也没有进行常规的体检，在不知不觉中逐步发展成为肝硬化；偶有患者出现恶心、腹胀、黄疸、尿色深，但依据症状不能判断出慢性肝炎严重程度。

慢性肝炎重度及慢性重型肝炎　当患者尿色进行性加深，皮肤、巩膜黄染进行性加深，乏力食欲下降越来越明显时，提示病情恶化，尤其需要警惕慢性重型肝炎的发生，慢性重型肝炎是肝衰竭的表现，可表现为高度乏力、高度腹胀、高度黄疸及高度食欲不振，可出现低蛋白血症、腹水胸水、腹腔感染、凝血功能下降、上消化道出血、肝性脑病等，临床上死亡率较高，需要积极救治。

3. 检 查

慢性肝炎需要做如下检查：

肝功能 包括血清丙氨酸转移酶（ALT）、天冬氨酸转移酶（AST）、总胆红素、直接胆红素、间接胆红素、白蛋白、球蛋白、胆碱酯酶、碱性磷酸酶、转肽酶等，了解肝脏损伤程度。

凝血酶原时间（PT）及 PTA PT 是反映肝脏凝血因子合成功能的重要指标，PTA 是 PT 测定值的常用表示方法，对判断疾病进展及预后有较大价值，近期内 PTA 进行性降至 40% 以下是肝衰竭的重要诊断标准之一，低于 20% 者提示预后不良。亦有采用国际标准化比值（INR）来表示此项指标者，INR 值升高与 PTA 值下降意义相同。

肝炎病毒学指标 包括乙肝五项、丙肝抗体，可了解有无肝炎病毒感染。

肿瘤标志 如甲胎蛋白（AFP）、CA199、$\alpha-L-$岩藻糖苷酶（AFU）等，以早期发现肝癌。

影像学 包括腹部肝胆脾彩超，可了解肝脏有无慢性损伤及早期筛查肝癌。必要时行腹部增强 CT 或磁共振检查，以了解肝脏慢性损伤程度。

肝脏瞬时弹性波扫描（Fibroscan） 是一种无创检查，可用于慢性肝炎患者肝脏纤维化程度评估。慢性肝炎患者评估肝脏纤维化程度对于确定治疗方案非常重要。

肝组织活检 仍然是评估患者肝脏损害程度的金标准，包括炎症分级与纤维化分期两个方面。

4. 诊 断

可根据患者感染肝炎病毒（乙肝病毒、丙肝病毒），长期饮酒，服用肝毒性药物等病史；近期出现如乏力、食欲减退、恶心等症状，体征有肝大并有压痛和叩痛，轻度脾大；化验 ALT 升高。且病程超过半年，即可诊断为慢性肝炎。其共同的特征：①肝功能异常反复波动，迁延不愈；②肝组织均有不同程度的坏死和纤维结缔组织增生，呈现慢性纤维化；③病情发展的最终阶段均为肝硬化；④均需要保肝和抗纤维化治疗。

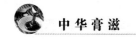

5. 中医膏滋对慢性肝炎的治疗

中医学一般将慢性肝炎根据证候的特点归入"郁证""湿温""胁痛""黄疸""癥瘕"等范畴，慢性乙肝的发病机制虚实交错，临床表现复杂多样，但其基本特点不外"湿热余邪残未尽，肝郁（瘀）脾肾气血虚"。临床上可分为七大类型，即肝胆湿热、木火刑金、疫毒内伏、瘀血阻滞、肝郁脾虚、脾气虚弱、肝肾两亏、脾肾阳虚。一般膏方主要用于调制虚证，所以肝胆湿热、木火刑金、疫毒内伏这三型更适合采用汤药治疗，临床很少用膏滋方治疗，这里不再赘述。

（1）肝郁脾虚型

临床表现：胸胁胀满，精神抑郁，面色萎黄，纳食减少，口淡乏味，脘痞腹胀，午后或食后较甚，右胁部不适或胀痛、窜痛，肢体困倦，舌质淡红，苔薄白或白腻，脉沉弦或弦滑。

治法：疏肝解郁，健脾益气。

方药：枳壳200g，茯苓200g，白芍药150g，党参150g，生地黄120g，阿胶120g，制香附100g，陈皮100g，白术100g，当归100g，柴胡90g，川白芍60g，炙甘草60g，青皮60g。

加减：大便溏薄、食欲不振者，加砂仁60g，白豆蔻90g，怀山药120g，扁豆150g。

制法服法：诸药共研细末，水浸泡后煎煮滤取药汁，共3次，将3次所得的药汁合在一起，加热浓缩至呈稠膏状，再调入饴糖或蜂蜜煮沸即成，一次服用此膏20ml，每日服3次。

（2）脾气虚弱

临床表现：面黄肌瘦，体倦乏力，动则汗出，胁痛隐隐，少气懒言，纳差腹胀，大便溏薄，甚则水肿、贫血，舌质淡胖，边有齿痕，苔薄白，脉沉细。

治法：健脾益气，疏肝和胃。

方药：生黄芪300g，党参200g，炒白术200g，山药200g，白扁豆30g，当归150g，茯苓200g，薏苡仁300g，土茯苓300g，制黄精150g，丹参100g，柴胡60g，炙甘草60g。

制法服法：诸药共研细末，水浸泡后煎煮滤取药汁，共3次，将3次所得的药汁合在一起，加热浓缩至呈稠膏状，再调入饴糖煮沸即成，一次服用此膏 20ml，每日服 3 次。

（3）肝肾两亏型

临床表现：右胁部隐痛，劳累尤甚，头晕耳鸣，两目干涩，口燥咽干，神疲乏力，失眠多梦，五心烦热，腰膝酸软，纳差腹胀，男子遗精，女子经少经闭、月经先期，舌质红，苔薄少，脉弦细。

治法：滋阴补肾，养血清热。

方药：龟甲胶 250g，生地黄 150g，熟地黄 150g，麦门冬 150g，枸杞子 150g，女贞子 150g，桑椹 150g，白芍药 150g，茯苓 150g，怀山药 150g，黄精 150g，丹参 150g，当归 100g，山茱萸 100g，牡丹皮 100g，泽泻 100g，阿胶 100g。

加减：腰膝酸软者，加杜仲 100g，续断 150g；五心烦热、潮热盗汗者，加知母 90g，炒黄柏 100g，梢豆衣 150g。

制法服法：诸药共研细末，水浸泡后煎煮滤取药汁，共 3 次，将 3 次所得的药汁合在一起，加热浓缩至呈稠膏状，再调入饴糖煮沸即成，一次服用此膏 20ml，每日服 3 次。

（4）脾肾阳虚型

临床表现：精神疲惫，面色苍白或晦暗，肢倦乏力，畏寒喜暖，胁肋及胃脘部隐痛不适，腰膝酸软，纳差腹胀，或下肢水肿，大便稀溏，或五更泄泻，舌质淡胖，苔薄白或白滑，脉沉细或沉迟。

治法：补肾温阳，健脾利水。

方药：鹿角胶 250g，阿胶 200g，茯苓 150g，菟丝子 150g，沙苑子 150g，山茱萸 120g，补骨脂 120g，淫羊藿 120g，丹参 100g，黄芪 100g，党参 100g，白术 100g，附子 60g，干姜 60g。

加减：腰膝冷痛明显者，加杜仲 90g，续断 100g，桑寄生 120g；消化不良明显者，加鸡内金 100g，焦曲 120g，楂曲 150g。

制法服法：诸药共研细末，水浸泡后煎煮滤取药汁，共 3 次，将 3 次所得的药汁合在一起，加热浓缩至呈稠膏状，再调入饴糖煮沸即成，一次服用此膏 20ml，每日服 3 次。

（5）瘀血阻滞型

临床表现：面色晦暗，形体消瘦，身困乏力，右胁部刺痛，痛处固定不移，纳差腹胀，舌质紫暗或有瘀斑，舌苔薄白或薄少，脉沉细涩。

治法：疏肝解郁，健脾化瘀。

方药：枳壳 300g，白芍药 150g，丹参 150g，鳖甲胶 150g，桃仁 120g，当归 120g，牡丹皮 120g，赤芍药 120g，制大黄 100g，五灵脂 100g，延胡索 100g，郁金 100g，柴胡 90g，炙甘草 90g，川芎 60g，红花 60g。

加减：轻度腹水者，加益母草 300g，川牛膝 100g；食欲不振者，加党参 100g，茯苓 90g，白术 60g。

制法服法：诸药共研细末，水浸泡后煎煮滤取药汁，共 3 次，将 3 次所得的药汁合在一起，加热浓缩至呈稠膏状，再调入饴糖煮沸即成，一次服用此膏 20ml，每日服 3 次。

6. 调摄要点

不饮酒、不酗酒　酒的主要成分是乙醇，乙醇在肝脏内可以转化为乙醛，对肝脏有直接损害作用，可使肝细胞发生变性和坏死。

不滥用药物　肝脏是人体最大的代谢器官，药物都要在肝脏内分解、转化、解毒、代谢，此外，各种药物（中西药物）成分错综复杂，药物之间的化学及拮抗作用很可能导致肝脏损害加重。肝炎患者用药的原则是少而精，以安全有效为准。

不过度劳累　慢性肝病患者在病情平稳时，主张劳逸结合，适当运动、适当休息，掌握好"度"。

保持平和乐观的心境　不良情绪能明显降低人体的免疫功能，所以保持良好的情绪至关重要。

生活规律，饮食营养全面　日常饮食应重点供给营养高而全面、易消化吸收的蛋类、鲜奶及其制品、新鲜蔬菜、水果及适量的肉类。

九、肝硬化的膏滋治疗

肝硬化是临床常见的慢性进行性肝病之一，由一种或多种病因长期或反复作用形成的弥漫性肝损害。在我国大多数为乙型肝炎后肝硬化，少部分为酒精性肝硬化和血吸虫性肝硬化。常出现上消化道出血、肝性脑病、继发感染、脾功能亢进、腹水、癌变等并发症。

1. 病　因

病毒性肝炎　我国乙肝发病率高，乙型肝炎占肝硬化发病原因的 90%

左右，此外，丙型肝炎也是引起门静脉性肝硬化的主要因素。

酒精中毒 长期大量酗酒，可引起肝硬化，是欧美国家肝硬化的主要原因。

工业毒物或药物 长期或反复接触含砷杀虫剂、四氯化碳、黄磷、氯仿等，或长期使用某些药物如双醋酚汀、异烟肼、辛可芬、四环素、氨甲蝶呤、甲基多巴，可产生中毒性或药物性肝炎，进而导致肝硬化。

循环障碍 慢性充血性心力衰竭、慢性缩窄性心包炎可使肝内长期淤血缺氧，引起肝细胞坏死和纤维化，称淤血性肝硬化，也称为心源性肝硬化。

胆汁淤积 因肝内胆汁淤积所致者称原发胆汁性肝硬化，由肝外胆管阻塞所致者称继发胆汁性肝硬化。

血吸虫病 血吸虫病时由于虫卵在汇管区刺激结缔组织增生成为血吸虫病性肝纤维化，可引起显著的门静脉高压，亦称为血吸虫病性肝硬化。

2. 临床表现

（1）早　期

·如果是失代偿性肝硬化，有明显门静脉高压症、食管静脉曲张，或消化道出血、腹水出现、尿少、腹胀，或出现其他并发症。

·在慢性乙肝患者中有些表现是，有中度肝功能不正常，如 ALT、AST 轻度升高，无黄疸。肝硬化早期表现还有血清白蛋白轻中度降低，凝血酶原时间正常，血氨正常。

·如果肝功能失代偿，有急性营养障碍，如有皮肤晦暗、色素斑、蜘蛛痣等体征，ALT、AST 升高，血清胆红素升高，凝血酶原时间延长，血氨升高，或肝功能衰竭，如黄疸显著加重，凝血酶原时间明显延长。此外，肝硬化早期还表现为血清白蛋白严重不足，转氨酶升高，胆固醇降低，血氨升高，出现意识障碍。

（2）晚　期

·下肢浮肿，颜面胖肿，腹围增加，出现腹水。

·有明显的出血倾向：近期不仅齿龈出血、鼻衄，皮肤黏膜也出现出血点，注射针刺部位出现瘀斑，出现柏油样黑便甚至是血便，化验凝血酶原时间降至 40% 以下，如有呃逆不止者，应视作有消化道出血的先兆。

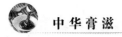

·出现高度疲乏，以致生活自理都困难的情况。

·尿量日趋减少，每日尿量少于 500ml。

·发现患者神志反常，突然兴奋多语，但语无伦次，定向、计算能力障碍的，要注意肝昏迷的发生。

·近期出现难以控制的低热，伴随着中性粒细胞水平增高。

3. 检 查

(1)实验室检查

血常规　血红蛋白(血色素)、血小板、白细胞数降低。

肝功能实验　代偿期轻度异常，失代偿期血清蛋白降低，球蛋白升高，白/球比倒置；凝血酶原时间延长，凝血酶原活动下降；转氨酶、胆红素升高；总胆固醇及胆固醇脂下降，血氨可升高；氨基酸代谢紊乱，支/芳比例失调；尿素氮、肌酐升高；电解质紊乱，低钠、低钾。

病原学检查　HBV-M 或 HCV-M 或 HDV-M 阳性。

腹腔积液检查　新近出现腹腔积液者、原有腹腔积液迅速增加原因未明者应做腹腔穿刺检查，抽腹腔积液做常规检查、腺苷脱氨酶(ADA)测定、细菌培养及细胞学检查。

(2)影像学检查

B 型及彩色多普勒超声波检查　肝被膜增厚，肝脏表面不光滑，肝实质回声增强，粗糙不匀称，门脉直径增宽，脾大，腹腔积液。

CT 检查　肝脏各叶比例失常，密度降低，呈结节样改变，肝门增宽、脾大、腹腔积液。

(3)肝活检检查　肝穿刺活检可确诊。

4. 诊 断

失代偿期肝硬化诊断不难，肝硬化的早期诊断较困难。

(1)代偿期

慢性肝炎病史及症状可供参考。如有典型蜘蛛痣、肝掌应高度怀疑。肝质地较硬或不平滑及(或)脾大 >2cm，质硬，而无其他原因解释，是诊断早期肝硬化的依据。肝功能可能正常，蛋白电泳或可异常，单氨氧化酶、血清 P-Ⅲ-P 升高有助于诊断。必要时做肝穿病理检查或腹腔镜检查以利确诊。

（2）失代偿期

症状、体征、化验皆有较显著的表现，如腹腔积液、食管静脉曲张。明显脾肿大有脾功能亢进及各项肝功能检查异常等，不难诊断。但有时需与其他疾病鉴别。

5. 中医膏滋对肝硬化的治疗

中医学根据肝硬化的临床表现，分别归属于"胁痛""黄疸""积聚""鼓胀"等病证范畴。多年的实践证明，中医药治疗肝硬化确能改善症状和肝功能，具有不可替代的价值。现代医家普遍认为肝硬化的形成是体内湿热长期稽留，饮食失调，肝气郁滞，肝脾同病，瘀血内阻，正虚瘀阻，导致肝、脾、肾功能失调。"本虚标实"为肝硬化的基本病理特征。日久戕伤阳气，脾肾衰败，生化乏源，浊阴内停，而见纳呆便溏、腹胀如鼓、面黑惨淡，畏寒神衰，终致不起。

（1）气滞血瘀型

临床表现：肝区胀痛或刺痛，按之硬而不坚，面色晦暗，体倦乏力，食欲不振，苔薄，舌暗，脉弦涩。

治法：疏肝活血，软肝散结。

方药：柴胡 100g，青皮 90g，陈皮 100g，郁金 100g，制香附 100g，当归 100g，桃仁 150g，丹参 300g，三棱 150g，莪术 150g，赤芍 200g，白芍 200g，生地黄 100g，鸡血藤 300g，莱菔子 100g，山楂 150g，麦芽 100g，生甘草 90g，鳖甲胶 200g。

加减：肝区刺痛明显者，加川楝子 150g，延胡索 100g；大便欠畅者，加生大黄 30g，枳实 100g，厚朴 100g，槟榔 150g

制法服法：上药除鳖甲胶外，其余药物加水煎煮 3 次，滤汁去渣，合并滤液，加热浓缩为清膏，再将鳖甲胶加适量黄酒浸泡后隔水炖烊，冲入清膏和匀，最后加蜂蜜 300g 收膏即成。每次 15～20g，每日 2 次，开水调服。

（2）脾虚水停型

临床表现：以大量腹水兼脾虚表现为特征，可见腹胀如鼓，甚则腹胀坚满、脐凸起，小便短少，神疲乏力，四肢痿软，食少便溏，舌淡暗苔白厚，脉轻取弦大而重按乏力。

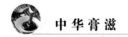

治法：健脾利水，佐以疏肝活血。

方药：加味四君子汤加减。黄芪 300g，党参 300g，白术 200g，茯苓 200g，薏苡仁 300g，泽泻 100g，车前子 200g，陈皮 80g，川厚朴 80g，大腹皮 200g，赤小豆 200g，枳壳 80g，木香 80g，槟榔 80g，砂仁 30g，麦芽 300g。

制法服法：上药加水煎煮 3 次，滤汁去渣，合并滤液，加热浓缩为清膏，最后加蜂蜜 300g 收膏即成。每次 15～20g，每日 2 次，开水调服。

（3）肝肾阴虚型

临床表现：神倦乏力，形体瘦削，或见五心烦热，头晕，失眠，急躁易怒，两颊发红，牙龈出血，肝区隐痛，腰膝酸软，舌红绛，苔少，脉弦细数。

治法：滋补肝肾、利水消肿。

方药：归芍地黄汤加减。熟地黄 200g，当归 200g，白芍 200g，女贞子 150g，旱莲草 100g，北沙参 200g，麦冬 200g，石斛 120g，山药 200g，茯苓 200g，牡丹皮 120g，泽泻 80g，枳壳 80g，鳖甲胶 300g，甘草 80g。

制法服法：上药除鳖甲胶外，其余药物加水煎煮 3 次，滤汁去渣，合并滤液，加热浓缩为清膏，再将鳖甲胶加适量黄酒浸泡后隔水炖烊，冲入清膏和匀，最后加蜂蜜 300g 收膏即成。每次 15～20g，每日 2 次，开水调服。

（4）脾肾阳虚型

临床表现：面色苍白少华，神疲乏力，语音低怯，纳呆腹胀，畏寒肢冷，可见大量腹水和小便短少，大便稀溏，舌淡嫩苔白滑，脉沉缓乏力。总胆红素、ALT、AST 轻度升高，白蛋白明显降低，脾脏肿大，一般情况较差，多数病情较重。

治法：温补脾肾，阴中求阳。

方药：真武汤合理中汤加减。附子 200g，肉桂 100g，干姜 100g，黄芪 300g，党参 200g，白术 200g，山药 200g，茯苓 150g，白芍 120g，泽泻 100g，

加减：腹水重者加生姜皮、黄芪、腹水草，肾虚较重者加鹿角片、补骨脂。

制法服法：上药加水煎煮 3 次，滤汁去渣，合并滤液，加热浓缩为清

膏，最后加蜂蜜 300g 收膏即成。每次 15～20g，每日 2 次，开水调服。

（5）体虚瘀结型

临床表现：肝区疼痛逐渐加重，按之坚硬，面色黧黑，形体消瘦，神疲乏力，食欲不振，头晕眼花，苔薄，舌偏暗，脉沉细。

治法：扶正化瘀，软肝散结。

方药：生地黄 150g，当归 100g，川芎 60g，白芍 150g，黄芪 150g，党参 150g，茯苓 200g，白术 150g，山药 150G，黄精 150g，何首乌 150g，枸杞子 150g，潼蒺藜（沙苑子）100g，白蒺藜 100g，丹参 300g，制大黄 100g，地鳖虫 100g，穿山甲 100g，三棱 150g，莪术 150g，青陈皮各 90g，郁金 100g，香附 100g，麦芽 100g，甘草 90g，阿胶 100g，鳖甲胶 150g。

加减：出现腹水者，加益母草 200g，泽兰 100g，川牛膝 100g。

制法服法：上药除阿胶、鳖甲胶外，其余药物加水煎煮 3 次，滤汁去渣，合并滤液，加热浓缩为清膏，再将阿胶，鳖甲胶加适量黄酒浸泡后隔水炖烊，冲入清膏和匀，最后加蜂蜜 300g 收膏即成。每次 15～20g，每日 2 次，开水调服。

6. 调摄要点

禁酒　肝硬化患者必须绝对禁酒。因肝脏几乎是酒精代谢、分解的唯一场所。大量研究表明，酒精对肝脏有直接损伤作用，患者切不可掉以轻心。

饮食讲究"三高一低"　即高蛋白质、高糖、高维生素、低脂肪。需要注意的是，肝硬化患者如果伴有糖代谢异常，就不可摄取高糖饮食。

饮食清淡　肝病患者对油腻、生冷、辛辣应尽量避讳，寒凉伤脾胃，辛辣生热，油腻影响消化。

调整好情绪对疾病的治疗非常有益　《内经》中说："百病皆生气。"人的性格有内向和外向之分，外向的人需要发脾气来调节身体机制；内向的人容易忧思、恐惧，往往会引起机体疾病。人常说"心宽体胖"，调节好情志是疾病顺利康复的重要因素。

十、肝癌的膏滋治疗

肝癌是指发生于肝脏的恶性肿瘤，可分为原发性和继发性两大类。由肝细胞恶变所引发的癌病，称之为"原发性肝癌"，由身体其他器官的癌症转移到肝脏而形成的肝脏恶性肿瘤，称为继发性肝癌，也称"转移性肝癌"。原发性肝癌根据组织学分类可以分为"肝细胞型""胆管细胞型"和"混合型"。初期症状并不明显，晚期主要表现为肝痛、乏力、消瘦、黄疸、腹水等症状。我国的肝癌多在乙肝肝硬化的基础上发展而来，而继发性肝癌一般多见于胃、胆道、胰腺、结直肠、卵巢、子宫、肺、乳腺等器官恶性肿瘤的肝转移。按照肿瘤的形态肝癌又可分为结节型、巨块型和弥漫型肝癌。

1. 病　因

病毒性肝炎　乙型肝炎与肝癌有密切关系，是我国肝癌最主要的原因，其次为丙型肝炎。

肝硬化　肝硬化与肝癌之间有密切关系。据统计，一般需经 7 年左右肝硬化可发展为肝癌。

真菌及其毒素　黄曲霉菌、青霉菌、杂色曲霉菌等都可引起实验性肝癌。其中以黄曲霉菌最为重要。在肝癌高发区，食物被黄曲霉菌污染的情况往往也较严重。

亚硝胺类化合物　这类物质为重要的致癌因素，可引发肝癌、食管癌等消化道肿瘤。

2. 临床表现

（1）原发性肝癌

症状　早期肝癌症状常无特异性，中晚期肝癌的症状则较多，常见的临床表现有肝区疼痛、腹胀、纳差、乏力、消瘦、进行性肝大或上腹部包块等；部分患者有低热、黄疸、腹泻、上消化道出血；肝癌破裂后会出现急腹症表现；也有症状不明显或仅表现为转移灶的症状。

体征　早期肝癌常无明显阳性体征或仅有类似肝硬化体征。中晚期肝癌通常出现肝脏肿大、黄疸、腹水等体征。此外，合并肝硬化者常有肝掌、蜘蛛痣、男性乳房增大、下肢水肿等。发生肝外转移时可出现各转移部位相应的体征。

并发症　常见的有上消化道出血、肝癌破裂出血、肝肾衰竭等。

（2）继发性肝癌

原发肿瘤的临床表现　主要见于无肝病病史的患者，肝脏转移尚属早期，未出现相应症状，而原发肿瘤症状明显多属中晚期。此类患者的继发性肝癌多在原发治疗的检查、随访中发现。

继发性肝癌的临床表现　患者多诉上腹或肝区闷胀不适或隐痛，随着病情发展，患者出现乏力、食欲差、消瘦或发热等。体检时在中上腹部可扪及肿大的肝脏，或质地坚硬有触痛的硬结节，晚期患者可出现贫血、黄疸和腹水等。此类患者的临床表现类似于原发性肝癌，但一般发展相对缓慢，程度也相对较轻，多在做肝脏各种检查时疑及转移可能，进一步检查或在手术探查时发现原发肿瘤。部分患者经多种检查无法找到原发癌灶。

3. 检 查

（1）原发性肝癌实验室检查

血清甲胎蛋白（AFP）测定　对诊断本病有相对的特异性。放射免疫法测定持续血清 AFP≥400μg/L，并能排除妊娠、活动性肝病等，即可考虑肝癌的诊断。临床上约 30% 的肝癌患者 AFP 为阴性。如同时检测 AFP 异质体，可使阳性率明显提高。

血液酶学及其他肿瘤标志物检查　肝癌患者血清中 γ 谷氨酰转肽酶及其同工酶、异常凝血酶原、碱性磷酸酶、乳酸脱氢酶同工酶可高于正常。但缺乏特异性。

（2）原发性肝癌影像学检查

超声检查　可显示肿瘤的大小、形态、所在部位及肝静脉或门静脉内有无癌栓，其诊断符合率可达 90%。

CT 检查　具有较高的分辨率，对肝癌的诊断符合率可达 90% 以上，可检出直径在 1.0cm 左右的微小癌灶。

磁共振成像（MRI）检查　诊断价值与 CT 相仿，对良、恶性肝内占位病变，特别是与血管瘤的鉴别优于 CT。

选择性腹腔动脉或肝动脉造影检查　对血管丰富的癌肿，其分辨率低限约 1cm，对 <2.0cm 的小肝癌的诊断阳性率可达 90%。

肝穿刺行针吸细胞学检查　在 B 超导引下行细针穿刺，有助于提高阳性率。

（3）继发性肝癌的检查

大多数继发性肝癌患者的肿瘤标志物在正常范围内，但少数来自胃、食管、胰腺及卵巢的肝转移癌则可有 AFP 升高。有症状者多伴有 ALP、GGT 升高。癌胚抗原（CEA）升高有助于肝转移癌的诊断，结直肠癌肝转移时 CEA 阳性率高达 60% ~ 70%。选择性肝血管造影可发现直径 1cm 的病灶。选择性腹腔或肝动脉造影多显示为少血管型肿瘤；CT 表现为混合不匀等密度或低密度占位，典型的呈现"牛眼"征；MRI 检查肝转移癌常显示信号强度均匀、边清、多发，少数有"靶"征或"亮环"征。

4. 诊　断

肝癌的诊断需综合分析患者的症状、体征及各种辅助检查资料。同时结合病理学诊断。

5. 中医膏滋对肝癌的治疗

肝癌在祖国医学中属于"胀气""癥瘕""积聚"等范畴。肿瘤的产生多是本虚标实的慢性过程，肝癌也是如此。肝癌的正气亏虚包括先天之肾精不足和后天之脾胃亏虚，邪毒包括气滞、血瘀、痰湿、癌毒等病理因素。

手术或放化疗后，体质较弱但病情稳定的患者，服用膏方有提高机体免疫力、减轻放化疗毒副作用、改善肿瘤晚期不良症状的作用。一般而言，肝气郁结型、气滞血瘀型、肝胆湿热型比较适合汤药治疗，一般不用膏方调养；而脾虚湿困型、肝肾阴虚型、瘀毒伤损型则比较适合膏方治疗。

（1）脾虚湿困型

临床表现：腹胀，有时腹泻。肝脏肿大，质硬不平，肝功能轻度损害，下肢浮肿或有腹水。舌质淡，苔薄腻，脉滑或濡。

治法：益气、健脾、化湿。

方药：四君子汤加味。生黄芪 300g，党参 300g，白术 200g，苍术 150g，茯苓 200g，白扁豆 200g，薏苡仁 300g，白花蛇舌草 300g，猫人参 200g，藤梨根 200g，车前草 100g，炙甘草 60g。

加减：上腹胀满加枳实、厚朴；腹泻加神曲、麦芽、焦山楂；全腹胀满加乌药、槟榔、大腹皮、降香、沉香；腹水再加泽泻、猪苓。

制法服法：将药物浸泡，浸泡时间为 4 ~ 8h，煎煮后收取药液，共 3 次，再将药汁过滤，再次煎煮，浓缩，并不断搅拌。将浓缩液加入阿胶及蜂蜜适量，仍不断搅拌，呈滴水成珠状时收膏。每日早、晚各服用一汤匙，温开水兑服，连续服用 3 个月。

（2）肝肾阴虚型

临床表现：胁肋隐痛，绵绵不休，纳少消瘦，低热盗汗，五心烦热，头晕目眩，黄疸尿赤，或腹胀如鼓，青筋暴露，呕血，便血，皮下出血，舌红少苔，脉细虚数。

治法：养血柔肝，滋阴益肾。

方药：一贯煎加味。北沙参300g，麦冬300g，当归200g，生地黄300g，枸杞子200g，桑椹200g，女贞子200g，旱莲草200g，怀牛膝100g，山药150g，藤梨根150g，半枝莲120g，杜仲90g，川楝子60g。

加减：烦热眩晕加生龟甲200g，生鳖甲200g，山茱萸200g；低热盗汗加白芍150g，牡丹皮150g，嫩青蒿100g；乏力腹胀加生黄芪200g，茯苓皮300g，大腹皮300g。

制法服法：将药物浸泡，浸泡时间为4～8h，煎煮后收取药液，共3次，再将药汁过滤，再次煎煮，浓缩，并不断搅拌。将浓缩液加入阿胶及蜂蜜适量，仍不断搅拌，呈滴水成珠状时收膏。每日早、晚各服用一汤匙，温开水兑服，连续服用3个月。

（3）瘀毒伤损型

临床表现：多见于晚期，临床多见气血肝脾俱虚的脉证，患者表现出腹部胀满，胁痛纳差，乏力身困，或见腹水、下肢浮肿、身目黄染等症状，大便稀溏，舌淡红，苔薄白，脉细弱。

治法：祛瘀排毒，益气扶正。

方药：参芪三甲煎。生晒参60g，黄芪300g，炙龟甲300g，醋鳖甲300g，茯苓300g，牡蛎150g，薏苡仁300g，九节茶300g，龙葵草300g，半边莲300g，菝葜根300g，仙鹤草300g，半枝莲200g，白花蛇舌草120g。

加减：伴发热者，加银柴胡10g，淡竹叶、夏枯草各15g；若胁痛较频或加剧，加川楝子、延胡索各10g。

制法服法：将药物浸泡，浸泡时间为4～8h，煎煮后收取药液，共3次，再将药汁过滤，再次煎煮，浓缩，并不断搅拌。将浓缩液加入阿胶及蜂蜜适量，仍不断搅拌，呈滴水成珠状时收膏。每日早、晚各服用一汤匙，温开水兑服，连续服用3个月。

（4）气血两虚型

临床表现：多见于术后或放化疗后，患者形体消瘦，面白气短，语声

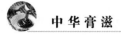

卑微，头晕心悸，肢倦体乏，舌质淡苔白，脉细弱无力。

治法：益气补血，养心健脾。

方药：党参 300g，大枣 300g，阿胶 300g，山药 300g，麦门冬 200g，当归 100g，生地黄 100g，白芍药 100g，白术 100g，防风 100g，茯苓 100g，穿山甲珠 200g，赤芍 100g，白芍 100g，川芎 100g，三棱 100g，莪术 100g，延胡索 100g。

制法服法：将药物浸泡，浸泡时间为 4～8h，煎煮后收取药液，共 3 次，再将药汁过滤，再次煎煮，浓缩，并不断搅拌。将浓缩液加入阿胶及蜂蜜适量，仍不断搅拌，呈滴水成珠状时收膏。每日早、晚各服用一汤匙，温开水兑服，连续服用 3 个月。

6. 调摄要点

调畅情志　加强心理调摄，心情开朗，树立战胜疾病的信心，积极配合治疗。

饮食注意事项　首先要忌酒，忌暴饮暴食，饮食应选富于营养易消化的食物，忌食生冷油腻及硬性食物，忌用损害肝肾功能及对胃肠道有刺激性的食物和药物。

十一、糖尿病的膏滋治疗

糖尿病是一种由各种致病因子作用于机体所导致胰岛功能减退、胰岛素抵抗等而引发的糖、蛋白质、脂肪、水和电解质等一系列代谢紊乱的常见疾病。

1. 病　因

遗传因素　1 型或 2 型糖尿病均存在明显的遗传异质性。糖尿病存在家族发病倾向，1/4～1/2 患者有糖尿病家族史。临床上至少有 60 种以上的遗传综合征可伴有糖尿病。

环境因素　营养过剩导致的肥胖是 2 型糖尿病最主要的环境因素，使具有 2 型糖尿病遗传易感性的个体容易发病。1 型糖尿病患者存在免疫系统异常，在某些病毒如柯萨奇病毒、风疹病毒、腮腺病毒等感染后导致自身免疫反应，破坏胰岛素 B 细胞。

2. 临床表现

多饮、多尿、多食和消瘦　严重高血糖时出现典型的"三多一少"症状，多见于 1 型糖尿病。发生酮症或酮症酸中毒时"三多一少"症状更为明显。

疲乏无力、肥胖　多见于 2 型糖尿病。2 型糖尿病发病前常有肥胖，若得不到及时诊断，体重会逐渐下降。

3. 检　查

血糖　是诊断糖尿病的唯一标准。有明显"三多一少"症状者，只要一次异常血糖值即可诊断。无症状者诊断糖尿病需要两次异常血糖值。可疑者需做 75g 葡萄糖耐量试验。

尿糖　患者尿糖常为阳性。血糖浓度超过肾糖阈（16～18mg/L）时尿糖阳性。肾糖阈增高时即使血糖达到糖尿病诊断尿糖也可呈阴性。因此，尿糖测定不作为诊断标准。

尿酮体　酮症或酮症酸中毒时尿酮体阳性。

糖化血红蛋白（HbA_{1c}）　是葡萄糖与血红蛋白非酶促反应结合的产物，反应不可逆，HbA_{1c} 水平稳定，可反映取血前 2 个月的平均血糖水平。是判断血糖控制状态最有价值的指标。

糖化血清蛋白　是血糖与血清白蛋白非酶促反应结合的产物，反映取血前 1～3 周的平均血糖水平。

血清胰岛素和 C 肽水平　反映胰岛 B 细胞的储备功能。2 型糖尿病早期或肥胖型血清胰岛素正常或增高，随着病情的发展，胰岛功能逐渐减退，胰岛素分泌能力下降。

4. 诊　断

糖尿病的诊断一般并不难，空腹血糖≥7.0μmol/L，和（或）餐后 2h 血糖≥11.1μmol/L 即可确诊。诊断糖尿病后要进行分型：

1 型糖尿病　发病年龄轻，大多 <30 岁，起病突然，多饮、多尿、多食、消瘦症状明显，血糖水平高，不少患者以酮症酸中毒为首发症状，血清胰岛素和 C 肽水平低下，抗胰岛细胞抗体（ICA）、胰岛素自身抗体（IAA）或血清谷氨酰脱氢酶（GAD）抗体可呈阳性。单用口服药无效，需用胰岛素治疗。

2 型糖尿病　常见于中老年人，肥胖者发病率高，常伴有高血压、血脂异常、动脉硬化等疾病。起病隐袭，早期无任何症状，或仅有轻度乏力、口渴，血糖增高不明显者需做糖耐量试验才能确诊。血清胰岛素水平早期正常或增高，晚期低下。

5. 中医膏滋对糖尿病的治疗

糖尿病属中医"消渴"范围，疾病起始阶段，均有不同程度的口渴多饮、多食善饥、形容消瘦、小便频多、乏力等证候，属肺胃燥热表现。燥邪容易伤人津液，热邪更易耗气伤阴，日久可以耗津伤血，所以随着病程的演进，可以出现脾肾亏损或肝肾不足的征象。因而糖尿病的起始阶段，采取清热润燥、益气养阴的方药，此时可服西洋参、生晒参、生地黄、麦冬、天花粉等；疾病的后期阶段则需采用调益脾肾或毓养肝肾的方药，此时可服用生晒参、党参、黄芪、枸杞子、首乌、阿胶、龟甲胶等。如果患者有口气秽臭、小便黄浑、皮肤瘙痒、舌苔黄腻等现象，则必须先予清化湿热、湿热清除之后，才可进补。

在"消渴病"出现"传变"（即并发症）时，更需结合患者体质或病情，滋阴补肾、益气健脾、化痰逐瘀、活血通络、滋养五脏等诸法并用，方可取得良好疗效，有效预防和缓解并发症的发生。

糖尿病患者的在进补前最好先服用"开路方"，其目的在于为患者针对膏滋的消化吸收创造有利的条件，亦可观察服用汤剂反应，以便在膏方中选择针对性较强的药物，取得更理想疗效。糖尿病患者定制"膏滋方"，浓缩收膏时最好采用龟甲胶、鳖甲胶、阿胶和鹿角胶收清膏，也可用元贞糖、甜菊糖、木糖醇、阿斯巴甜等甜味剂替代蔗糖，以改善口味，但不能一味追求改善药味、增加甜度，而使用过量的甜味剂，否则可能引起其他问题。服用膏方期间在血糖波动、存在急性并发症、病情未得到有效控制的情况下，应暂停服用。

（1）阴亏燥热型（早期）

临床表现：食欲旺盛，烦躁易怒，耐力减退，头晕目眩，口干思饮，大便干结，舌红苔少，脉细数。

治法：滋阴清热。

方药：阿胶 200g，黄芪 300g，山药 300g，知母 150g，天花粉 150g，玉竹 150g，石斛 100g，麦冬 150g，葛根 200g，五味子 100g，黄连 100g，

玄参100g，生地黄150g，川牛膝100g，黄柏60g，陈皮60g，甘草60g，龟甲胶200g。

加减：自汗、盗汗、烦热者加牡丹皮150g，地骨皮150g；急躁易怒、头晕目眩者，加黄芩100g，生石决明200g。

制法服法：上药除阿胶、龟甲胶外，其余药物加水煎煮三次，滤汁去渣，合并制液，加热浓缩为清膏，再将阿胶和龟甲胶加适量黄酒浸泡后隔水炖烊，冲入清膏和匀，再加元贞糖50g调入收膏即成。每次15～20g，每日2次，开水调服。可连服数料，直至症状有所改善。

(2)气阴两虚兼见血瘀型(中期)

临床表现：多尿，多饮，多食，消瘦，疲乏，口舌咽干，尿黄便干，舌暗红，苔少无津，脉细。

治法：益气养阴。

方药：阿胶150g，太子参300g，党参150g，黄芪150g，山药150g，黄精100g，茯苓300g，灵芝150g，生地黄150g，玄参100g，麦冬150g，玉竹150g，五味子100g，丹参200g，牡丹皮100g，桃仁100g，红花100g，赤芍150g，当归150g，地骨皮300g，陈皮60g，神曲100g，龟甲胶100g。

加减：胸部闷痛者，加三七粉50g；肢体麻木者，加鸡血藤150g，威灵仙150g。

制法服法：上药除阿胶、龟甲胶外，其余药物加水煎煮3次，滤汁去渣，合并滤液，加热浓缩为清膏，再将阿胶、龟甲胶加适量黄酒浸泡后隔水炖烊，冲入清膏和匀，再加元贞糖50g调入收膏即成。每次15～20g，每日2次，开水调服。可连服数料，直至症状改善。

(3)阴阳两虚痰瘀互结型(晚期)

临床表现：神疲乏力，胸闷心悸，健忘，头晕眼花，耳鸣，腰酸腿软，气短，肢体麻木，下肢浮肿，尿少，便溏，苔薄，脉沉细。

治法：滋阴壮阳，健脾益肾。

方药：阿胶150g，生地黄200g，熟地黄200g，茯苓150g，山药200g，泽泻150g，丹参150g，牡丹皮150g，山萸肉150g，菟丝子150g，潼蒺藜(沙苑子)150g，黄精150g，枸杞子150g，女贞子150g，旱莲草150g，肉苁蓉150g，黄芪100g，白术150g，猪苓150g，鸡血藤150g，益母草300g，神曲100g，陈皮60g，地骨皮300g，肉桂15g，龟甲胶100g。

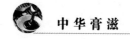

加减：腰膝酸软甚者，加续断 150g，杜仲 150g；遗尿者，加覆盆子 200g，金樱子 200g。

制法服法：上药除龟甲胶、阿胶外，其余药物加水煎煮三次，滤汁去渣，合并滤液，加热浓缩为清膏，再将龟甲胶、阿胶加适量黄酒浸泡后隔水炖烊，冲入清膏和匀，最后加元贞糖 80g 调入收膏即成。每次 15~20g，每日 2 次，开水调服。可连服数料。

6. 调摄要点

节制饮食　过食肥甘、醇酒炙烤是发病原因之一，因此节制饮食相当重要。

调畅情志　情志因素与本病的发生发展有着密切的关系，因此保持平和的心态，使精神安宁，切忌恼怒、郁闷、忧思，避免惊恐也很重要。

十二、类风湿关节炎的膏滋治疗

类风湿关节炎是一种以关节病变为主的慢性全身自身免疫性疾病。主要临床表现为小关节滑膜所致的关节肿痛，继而软骨破坏、关节间隙变窄，晚期因严重骨质破坏、吸收导致关节僵直、畸形、功能障碍。在我国类风湿关节炎的患病率为 0.24%~0.5%，女性多于男性，发病比例为 (2~3):1，任何年龄均可发病，以 20~50 岁最多。本病多为一种反复发作性疾病，致残率较高，预后不良，目前尚没有很好的根治方法。

1. 病　因

细菌因素　实验研究表明，A 组链球菌及菌壁有肽聚糖（Peptidogly-can）可能为本病发病的一个持续的刺激原，A 组链球菌长期存在于体内成为持续的抗原，刺激机体产生抗体，发生免疫病理损伤而致病。

病毒因素　本病与病毒特别是 EB 病毒的关系，是国内外学者关注的问题之一。研究表明，EB 病毒感染所致的关节炎与本病不同，类风湿关节炎患者对 EB 病毒比正常人有强烈的反应性。在类风湿关节炎患者血清和滑膜液中出现持续高滴度的抗 EB 病毒胞膜抗原抗体。

遗传因素　本病在某些家族中发病率较高，在人群调查中，发现人类白细胞抗原（HLA）-DR$_4$ 与 RF 阳性患者有关。HLA 研究发现 DW$_4$ 与本病的发病有关，患者中 70% 的 HLA-DW$_4$ 阳性，患者具有该位点的易感基因，因此遗传可能在发病中起重要作用。

性激素 研究表明，本病发病率男女之比为 1∶（2~4），妊娠期病情减轻，服避孕药的女性发病减少。提示性激素在本病发病中起一定作用。

其他 寒冷、潮湿、疲劳、营养不良、创伤、精神因素等，常为本病的诱发因素。

2. 临床表现

可伴有体重减轻、低热及疲乏感等全身症状。

（1）关节受累的表现

关节疼痛、肿胀、僵硬 早期常有手部近侧指间关节梭形肿胀和掌指关节疼痛肿胀，足部外侧跖趾关节疼痛。

晨僵 晨起关节僵硬，活动后慢慢减轻，僵硬时间的长短是疾病活动的指标。

肌肉萎缩 中晚期可出现肌肉萎缩。

畸形 早期由于肌肉痉挛可发生轻度畸形，晚期则趋于明显，如鹅颈畸形（近侧指间关节过伸、远侧指间关节屈曲），掌指关节尺侧偏畸形，膝关节屈曲畸形，髋关节屈曲畸形等。

皮下结节 皮下可出现结节。

（2）关节外表现

全身症状 发热、体重减轻和疲乏是疾病活动的表现。

皮肤与血管改变 四肢多毛，有雷诺（Raynaud）现象，血管炎可导致指腹甲床栓塞出血和小腿溃疡不愈。手掌发红，大小鱼际特别明显，只对男性有诊断意义。

淋巴结与脾 偶有淋巴结肿大，脾大少见。

眼部表现 巩膜炎最常见，有角膜周围血管充血、压痛和前房渗液。

心脏表现 类风湿关节炎急性发病的男性患者，常无临床症状，亦可有短暂的胸痛和心包摩擦音。

3. 检 查

贫血 患者多有轻度至中度贫血，为正细胞正色素性贫血，如伴有缺铁，则可为低色素性小细胞性贫血。白细胞数大多正常，在活动期可略有增高，偶见嗜酸性粒细胞和血小板增多。贫血和血小板增多症与疾病的活动相关。

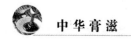

血清免疫蛋白异常　血清白蛋白降低，球蛋白增高。免疫蛋白电泳显示 IgG、IgA 及 IgM 增多。C 反应蛋白活动期可升。

类风湿因子及其他血清学检查　类风湿因子包括 IgG 型 RF、IgM 型 RF、IgA 型 RF 和 IgE 型 RF 等类型。目前临床多限于检测 IgM-RF。IgM-RF 高滴度阳性患者，病变活动重，病情进展快，不易缓解，预后较差，且有比较严重的关节外表现。类风湿因子阴性不能排除本病的可能，须结合临床。此外 RF 为自身抗体，也可见于多种自身免疫性疾病及一些与免疫有关的慢性感染如系统性红斑狼疮，慢性肝炎、结节病，传染性单核细胞增多症、麻风、结核病、血吸虫病等。

X 线检查　早期患者的关节 X 线检查除软组织肿胀和关节腔渗液外一般都是阴性。关节部位骨质疏松可以在起病几周内即很明显。关节间隙减小和骨质的侵蚀，提示关节软骨的消失，只出现在病程持续数月以上者。半脱位、脱位和骨性强直是更后期的现象。当软骨已损毁，可见两骨间的关节面融合，丧失原来关节的迹象。

4. 诊　断

国际上沿用美国风湿病学学会 1958 年的诊断标准，该标准于 1987 年进行了修订，删除了损伤性检查和特异性较差的关节疼痛和压痛，对晨僵和关节肿胀的要求更加严格。现介绍如下：

· 晨僵至少 1h(≥6 周)。

· 3 个或 3 个以上关节肿(≥6 周)。

· 腕、掌指关节或近端指间关节肿(≥6 周)。

· 对称性关节肿(≥6 周)。

· 皮下结节。

· 手 X 线片改变。

· 类风湿因子阳性(滴度 >1∶32)。

确诊为类风湿关节炎需具备 4 条或 4 条以上标准。其灵敏度为 93%，特异性为 90%，均优于 1958 年标准(灵敏度 92%，特异性 85%)。

5. 中医膏滋对类风湿关节炎的治疗

类风湿关节炎属中医学"痹证"范畴，称"尪痹""鹤膝风""历节风"等。本病病因病机复杂多变，正气不足是发病的内在因素，风、寒、湿、热等邪侵袭则是其外在因素。本病由于病因复杂，临床表现复杂多变，病机错综，病程缠绵，大多迁延难愈。膏方被广泛应用于治疗临床各科慢性疑难性疾病，根据风湿病的病因病机采用滋补膏方进行辨证施治，从而达到扶正祛邪、维护机体阴阳平衡，使脏腑气血调达，以减轻风湿病症状，改善风湿病患者的生活质量。

依据类风湿关节炎的病因病机，对患者采用冬令进补膏方进行防治。滋补膏方的配伍采用补益药物与健脾药物配伍，补益药物与活血药物配伍，滋补药物与辅料相伍。

补益药物与健脾药物配伍 在补益的同时适当加入健脾养胃药物，一来有助于消化，二来防止补益药物过于滋腻，有助于膏方的吸收。常用山药、大枣、砂仁、香附、麦芽、神曲、鸡内金、枳壳、海螵蛸、山楂、焦三仙等护胃之品，以扶胃气助运化；党参、白术、玉竹、茯苓、黄芪等健脾胃益气血，以资生化之源。

补益药物与活血药物配伍 在补益的同时适当加入活血化瘀的药物：常用姜黄、苏木、桃仁、红花、丹参、鸡血藤、牛膝、威灵仙、秦艽、当归、川芎活血祛瘀止痛；莪术、牛膝、乳香、没药、延胡索破瘀通络，活血止痛；地龙、蜈蚣通络透骨搜风。

滋补药物与辅料相伍 膏方为开方后取药物用水煎煮，取汁浓缩，加入辅料制成的稠厚半流体状制剂。辅料常见的有蜂蜜或冰糖，亦有用阿胶、龟胶二两或鹿胶收膏。辅料的选用须应根据病情需要、不同体质与平素饮食习惯辨证选用。一般膏方用蜂蜜收膏，如为糖尿病者则改为木糖醇，或掺入适量蜂蜜。若素体血虚可用阿胶收膏；若素体阳虚可加用鹿胶收膏。

(1) 风寒湿型

临床表现：四肢关节疼痛，遇寒加重，得热痛减，遇冷水、阴雨天疼痛加重，无红肿症状，常有酸困之感，时有便秘。舌暗苔白，脉沉细。

治法：益气健脾，化湿通络。

方药：黄芪 150g，阿胶 200g，川桂枝 150g，制附片 120g，麦冬 150g，黄精 150g，太子参 150g，当归 150g，薏苡仁 300g，陈皮 150g，茯苓 150g，淮山药 300g，川朴 150g，红枣 150g，枸杞子 150g，蜂蜜 150g，芝麻 150g，核桃仁 150g，甘草 50g。

制法服法：上药除蜂蜜、阿胶外，其余药物加水煎煮 3 次，滤汁去渣，合并滤液，加热浓缩为清膏，再将阿胶加适量黄酒浸泡后隔水炖烊，冲入清膏和匀，最后加蜂蜜调入收膏即成。每次15~20g，每日2次，开水调服。可连服数料。

（2）寒凝血瘀型

临床表现：两手麻木疼痛，而以手指肿胀肥大更为明显，难以握拳持物。手指关节肿胀疼痛明显，下肢不耐久立，夜寐不安，纳食减少，且有胃脘不适，大便干燥，舌质瘀紫，脉象细弦。

治法：散寒逐瘀，通络止痛。

方药：川桂枝90g，炒白芍120g，紫丹参120g，肥知母120g，京赤芍60g，粉丹皮60g，川续断120g，桑寄生240g，金毛狗脊120g，补骨脂120g，川杜仲120g，川红花60g，广郁金120g，太子参150g，炙黄芪150g，炒当归120g，桑椹120g，怀牛膝120g，片姜黄90g，大蜈蚣20条，焙蜂房120g，净地龙120g，淡全蝎30g，泽兰叶120g，炙甲片90g，老虎杖120g，夏枯草120g，广陈皮60g，广木香（后下）30g，石楠叶120g，左秦艽120g，青防风60g，福泽泻120g。

制法服法：上方浓煎3次，取汁去渣，另加河车粉100g，田七粉100g调匀，取鳖甲胶150g、阿胶250g、鹿角胶100g、冰糖250g烊化收膏，每日早晚各服一食匙，开水冲服。

（3）风热湿型

临床表现：肢体关节疼痛，痛处焮红灼热，得冷则舒，日轻夜重，关节周围或延及小腿可见红斑结节，兼见烦闷不安，口干渴，舌红苔黄脉滑数。

治法：用益气健脾，化湿通络。

方药：黄芪150g，当归150g，太子参150g，蒲公英300g，薏苡仁300g，陈皮150g，青皮150g，淮山药300g，猪茯苓150g，丹参300g，桃仁150g，红花150g，威灵仙300g，豨莶草300g，核桃仁150g，红枣150g，芝麻150g，白花蛇舌草30g。

制法服法：上药加水煎煮3次，滤汁去渣，合并滤液，加热浓缩为清膏，再将阿胶加适量黄酒浸泡后隔水炖烊，冲入清膏和匀，最后加蜂蜜调入收膏即成。每次15~20g，每日2次，开水调服。可连服数料。

（4）寒热错杂型

临床表现：关节疼痛，超过5个关节，晨僵显著，发病关节畏寒，心胸烦热。舌淡苔白，脉细。

治法：益气健脾，化湿通络。

方药：黄芪 150g，当归 120g，太子参 100g，川桂枝 100g，薏苡仁 300g，陈皮 100g，川厚朴 100g，淮山药 400g，丹参 300g，桃仁 100g，红花 100g，枸杞子 150g，威灵仙 400g，茯苓 300g，扁豆 300g，核桃仁 150g，芝麻 100g，红枣 100g，银耳 100g。

制法服法：上药加水煎煮 3 次，滤汁去渣，合并滤液，加热浓缩为清膏，再将阿胶加适量黄酒浸泡后隔水炖烊，冲入清膏和匀，最后加蜂蜜调入收膏即成。每次 15～20g，每日 2 次，开水调服。可连服数料。

（5）脾胃阴亏型

临床表现：口燥而渴，口唇干裂，不喜进干食，胃脘隐痛，睡眠质量差，形体消瘦，乏力困倦，时有干咳，大便燥结，舌红少苔，脉浮细。

治法：益胃生津，润肺止咳。

方药：太子参 300g，玉竹 200g，黄精 200g，白茅根 300g，阿胶 200g，黄芪 150g，麦冬 150g，玄参 150g，焦山楂 100g，夏枯草 300g，蒲公英 300g，薏苡仁 30g，淮山药 400g，茯苓 150g，陈皮 150g，银耳 150g，核桃仁 150g，芝麻 100g，蜂蜜 100g。

制法服法：上药除蜂蜜、阿胶外，其余药物加水煎煮 3 次，滤汁去渣，合并滤液，加热浓缩为清膏，再将阿胶加适量黄酒浸泡后隔水炖烊，冲入清膏和匀，最后加蜂蜜调入收膏即成。每次 15～20g，每日 2 次，开水调服。可连服数料。

6. 调摄要点

·多晒太阳，温热水泡脚，洗热水澡，洗完或出过汗后应及时擦干，避免受风。

·经常按摩肌肉，促进血液循环，注意锻炼身体，增强抵抗力。

·住在向阳的屋子里，时常让室内通风换气。避免住在潮湿、阴冷的房子里，更不要在过凉的地上睡觉。

十三、肺结核的膏滋治疗

肺结核是由结核分枝杆菌引发的肺部感染性疾病，是严重威胁人类健康的疾病。结核分枝杆菌（简称结核菌，下同）主要靠排菌的肺结核患者，通过呼吸道传播。健康人感染结核菌并不一定发病，只有在机体免疫力下降时才发病。世界卫生组织统计表明，全世界每年发生结核病 800 万 ~ 1000 万，每年约有 300 万人死于结核病，是造成死亡人数最多的单一传染病。1993 年 WHO 宣布"全球结核病紧急状态"，认为结核病已成为全世界重要的公共卫生问题。我国是世界上结核疫情最严重的国家之一。

1. 病　因

结核菌属于放线菌目分枝杆菌科的分枝杆菌属，为有致病力的耐酸菌。主要分为人、牛、鸟、鼠等型。对人有致病性者主要是人型菌，牛型菌少有感染。结核菌对药物的耐药性，可由菌群中先天耐药菌发展而形成，也可由于在人体中单独使用一种抗结核药而较快产生对该药的耐药性，即获得性耐药菌。耐药菌可造成治疗上的困难，影响疗效。

2. 临床表现

有下列表现应考虑肺结核的可能，应进一步做痰和胸部 X 线检查。应注意有活动性肺结核患者也可以无症状或仅有轻微症状。

·咳嗽、咳痰 3 周或以上，可伴有咯血、胸痛、呼吸困难等症状。

·发热（常午后低热），可伴盗汗、乏力、食欲降低、体重减轻、月经失调。

·结核变态反应引起的过敏表现，如结节性红斑、滤泡性结膜炎和结核风湿症等。

·结核菌素皮肤试验：当呈现强阳性时表示机体处于超敏状态，发病率高，可作为临床诊断结核病的参考指征。

·患肺结核时，肺部体征常不明显。肺部病变较广泛时可有相应体征，有明显空洞或并发支气管扩张时可闻及中小水泡音。

3. 检　查

白细胞计数　正常或轻度增高，红细胞沉降率增快。

痰结核菌　阳性有辅助诊断价值。

结核菌素试验　阳性对诊断有参考价值。

胸腔积液检查　腺苷脱氨酶（ADA）含量增高有助于诊断，与癌性胸腔积液鉴别时有意义。

影像学检查 胸部 X 线检查可判断肺结核的部位、范围、病变性质、病变进展、治疗反应、判定疗效。

4. 诊 断

根据病因、临床表现、实验室检查、影像学检查即可做出诊断。

5. 中医膏滋对肺结核的治疗

本病属中医学"肺痨""痨瘵""肺疳"等范畴。先天禀赋不强，后天嗜欲无节，酒色过度、忧思劳倦、久病体衰时，正气亏耗，为内因；外受"痨虫"所染，邪乘虚而入，而致发病。病位在肺，肺主呼吸，受气于天，吸清呼浊，肺气虚，则卫外不固，水道通调不利，清肃失常，声嘶音哑。子盗母气则脾气受损，而倦怠乏力，纳呆便溏。肺虚肾失滋生之源，肾虚灼金，上耗母气，而致骨蒸潮热，经血不调，腰酸滑精诸证，若肺金不能制肝木，肾虚不能养肝，肝火偏旺，上逆侮肺，则见胸胁掣痛，性急易怒，肾虚，水不济火，还可见虚烦不寐、盗汗等症。一般来说，初起肺体受损，肺阴受耗，肺失滋润，继则肺肾同病，兼及心肝，阴虚火旺，或肺脾同病，致气阴两伤，后期阴损及阳，终致阴阳俱伤的危重结局。

（1）肺阴亏损型

临床表现：干咳，咳声短促，或咯少量黏痰，或痰中带血丝，血色鲜红，午后手足心热，皮肤干灼，口干咽燥，或有轻微盗汗。舌边尖红，苔薄，脉细或细数。

治法：滋阴润肺。

方药：月华丸加味。沙参 200g，麦冬 200g，天冬 150g，生地黄 120g，百部 1005g，白及 100g，山药 300g，灵芝 100g，云茯苓 150g，川贝母 120g，蒲公英 100g，罗汉果 200g，黄芪 300g，桔梗 100g，石斛 200g，菊花 100g，三七粉 30g。

制法服法：上药加水煎煮 3 次，滤汁去渣，合并滤液，加热浓缩为清膏，再将阿胶隔水炖烊，冲入清膏和匀，最后加蜂蜜调入收膏即成。每次 15 ~ 20g，每日 2 次，开水调服。可连服数料。

（2）阴虚火旺型

临床表现：呛咳气急，痰少质黏，或咳吐稠黄痰，量多，时时咯血，血色鲜红，午后潮热，骨蒸，五心烦热，颧红，盗汗，口渴，心烦，失眠，或胸胁掣痛，男子可见遗精，女子月经不调，形体日渐消瘦。舌红而干，苔薄黄或剥，脉细数。

治法：滋阴降火。

方药：百合固金汤加味。百合200g，生地黄200g，麦冬200g，北沙参200g，黄芩150g，百部150g，白及200g，浙贝母150g，当归120g，白芍120g，鳖甲300g，知母120g，蒲公英100g，罗汉果200g，紫菀120g，款冬花120g，牡丹皮120g。

制法服法：上药加水煎煮3次，滤汁去渣，合并滤液，加热浓缩为清膏，再将阿胶隔水炖烊，冲入清膏和匀，最后加蜂蜜调入收膏即成。每次15～20g，每日2次，开水调服。可连服数料。

（3）气阴耗伤型

临床表现：咳嗽无力，气短声低，咯痰清稀色白，痰中带血，或咯血，午后潮热，伴有畏风、怕冷，自汗或盗汗，纳少神疲，面色㿠白，颧红。舌质光淡、边有齿印，苔薄，脉细弱而数。

治法：益气养阴，润肺止咳。

方药：黄芪300g，太子参300g，北沙参300g，麦冬300g，桑叶200g，百部150g，黄精200g，百合200g，生晒参80g，黄芩60g，丹参120g，野荞麦120g，白及120g，款冬花120g，鳖甲300g，丝瓜络120g。

制法服法：上药加水煎煮3次，滤汁去渣，合并滤液，加热浓缩为清膏，再将阿胶隔水炖烊，冲入清膏和匀，最后加蜂蜜调入收膏即成。每次15～20g，每日2次，开水调服。可连服数料。

（4）阴阳两虚型

临床表现：咳逆喘息少气，咳痰色白，或夹血丝，血色暗淡，潮热，声嘶或失音，面浮肢肿，心慌，唇紫，肢冷，形寒，或见五更泄泻，口舌生糜，大肉尽脱，男子滑精、阳痿，女子经少、经闭。舌质光质红，少津，脉微细而数，或虚大无力。

治法：滋阴补阳，止咳润肺。

方药：黄芪300g，党参300g，山药300g，白术200g，茯苓200g，丹参100g，百部100g，陈皮100g，紫菀200g，白芍200g，当归200g，枸杞子200g，龟甲300g，制鳖甲300g，杜仲200g，菟丝子300g，淫羊藿300g，巴戟天200g，五味子150g。

制法服法：上药加水煎煮 3 次，滤汁去渣，合并滤液，加热浓缩为清膏，再将阿胶隔水炖烊，冲入清膏和匀，最后加蜂蜜调入收膏即成。每次 15 ~ 20g，每日 2 次，开水调服。可连服数料。

6. 调摄要点

·常吸清新空气：每日早晚开窗通风，室内保持空气清新，经常去室外树林或公园活动，多吸新鲜空气。

·防止情志忧伤：中医认为忧悲伤肺，肺结核患者一定要保持乐观、心胸豁达，切忌忧虑悲伤，更勿生闲气。

·注意加强营养的补充：一日三餐，进高蛋白、多维生素食物，如鱼、蛋、瘦肉、豆制品、菠菜、油菜、白菜、萝卜、木耳、蘑菇、梨、枇杷、橘子等。

·睡眠充足、起居规律是日常养生的根本：戒烟忌酒，早睡早起，中午养成午睡习惯。

·适当体育锻炼，如太极拳、气功、体操等。

十四、便秘的膏滋治疗

便秘主要是指排便频率减少，一周内大便次数少于 2 ~ 3 次，或者 2 ~ 3d 才大便一次，粪便量少且干结时称为便秘。医学上的便秘是临床常见的复杂症状，而不是一种疾病，主要是指排便次数减少、粪便量减少、粪便干结、排便费力等。必须结合粪便的性状、患者平时排便习惯和排便有无困难做出有无便秘的判断，如超过 6 个月即为慢性便秘。

1. 病　因

（1）器质性

·肠管器质性病变肿瘤、炎症或其他原因引起的肠腔狭窄或梗阻。

·直肠、肛门病变。直肠内脱垂、痔疮、直肠前膨出、耻骨直肠肌肥厚、耻直分离、盆底病等。

（2）功能性

·进食量少或食物缺乏纤维素或水分不足，对结肠运动的刺激减少。

·因工作紧张、生活节奏过快、工作性质和时间变化、精神因素等干扰了正常的排便习惯。

·结肠运动功能紊乱所致，常见于肠易激综合征，系由结肠及乙状结肠痉挛引起，除便秘外同时具有腹痛或腹胀，部分患者可表现为便秘与腹泻交替。

·腹肌及盆腔肌张力不足，排便推动力不足，难于将粪便排出体外。

·滥用泻药，形成药物依赖，造成便秘。

·老年体弱、活动过少、肠痉挛导致排便困难，或由于结肠冗长所致。

2. 临床表现

·功能性便秘主要是由于肠功能紊乱所引起的，表现为平时排便顺畅的人，出现暂时性便秘的情形。通常发生于不吃早餐、摄食量过少、偏食等人群。

·急性器质性便秘主要是由胃肠道器质性病变引起的急性排便困难，其代表有肠梗阻和肠扭转。除排便困难外，主要表现为原发疾病的症状，常会伴随剧烈的腹胀、腹痛、呕吐等症状。

·顽固性便秘主要表现为便次太少或排便不畅、费力、困难，粪便干结且量少。正常时。每日排便 1~2 次或 2~3d 排便一次，但粪便的量和便次常受食物种类及环境的影响。

3. 检　查

·注意有否存在报警症状及全身其他器质性病变存在的证据。

·对 50 岁以上、有长期便秘史、短期内症状加重的患者应进行结肠镜检查以排除大肠肿瘤的可能。

·对于长期滥用泻剂者，结肠镜可确定是否存在泻剂性结肠和（或）结肠黑变病；钡剂灌肠造影有助于先天性巨结肠的诊断。

·难治性便秘时可选择特殊的检查方法包括胃肠通过试验（GITT）、直肠及肛门测压（RM）、直肠－肛门反射检查、耐受性敏感性检查、气囊排出试验（BET）、盆底肌电图、阴部神经潜伏期测定试验及肛管超声检查；结肠镜检查或钡灌肠有助于确定有无器质性病变。

4. 诊　断

·详细询问患者的饮食、生活习惯及工作情况，既往的患病史、手术史，特别是有无痔核、肛瘘及肛裂史，近来有无服药史，尤其是有无长期服用泻剂史，通过相应的检查尽可能明确导致便秘的原因。

·对中年以上患者，发生大便习惯改变，大便由每天 1 次或每 2 天 1 次，逐渐改变为每 3 天或数天 1 次者，应警惕有无左半结肠癌的可能。

5. 中医膏滋对便秘的治疗

中医认为便秘是大便秘结不通，排便时间延长或欲大便而艰涩不畅的一种病证。在我国古代医学中，便秘有很多名称，如"大便秘""大便秘涩""大便难""大便结燥""大便结""大便闭结""大便燥结""阴结""阳结""大便不通""脾约""后不利""寒积"等。便秘的病因病机是多方面的，历代中医对此有很多论述，归纳起来主要有以下几个方面：感受外邪、脏腑热结、肠胃阴寒积滞、宿食留滞、痰饮湿热结聚、气机郁滞、脏腑不调、饮食不节、脏腑气血津液亏虚。对于便秘，祖国医学主张"必究其源"即根据不同病因，分证治之。对于实证，一般多采用汤药或丸散治疗，对于虚证便秘，则比较适合中医膏方补虚扶正的特点，通过调节患者阴阳气血平衡，达到恢复正常排便的目的。

（1）气虚便秘

临床表现：虽有便意而临厕努挣乏力，大便并不干硬，但难于排出，挣则汗出气短，便后疲乏尤甚，面色㿠白，肢倦懒言，舌淡嫩，苔白，脉弱。

治法：益气润肠。

方药：炙黄芪 300g，党参 200g，白术 200g，黄精 200g，白芍 200g，制首乌 150g，肉桂心 80g，麦冬 200g，五味子 120g，炙甘草 100g，当归 200g，大枣 60 枚，生姜 30 片，火麻仁 300g，制大黄 100g，柏子仁 200g，陈皮 100g。

加减：腹胀不适者，可加木香 60g，枳实 80g。

制法服法：上药加水煎煮 3 次，滤汁去渣，合并滤液，加热浓缩为清膏，再加蜂蜜适量调入收膏即成。每次 15～20g，每日 2 次，开水调服。可连服数料。

（2）血虚便秘

临床表现：大便干结，面色爪甲不华，头晕目眩，心悸少寐，唇甲淡白，舌质嫩，色淡白，脉细。

治法：养血润燥。

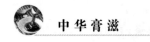

方药：熟地黄 300g，白芍 150g，当归 200g，制首乌 150g，牛膝 150g，火麻仁 300g，枳实 100g，炙大黄 100g，郁李仁 100g，柏子仁 100g，杏仁 100g，厚朴 100g，锁阳 100g，麦冬 100g，龙眼肉 200g，鳖甲 200g。

制法服法：上药加水煎煮 3 次，滤汁去渣，合并滤液，加热浓缩为清膏，再将阿胶隔水炖烊，冲入清膏和匀，最后加蜜蜂调入收膏即成。每次 15～20g，每日 2 次，开水调服。可连服数料。

（3）阴虚便秘

临床表现：大便干结如羊屎，形体消瘦，可见颧红，潮热盗汗，五心烦热，眩晕耳鸣，咽干少津，眼窝深陷，皮肤弹力降低，舌红少苔，脉细数无力。

治法：滋阴润肠通便。

方药：北沙参 300g，麦冬 300g，玉竹 200g，石斛 200g，当归 300g，制首乌 120g，熟地黄 120g，女贞子 200g，旱莲草 120g，青蒿 120g，地骨皮 120g，鳖甲 300g，柏子仁 120g，火麻仁 200g，制大黄 100g。

制法服法：上药加水煎煮 3 次，滤汁去渣，合并滤液，加热浓缩为清膏，再加蜂蜜适量调入收膏即成。每次 15～20g，每日 2 次，开水调服。可连服数料。

（4）阳虚便秘（冷秘）

临床表现：大便干或不干，排出困难，小便清长，面色㿠白，四肢不温，喜热怕冷，腹中冷，腰膝酸冷，舌淡或淡胖，苔白润而滑，脉沉迟。

治法：温阳通便。

方药：肉苁蓉 300g，制附片 100g，干姜 100g，白术 200g，黄精 200g，杜仲 120g，枸杞子 120g，菟丝子 200g，巴戟天 200g，淫羊藿 150g，怀牛膝 200g，当归 200g，升麻 60g，泽泻 30g，枳壳 100g，柏子仁 120g，郁李仁 120g，杏仁 100g。

制法服法：上药加水煎煮 3 次，滤汁去渣，合并滤液，加热浓缩为清膏，再将阿胶隔水炖烊，冲入清膏和匀，最后加蜜蜂调入收膏即成。每次 15～20g，每日 2 次，开水调服。可连服数料。

6. 调摄要点

·多食多渣的蔬菜、水果和粗粮、杂粮，可增加肠管内容积，提高肠管内压力，刺激肠蠕动，有利于排便。常见的多渣蔬菜有芹菜、韭菜、菠菜、青菜等。

·每日要有足够的饮水量。根据中医"咸能软坚"理论，如果每日晨起空腹饮 1 杯淡盐开水，对治疗便秘有重要作用。

·养成良好的排便习惯，每日定时排便，即使无便意，亦要按时去蹲厕。

·对便秘患者，不可经常使用泻药或灌肠来解决排便；少用或不用可能引起便秘的药物，如阿托品、氢氧化铝等。

十五、耳鸣的膏滋治疗

耳鸣为一常见的临床症状，人群中约 17% 的个体有过耳鸣的感觉，4% ~5% 的人因此而就诊。耳鸣通常伴有烦恼、睡眠困难、注意力不集中，严重者可影响工作、娱乐和社会交往。耳鸣可因听觉通路上任一部分的异常活动引起，而持续存在的、令人非常烦恼的耳鸣则常受心理因素的影响。

1. 病　因

(1)听觉系统疾病

·外耳：外耳道耵聍栓塞、肿物或异物。

·中耳：各种中耳炎、耳硬化症。

·内耳：梅尼埃病、突发性聋、外伤、噪声性聋、老年性聋等。

(2)全身性疾病

·心脑血管疾病、高血压、高血脂、动脉硬化、低血压等。

·自主神经功能紊乱、精神紧张、抑郁等。

·内分泌疾病：甲状腺功能异常、糖尿病等。

·其他：神经退行性变(如脱髓鞘性疾病)、炎症(病毒感染)、外伤、药物中毒、颈椎病、颞颌关节性疾病或咬合不良等。

2. 临床表现

绝大部分耳鸣是一种主观症状，可为一侧性或双侧性。其性质是多样的，可呈铃声、嗡嗡声、哨声、汽笛声、海涛声、嘶嘶声、吼声等，也可呈各种音调的纯音或杂声。

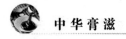
3. 检　查

耳鼻咽喉科及全身检查　应先观察耳内有无鼓膜内陷，鼓膜穿孔的位置及大小、鼓室的状态和咽鼓管的通气度。鼻咽检查应列为常规检查项目，眼底动脉检查可了解血管有无硬化。全身检查包括心、肺、血压及神经系统检查等。

听力检查　是诊断耳鸣的主要步骤。听力检查包括音叉检查、纯音电测听、超听阈检查、言语测听、听阻抗测听及电反应测听等方法。

耳鸣的测定　测定耳鸣的常用方法有：①强度平衡法；②纯音的耳鸣掩蔽检查法；③杂音的耳鸣掩蔽法及疲劳试验检查法等；④频拍振荡器耳鸣掩蔽检查。

他觉性耳鸣可用助听器或听诊器进行检查，软腭肌肉收缩及咽鼓管咽肌收缩时引起的耳鸣，可听到"咕咕"声。有时可观察到，软腭收缩活动情况，血管源性耳鸣有时可听到吹风样杂音或搏动性耳鸣声。

4. 诊　断

一般情况　了解病史，进行耳部及全身临床检查。

听力学检查　纯音测听、声阻抗测听、耳鸣音调和响度匹配检测、耳鸣后效抑制和最小掩蔽级检测，以及其他听力学及电生理检查。

5. 中医膏滋对耳鸣的治疗

中医认为，耳鸣是多种病症的常见症状，常与耳聋合并出现，多发于中老年人，故有"聋为鸣之渐，鸣为聋之始"之说。中医认为耳鸣、耳聋均与肾有密切关系。

耳为肾之窍，为肾所主，又与其他脏腑经络有着广泛的联系。因此，五脏六腑、十二经脉之气血失调皆可导致耳鸣。其中，由外感邪气、脏腑内生痰火瘀滞引起的耳鸣多为实证，由脏腑虚损、久病耗损所致的耳鸣多为虚证，其病理机制各不相同。一般暴聋者多实，渐起者多虚。实证耳鸣一般分为风邪外袭、肝胆火逆、痰火壅结、气血瘀阻型；虚证耳鸣可分为肾精不足、肾阳亏虚、脾气虚弱、心脾血虚型等。中医膏滋适合虚证耳鸣的调养，而实证一般用汤药治疗。

肾虚耳鸣多发于年逾四旬之人，多见于年老体弱或虚羸之人。《内经》云："年四十，阴气自半，起居衰矣。"这与人体器官衰老、功能减退有关。

耳鸣多为耳聋先兆，《杂病源流犀烛·卷二十三》云："耳鸣者，聋之渐也。"肾精不足，则耳窍失养，轻则耳鸣，重则听力下降甚至耳聋失聪。故多数耳鸣、耳聋中医主张从肾入手，从虚论治。最适合膏方调养。

（1）肝肾阴虚型

临床表现：耳鸣、耳聋，鸣声尖细；入夜尤甚，听力渐减，房劳则重，伴头晕眼花，腰膝酸软。舌红少苔，脉细数。

治法：滋补肝肾，清降虚火。

方药：耳聋左慈丸（《重订广温热论》）加味。熟地黄 300g，淮山药200g，山萸肉 200g，牡丹皮 50g，磁石 500g，五味子 200g，石菖蒲 100g，桑椹 200g，煅牡蛎 300g，枸杞子 300g，女贞子 200g，旱莲草 150g，黄精150g，茯苓 100g，泽泻 50g，牛膝 100g，白芍 150g。

加减：手足心热，加知母、黄柏降火坚阴。

制法服法：上药共煎，去渣浓缩，将冬虫夏草 20g 研粉加入，再加入鳖甲胶 90g，龟甲胶 90g，阿胶 250g 收膏。每晨一匙，开水冲服。

（2）肾水不足，心火独亢型

临床表现：耳鸣较甚，虚烦失眠，心悸怔忡，口干咽燥，舌尖红，脉细。

治法：滋补肾阴，清热降火。

方药：黄连阿胶鸡子黄汤合交泰丸加味。黄芩 100g，黄连 100g，鸡子黄 20 个，白芍 200g，肉桂 100g，远志 200g，茯神 120g，牛膝 150g，女贞子 300g，旱莲草 200g，桑椹 200g，山药 200g，知母 60g，生栀子 60g，制首乌 150g，熟地黄 150g。

制法服法：上药共煎，去渣浓缩，加入鳖甲胶 90g，龟甲胶 90g，阿胶250g 收膏。每晨一匙，开水冲服。

（3）肾阳亏虚型

临床表现：久病耳鸣、耳聋，鸣声细弱，入夜明显。并见腰痛或腰膝酸软乏力，面色淡白或㿠白，畏冷肢凉，阳痿或阴寒，月事不调，小便清长，夜尿频数，或尿有余沥。舌质淡胖，脉沉迟。

治法：填精益肾，温阳聪耳。

方药：补骨脂丸加味。磁石 500g，熟地黄 200g，当归 200g，川芎100g，肉桂 30g，菟丝子 200g，巴戟天 200g，淫羊藿 120g，狗脊 120g，川

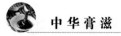

椒 60g，补骨脂 100g，白蒺藜 100g，葫芦巴 60g，杜仲 100g，肉苁蓉 200g，仙茅 100g，海狗肾 1 副，白芷 60g，石菖蒲 100g。

制法服法：上药共煎，去渣浓缩，将冬虫夏草 20g 研粉加入，再用蜂蜜 100g 收膏。每晨一匙，开水冲服。

（4）肺脾气虚型

临床表现：耳鸣耳聋反复发作，逐年加重。并见倦怠乏力，少气懒言，面色不华，食欲不振，易感冒。舌质淡，脉细缓无力。

治法：补益肺脾，升阳充耳。

方药：益气聪明汤（《证治准绳》）加减。黄芪 300g，人参 100g，升麻 100g，葛根 150g，蔓荆子 100g，白芍 150g，山药 200g，生白术 200g，黄精 150g，白扁豆 150g，茯苓 120g，桔梗 30g，防风 30g，石菖蒲 100g，白蒺藜 90g，甜杏仁 90g，黑料豆 90g，炙甘草 60g。

加减：兼头晕者，加天麻、白蒺藜祛风定晕。

制法服法：上药共煎，去渣浓缩，加入阿胶 250g，蜂蜜 100g 收膏。每晨一匙，开水冲服。

（5）心脾血虚型

临床表现：耳鸣、耳聋，每于蹲位起立时突然加重，或觉头部、耳内空虚发凉感，或于劳后加重。兼见面色萎黄无华，倦怠少力，失眠多梦，心悸不宁，或心神恍惚。舌质淡，脉细或弦细。

治法：补益心脾，养血安神。

方药：归脾汤（《济生方》）加味。黄芪 300g，党参 200g，当归 200g，熟地黄 200g，白术 100g，茯苓 100g，龙眼肉 300g，酸枣仁 200g，木香 60g，远志 100g，丹参 150g，石菖蒲 100g，葛根 100g，黄精 120g，骨碎补 100g，制首乌 150g，黑芝麻 120g，黑料豆 120g，炙甘草 60g。头晕加天麻、白蒺藜；心悸怔忡，失眠多梦加磁石、龙骨。

制法服法：上药共煎，去渣浓缩，加入阿胶 250g，蜂蜜 100g 收膏。每晨一匙，开水冲服。

（6）中气不足型

临床表现：耳鸣，或如蝉噪，或如钟鼓，或如水激，久则耳聋，面色黄白，倦怠无力，神疲纳少，舌淡苔薄。

治法：健脾益气，补中升清。

方药：黄芪300g，人参100g，党参200g，茯苓300g，白术150g，陈皮60g，升麻50g，柴胡50g，葛根150g，蔓荆子150g，枳壳300g，川芎60g，当归60g，生地黄100g，石菖蒲150g，磁石300g，黄精150g，山药150g，路路通100g，谷麦芽各100g，木香30g，甘草90g，大枣150g。

制法服法：上药共煎，去渣浓缩，加入蜂蜜100g收膏。每晨一匙，开水冲服。

6. 调摄要点

·尽量少用耳机或耳塞。

·克服焦虑，放松心情。

·鼓膜按摩：将两手掌同时堵住左右耳，挤压后迅速离开，多做几次。这样可以促进耳部的血液循环，对缓解耳鸣以及缓解脑部疲劳有好处。

·耳部按摩：洗脸时，轻轻按摩揉搓耳朵及耳垂，或是将双手掌按住耳部，拇指置于脑后，四指敲打后脑勺。这样可通过刺激神经末梢促进血液、淋巴循环和组织代谢，缓解耳鸣。

十六、腰痛的膏滋治疗

腰痛是中医病症名，是指因外感、内伤或挫闪导致腰部气血运行不畅，或失于濡养，引起腰脊或脊旁部位疼痛为临床表现的一种病证。

1. 病　因

外伤性　①急性损伤：因各种直接或间接暴力，肌肉拉力所致的腰椎骨折、脱位或腰肌软组织损伤。②慢性损伤：工作时的不良体位，劳动姿势，搬运重物等引起的慢性累积性损伤。在遇到潮湿寒冷等物理性刺激后极易发生腰背痛。

炎症性　①感染性：可见于结核菌、化脓菌或伤寒菌对腰部及软组织的侵犯形成感染性炎症。②无菌性炎症：寒冷、潮湿、变态反应和重手法推拿可引起骨及软组织炎症。导致骨膜、韧带、筋膜和肌纤维的渗出、肿胀变性。

退行性变　人从20～25岁则开始退变。包括纤维环及髓核组织退变。如过度活动，经常处于负重状态则髓核易于脱出，前后纵韧带，小关节随椎体松动移位，引起韧带骨膜下出血，微血肿机化，骨化形成骨刺。髓核

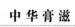

突出和骨刺可压迫或刺激神经引起疼痛。

先天性疾患　最常见于腰骶部，是引起下腰痛的常见病因。

肿瘤性疾患　原发性或转移性肿瘤对胸腰椎及软组织的侵犯。

2. 临床表现

临床以腰部一侧或两侧发生疼痛为临床表现。腰痛常可放射到腿部，常伴有外感或内伤症状。腰椎 X 线片等检查，常可见异常。妇女由于有月经、孕育、分娩、哺乳等生理特点，同时又有月经病、带下病、妊娠病、妇科杂病及节育等病理特点，所以腰痛是常见的病症。经产妇女 80% 以上都可出现腰痛，特别是经期、孕期和产后的腰痛，常被认为是生理性疼痛，不需要特别治疗。

3. 检　查

CT 检查　可清晰显示椎体前后缘的骨赘、硬脊膜囊、脊髓、神经根的受压部位和程度，测得椎管前后径和横径，还能了解椎间孔和横突孔有无狭小、椎板有无肥厚等。

X 线片　普通 X 线摄片应做常规检查，是其他影像检查的基础。一般须摄正位、侧位和左右斜位片，必要时加摄颈部前屈和后伸时的侧位片。正位片可能见到椎间隙狭窄、钩椎关节骨质增生，椎弓根增粗；侧位片可发现颈椎生理前突消失、椎体前后缘形成骨唇、椎间隙狭窄和椎管狭窄；斜位片可判定椎间孔的情况。

磁共振　可清晰显示椎间盘组织后突，压迫硬脊膜囊和脊髓的情况，以及有无静脉回流受阻、受压，局部脊髓内有无囊性病变等情况。

血液检查　怀疑有结核、强直性脊柱炎者需行 ESR（红细胞沉降率）、ASO（抗 O）、RF（类风湿因子）、CRP（C 反应蛋白）检查。

4. 诊　断

可通过详细询问病史，包括年龄、性别、职业、工作环境及发病诱因等。青年人腰痛多半为腰肌劳损，而老年人以腰椎骨关节病和骨质疏松伴有压缩性骨折居多。超负荷重体力劳动后常可发生腰肌劳损，身体瘦弱的女性常因劳累后而感腰痛，肺结核或淋巴结核患者长期出现腰痛时要考虑脊柱结核，有癌瘤病史者出现腰痛要考虑脊柱转移瘤，急性腰痛卧床休息后明显好转者要想到急性腰肌劳损，腰痛伴有单侧下肢后外侧痛，咳嗽时疼痛加剧者应考虑腰椎间盘突出。

5. 中医膏滋对腰痛的治疗

中医对腰痛的认识较为深刻，在中医医书中常有"气滞腰痛""血瘀腰痛""寒湿腰痛"，以及"闪腰""虚劳"等描述。传统医学不单纯着眼于腰痛的局部，而且认为腰痛与气血、经络、脏腑等功能有着十分密切的联系。中医学认为，产生腰痛的病因主要有以下几种类型：急性闪挫所致气血瘀滞型、外感风寒湿邪所致的经络痹塞型、久病劳损及肾虚型。

急性闪挫所致气血瘀滞型腰痛是常因外力的击扑闪挫、跌打损伤引起。外伤导致经络损伤、气滞血瘀，从而产生疼痛如锥，痛有定处。气血阻于腰间，不能输送下肢，而见下肢麻痛相间，日久筋失所养，见肢软无力，肉萎不红等症状，多常见痛。

外感风寒湿邪所致的经络痹塞型腰痛是因为风寒湿邪客于膀胱经及督脉后，造成气血凝滞、脉络不通所致。患者可因不同的诱发因素表现为腰膝冷痛、下肢重着、走窜麻痛等多种症状。

久病劳损及肾虚型腰痛患者多年龄较大、病程较久、体质较差。中医学认为"腰者，肾之府""凡腹痛悠悠戚戚，屡发不已者，肾之虚也"。这种腰痛常因七情内伤、房事不节，或年老体衰、肾气亏损，不运行，筋脉失养所致。

中医一般将腰痛分为外感及内伤两大类论治，外感风寒湿邪腰痛一般采用汤剂治疗；内伤腰痛一般可分为肾阳虚、肾阴虚、肾精亏虚、气虚血瘀四型，比较适合采用膏方治疗。

(1) 肾阳虚型

临床表现：腰痛怕冷，得温痛减，伴面色苍白，手足不温，精神疲乏，舌质淡，脉沉细。

治法：温补肾阳。

方药：熟地黄 200g，山药 200g，川芎 100g，肉桂 60g，干姜 100g，菟丝子 200g，巴戟天 200g，锁阳 100g，仙茅 100g，淫羊藿 120g，肉苁蓉 200g，枸杞子 200g，狗脊 120g，川椒 60g，葫芦巴 60g，鹿角胶 200g，杜仲 100g，五加皮 100g，地龙 100g，伸筋草 150g，当归 120g。

制法服法：所有药物除鹿角胶外，加水煎煮 3 次，滤汁去渣，合并滤

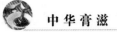

液，加热浓缩为清膏，再将鹿角胶加适量黄酒浸泡后隔水炖烊，冲入清膏和匀，最后加蜂蜜 150g 调入收膏即成。每次 15～20g，每日 2 次，开水调服。可连服数料。

（2）肾阴虚型

临床表现：腰膝酸软，体倦乏力，眩晕耳鸣，失眠多梦，形体消瘦，潮热盗汗，五心烦热，咽干颧红，须发早白，男子阳强易举或阳痿遗精，妇女经少经闭或崩漏，夜尿频多，大便干结，舌红少津，脉细数。

治法：滋阴补肾。

方药：熟地黄 300g，淮山药 200g，女贞子 200g，旱莲草 150g，山萸肉 200g，牡丹皮 50g，五味子 200g，桑椹 200g，枸杞子 300g，黄精 150g，茯苓 100g，牛膝 100g，白芍 150g，龟甲 300g，制鳖甲 300g。

制法服法：所有药物加水煎煮 3 次，滤汁去渣，合并滤液，加热浓缩为清膏，再将阿胶加适量黄酒浸泡后隔水炖烊，冲入清膏和匀，最后加蜂蜜 150g 调入收膏即成。每次 15～20g，每日 2 次，开水调服。可连服数料。

（3）肾精不足型

临床表现：腰部酸痛，腿膝无力，遇劳更甚，卧则减轻，形羸气短，肌肉瘦削。舌质淡，苔薄，脉沉细。

治法：补肾益精。

方药：熟地黄 300g，淮山药 200g，枸杞子 200g，鹿角胶 200g，冬虫夏草 30g，肉苁蓉 200g，紫河车 100g，女贞子 200g，旱莲草 150g，山萸肉 200g，牡丹皮 50g，五味子 200g，桑椹 200g，黄精 150g，茯苓 100g，牛膝 100g，白芍 150g，制鳖甲 300g。

制法服法：所有药物除鹿角胶、冬虫夏草、紫河车外，加水煎煮 3 次，滤汁去渣，合并滤液，加热浓缩为清膏，再将鹿角胶加适量黄酒浸泡后隔水炖烊，冬虫夏草研粉冲入清膏和匀，紫河车洗净后烘焙干燥后研粉冲入清膏和匀，最后加蜂蜜 150g 调入收膏即成。每次 15～20g，每日 2 次，开水调服。可连服数料。

（4）气虚血瘀型

临床表现：腰痛不耐久坐，疼痛缠绵，不能久行久立，下肢麻木，面色少华，神疲乏力。舌质瘀紫，苔薄，脉弦紧。

治法：益气养血、活血化瘀。

方药：黄芪 300g，生晒参 50g，白术 200g，山药 200g，当归 200g，熟地黄 120g，白芍 120g，制首乌 120g，龙眼肉 120g，赤芍 120g，地龙 120g，川芎 120g，桃仁 200g，红花 100g，牛膝 120g，桑寄生 200g，五加皮 200g，伸筋草 120g。

制法服法：所有药物加水煎煮 3 次，滤汁去渣，合并滤液，加热浓缩为清膏，最后加蜂蜜 150g 调入收膏即成。每次 15～20g，每日 2 次，开水调服。可连服数料。

6. 调摄要点

· 保持良好的生活习惯，防止腰腿受凉，防止过度劳累。

· 站或坐姿势要正确。站或坐姿不正确时脊柱不正，会造成椎间盘受力不均匀，是造成椎间盘突出的隐伏根源。

· 提重物时不要弯腰，应该先蹲下拿到重物，然后慢慢起身，尽量做到不弯腰。

· 卧床休息，宜选用硬板床，保持脊柱生理弯曲。

· 平时应加强腰背肌锻炼，加强腰椎。

· 避免坐卧湿地，若涉水、淋雨或身劳汗出后应立即换衣擦身，暑天湿热郁蒸时应避免夜宿室外或贪冷就凉。

十七、贫血的膏滋治疗

贫血是指单位容积循环血液内的血红蛋白量、红细胞数和血细胞比容低于正常的病理状态。贫血对身体的伤害极大，贫血患者往往有心率加快、头晕、乏力、气促、心悸等症状。我国血液病学专家认为在我国一般海拔地区，成年男性 Hb < 120g/L，成年女性（非妊娠）Hb < 110g/L，孕妇 Hb < 100g/L 就有贫血。不过，久居高原地区居民的血红蛋白正常值较一般海拔地区居民为高；在妊娠、低蛋白血症、充血性心力衰竭、脾肿大及巨球蛋白血症时，血浆容量增加，此时即使红细胞容量是正常的，但因血液被稀释，血红蛋白浓度降低，也容易被误诊为贫血。

1. 病　因

（1）红细胞生成减少性贫血

造血干祖细胞异常所致贫血　如再生障碍性贫血、先天性红细胞生成

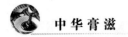

异常性贫血、造血系统恶性克隆性疾病。

造血调节异常所致贫血　如骨髓基质细胞受损所致贫血、淋巴细胞功能亢进所致贫血、造血调节因子水平异常所致贫血、造血细胞凋亡亢进所致贫血。

造血原料不足或利用障碍所致贫血　如叶酸或维生素 B_{12} 缺乏或利用障碍所致贫血、缺铁和铁利用障碍性贫血。缺铁和铁利用障碍性贫血是临床上最常见的贫血类型。

（2）红细胞破坏过多性贫血

红细胞破坏过多性贫血即溶血性贫血。

（3）失血性贫血

因失血过多导致。

2. 临床表现

软弱无力　疲乏、困倦，是因肌肉缺氧所致。为贫血最常见和最早出现的症状。

心血管系统　心悸为最突出的症状之一，有心动过速，在心尖或肺动脉瓣区可听到柔和的收缩期杂音，称为贫血性杂音，严重贫血可听到舒张期杂音。严重贫血或原有冠心病，可引起心绞痛、心脏扩大、心力衰竭。

中枢神经系统　头晕、头痛、耳鸣、眼花、注意力不集中、嗜睡等均为常见症状。晕厥甚至神志模糊可出现于贫血严重者或发病急骤者，特别是老年患者。

皮肤、黏膜苍白　皮肤、黏膜、结膜及皮肤毛细血管的分布和舒缩状态等因素的影响。一般认为睑结膜、手掌大小鱼际及甲床的颜色判定比较可靠。

呼吸系统　气急或呼吸困难，大都是由于呼吸中枢低氧或高碳酸血症所致。

3. 检　查

血常规检查　有无贫血及贫血严重程度，是否伴白细胞或血小板数量的变化。据红细胞参数，即平均红细胞体积（MCV）、平均红细胞血红蛋白量（MCH）及平均红细胞血红蛋白浓度（MCHC）等可对贫血进行红细胞形态分类，为诊断提供相关线索。网织红细胞计数可间接反映骨髓红系增生及代偿情况。

骨髓检查　骨髓细胞涂片反映骨髓细胞的增生程度、细胞成分、比例和形态变化。骨髓活检反映骨髓造血组织的结构、增生程度、细胞成分和形态变化。骨髓检查对某些贫血，白血病，骨髓坏死、骨髓纤维化或大理石变，髓外肿瘤细胞浸润等具有诊断价值。

发病机制检查　贫血的发病机制检查如缺铁性贫血的铁代谢及引起缺铁的原发病检查；巨幼细胞贫血的血清叶酸和维生素 B_{12} 水平测定及导致此类造血原料缺乏的原发病检查；溶血性贫血可发生游离血红蛋白增高、结合珠蛋白降低、血钾增高、间接胆红素增高等。

4. 诊　断

（1）病　史

·贫血的起病、发展及特征性表现。

·有无致病因素存在。

·是否有引起贫血的慢性疾病。

·有无遗传因素。

·对常用抗贫血药物治疗的反应。

（2）典型的临床症状及体征

（3）实验室检查

5. 中医膏滋对贫血的治疗

本病属中医学"虚劳""萎黄""血枯"等范畴。多由饮食不当、劳倦虚损、虫积或出血过多所致。由于脾胃为后天之本，生化之源，饮食劳倦伤脾，导致生化乏源是本病最常见的病理机制；精血同源，肾精匮乏亦可导致精不生血；肝藏血，心主血，脾统血，三脏功能低下亦可使气血不循常道而有各种出血性病证；再如虫积为疳、金创伤损等均可导致本病。

临床上主要可分为气血两亏、脾肾两虚、肝肾阴虚、虫积耗血等基本证型，治疗以补益气血、健脾滋肾等法为主。

由于五脏相关，气血同源，阴阳互根，所以由各种原因导致的虚损病常相互影响，治疗时除需要注意其彼此间的相关性外，还应考虑气血的流通与生化的振奋问题，这样才能收到较理想的效果。

（1）气血两亏型

临床表现：面色㿠白，倦怠无力，头晕心悸，少气懒言，苔薄舌质淡胖，脉细等症状。

治法：养心悦脾，补益气血。

方药：八珍汤加味。人参60g，炙黄芪300g，肉桂30g，白术、白芍药各120g，生地黄、熟地黄各150g，茯苓、茯神各120g，当归120g，川芎90g，制何首乌90g，女贞子90g，墨旱莲90g，枸杞子90g，炒酸枣仁90g，远志60g，陈皮60g，炙甘草30g，大枣60g，谷芽、麦芽各150g。

制法服法：上药共煎，去渣浓缩，加入桂圆肉90g，鹿角胶90g，阿胶90g，白文冰250g收膏。每晨一匙，开水冲服。

（2）肝肾阴虚型

临床表现：可见消瘦面黄，精神疲惫，腰膝酸软，头晕耳鸣，咽干唇燥，手足心热，苔薄，舌质红、体瘦瘪，脉细弦数。

治法：调补肝肾，滋水涵木。

方药：滋水清肝饮加减。生地黄、熟地黄各150g，太子参150g，怀山药150g，山茱萸90g，白术、白芍药各90g，当归90g，菟丝子90g，枸杞子120g，制何首乌120g，黑料豆100g，沙苑子100g，旱莲草100g，女贞子100g，郁金90g，百合120g，炒知母、炒黄柏各90g，木瓜90g，酸枣仁90g，麦门冬90g，杜仲120g，川续断120g。

制法服法：上药共煎，去渣浓缩，加入鹿角胶60g，龟甲胶90g，鳖甲胶90g，白文冰250g收膏。每晨一匙，开水冲服。

（3）脾肾阳虚型

临床表现：神疲乏力，少气懒言，纳差便溏，腰酸膝软，头昏耳鸣，苔薄舌质淡，脉细迟。

治法：益气温阳，健脾补肾。

方药：黄芪建中汤合右归丸加减。炙黄芪250g，桂枝60g，白术、白芍药各120g，杜仲90g，菟丝子100g，熟附块45g，补骨脂90g，肉豆蔻60g，吴茱萸45g，五味子90g，仙茅90g，淫羊藿150g，山药120g，党参150g，茯苓120g，川续断、杜仲各90g，陈皮45g，沙苑子90g，丹参90g，山楂、神曲各60g。

制法服法：上药共煎，去渣浓缩，加入鹿角胶90g，白文冰250g收膏。每晨一匙，开水冲服。

（4）肾精亏耗型

临床表现：眩晕耳鸣，腰膝酸软，性欲低下，男子精少，滑泄、阳痿，女子天癸早竭，过早衰老，神疲健忘，舌淡苔少，脉沉细。

治法：补肾填精。

方药：五子衍宗丸合补肾益精汤加味。熟地黄 300g，枸杞子 150g，山药 150g，茯苓 150g，巴戟天 150g，党参 150g，补骨脂 150g，仙茅 150g，淫羊藿 120g，山萸肉 150g，露蜂房 30g，蛇床子 12g，枸杞子 150g，菟丝子 120g，覆盆子 150g，五味子 120g，车前子 60g，冬虫夏草末、紫河车各 30g，牛骨髓、蜂蜜各 250g。

将冬虫夏草末、紫河车择净，研成细末，加入牛骨髓捣成的糊状物中，搅匀，另置。再将其余药物共煎，去渣浓缩，药液加入糊状物中，加入蜂蜜，慢火煎熬 2h 收膏。每次 1 汤匙，每日 2 次，连续 3~5 个月。

6. 调摄要点

·饮食上富于营养和高热量、高蛋白、多维生素、含丰富无机盐和饮食，有助于恢复造血功能。

·缺铁性贫血可多吃动物的内脏，如心、肝、肾，以及牛肉、鸡蛋黄、大豆、菠菜、红枣、黑木耳等。

·再生障碍性贫血患者要注意防止交叉感染，尽量不要去公共场所；住房要通风；忌服合霉素、氯霉素、磺胺类、退热止痛片等抑制骨髓的药物。

·避免过度劳累，保证睡眠时间。

十八、失眠的膏滋治疗

失眠是指患者对睡眠时间和(或)质量不满足并影响日间社会功能的一种主观体验。失眠为各种原因引起入睡困难、睡眠深度或频度过短(浅睡性失眠)、早醒及睡眠时间不足或质量差等。临床以不易入睡、睡后易醒、醒后不能再寐、时寐时醒，或彻夜不寐为其证候特点，并常伴有日间精神不振、反应迟钝、体倦乏力甚则心烦懊恼，严重影响身心健康及工作、学习和生活。

1. 病　因

失眠按病因可划分为原发性和继发性两类。

(1)原发性失眠

通常缺少明确病因，或在排除可能引起失眠的病因后仍遗留失眠症状，主要包括心理生理性失眠、特发性失眠和主观性失眠三种类型。原发性失眠的诊断缺乏特异性指标，主要是一种排除性诊断。当可能引起失眠的病因被排除或治愈以后，仍遗留失眠症状时即可考虑为原发性失眠。心理生理性失眠在临床上发现其病因都可以溯源为某一个或长期事件对患者大脑边缘系统功能稳定性的影响，边缘系统功能的稳定性失衡最终导致了大脑睡眠功能的紊乱，失眠发生。

（2）继发性失眠

包括由于躯体疾病、精神障碍、药物滥用等引起的失眠，以及与睡眠呼吸紊乱、睡眠运动障碍等相关的失眠。失眠常与其他疾病同时发生，有时很难确定这些疾病与失眠之间的因果关系。

2. 临床表现

·不能熟睡。

·早醒、醒后无法再入睡。

·频频从噩梦中惊醒，自感整夜都在做噩梦。

·睡过之后精力没有恢复。

·发病时间可长可短，短者数天可好转，长者持续数日难以恢复。

·睡眠感觉障碍，缺乏睡眠的真实感，容易被惊醒，有的对声音、灯光敏感。

·日间认知功能障碍。

·记忆功能下降、注意功能下降、计划功能下降从而导致白天困倦，工作能力下降，在停止工作时容易出现日间嗜睡现象。

3. 检 查

脑电图多导联描记　可进行全夜睡眠过程监测，因为睡眠不安和白天嗜睡的主诉有各种不同的原因，而脑电图多导联描记对于准确诊断是必不可少的。失眠患者主要表现为睡眠潜伏期延长、入睡后觉醒次数增多、睡眠效率降低等。非快速眼动睡眠相（NREM）睡眠第 1 期时间延长，NREM 睡眠第 3 期、第 4 期时间减少等。可见肌紧张升高，脑电图 α 波节律增多。

实验室检查　在询问病史和重点神经系统查体基础上，为鉴别器质性病变导致的失眠，必要的有选择性的辅助检查项目包括：①CT 及 MRI 等检查；②血常规、血电解质、血糖、血尿素氮。

4. 诊　断

·《中国成人失眠诊断与治疗指南》制定了中国成年人失眠的诊断标准：①失眠表现为入睡困难，入睡时间超过 30min；②睡眠质量下降，睡眠维持障碍，整夜觉醒次数 ≥ 2 次，早醒，睡眠质量下降；③总睡眠时间减少，通常少于 6h。

·在上述症状基础上同时伴有日间功能障碍。睡眠相关的日间功能损害包括：①疲劳或全身不适；②注意力、注意维持能力或记忆力减退；③学习、工作和(或)社交能力下降；④情绪波动或易激惹；⑤日间思睡；⑥兴趣、精力减退；⑦工作或驾驶过程中错误倾向增加；⑧紧张、头痛、头晕，或与睡眠缺失有关的其他躯体症状；⑨对睡眠过度关注。

·病因学排除检查：因为睡眠疾病的发生常常和内分泌功能、肿瘤、糖尿病及心血管病相关，所以建议进行甲状腺功能检查、性激素水平检查、肿瘤标记物检查、血糖检查、动态心电图夜间心率变异性分析。部分患者需要进行头部影像学检查。

5. 中医膏滋对失眠的治疗

失眠中医称不寐，以经常性不能获得正常睡眠为主要特征，是中医神志病中常见的一种病证。主要表现为睡眠时间、深度不足，轻者入睡困难，或寐而不酣，时寐时醒，或醒后不能再寐，重则彻夜不寐，常影响人们的正常工作、生活、学习和健康。不寐病名出自《难经·第四十六难》，中医古籍中亦有"不得卧""不得眠""目不瞑""不眠""少寐"等名称。临证轻者入寐困难，时寐时醒，醒后不能再寐，或寐而不酣；重者可彻夜不寐。人体正常睡眠乃阴阳之气自然而有规律地转化结果，这种规律如果被破坏，就可导致不寐症。其病因、病机主要有虚实两方面，实者为七情内伤、肝失条达、饮食失节、痰热上扰；虚者为心肾不交、水火不济、劳倦过度、心脾两虚。中医膏方只针对虚证治疗。

本病辨证首分虚实。虚证，多属阴血不足，心失所养，临床特点为体质瘦弱，面色无华，神疲懒言，心悸健忘。实证为邪热扰心，临床特点为心烦易怒，口苦咽干，便秘溲赤。次辨病位，病位主要在心。由于心神的失养或不安，神不守舍而不寐，且与肝、胆、脾、胃、肾相关。如急躁易怒而不寐，多为肝火内扰；脘闷苔腻而不寐，多为胃腑宿食，痰热内盛；心烦心悸，头晕健忘而不寐，多为阴虚火旺，心肾不交；面色少华，肢倦神疲而不寐，多属脾虚不运，心神失养；心烦不寐，触事易惊，多属心胆气虚等。

治疗当以补虚泻实、调整脏腑阴阳为原则。实证泻其有余，如疏肝泻火，清化痰热，消导和中；虚证补其不足，如益气养血、健脾补肝益肾。在此基础上安神定志，如养血安神、镇惊安神、清心安神。

由于不寐的病机关键在于心神不安，因而安神定志为本病的基本治法，其中主要有养血安神、清心安神、育阴安神、益气安神、镇肝安神、补脑安神等不同治法。同时要注重调整脏腑阴阳气血　由于不寐主要因脏腑阴阳失调、气血失和，以致心神不宁而不寐。因而首先应从本而治，着重调治所病脏腑及其气血阴阳，以"补其不足、泻其有余、调其虚实"为总则，应用补益心脾、滋阴降火、交通心肾、疏肝养血、益气镇惊、化痰清热、和胃化滞、活血通络等法，由此使气血和调、阴阳平衡、脏腑功能恢复正常。心神守舍，则不寐可愈。

（1）心脾两虚型

临床表现：患者不易入睡，或睡中梦多，易醒再难入睡，兼见心悸健忘，头晕目眩，肢倦神疲，饮食无味，面色少华，舌质淡，苔薄白，脉细弱。

治法：补益心脾，养血安神。

方药：归脾汤加味。党参200g，黄芪180g，白术120g，茯神120g，炒酸枣仁180g，龙眼肉150g，当归120g，远志100g，五味子120g，合欢花120g，夜交藤120g，柏子仁120g，生牡蛎300g，熟地黄150g，白芍120g，阿胶200g，半夏30g，陈皮30g，茯苓100g，厚朴30g，甘草60g，大枣30枚。

制法服法：上药除阿胶外，其余药物加水煎煮3次，滤汁去渣，合并滤液，加热浓缩为清膏，再将阿胶加适量黄酒浸泡后隔水炖烊，冲入清膏和匀，最后加蜂蜜300g收膏即成。每次15～20g，每日2次，开水调服。

（2）阴虚火旺型

临床表现：心烦不寐，心悸不安，头晕，耳鸣，健忘，腰酸，手足心发热，盗汗，口渴，咽干，或口舌糜烂、舌质红，少苔，脉细数。

治法：滋阴清心，养脑安神。

方药：黄连阿胶汤加味。黄连 100g，阿胶 120g，黄芩 100g，白芍 180g，鸡子黄 10 枚，当归 120g，麦冬 120g，五味子 80g，北沙参 150g，女贞子 120g，桑椹 120g，枸杞子 120g，柏子仁 120g，酸枣仁 150g，龙眼肉 120g，生牡蛎 300g。

制法服法：上药除阿胶外，其余药物加水煎煮 3 次，滤汁去渣，合并滤液，加热浓缩为清膏，再将阿胶加适量黄酒浸泡后隔水炖烊，冲入清膏和匀，最后加蜂蜜 300g 收膏即成。每次 15～20g，每日 2 次，开水调服。

（3）心胆气虚型

临床表现：不寐多梦，易于惊醒，胆怯心悸，遇事善惊，气短倦怠，小便清长，舌淡，脉弦细。

治法：益气镇惊，安神定志。

方药：安神定志丸加味。人参 90g，黄芪 300g，白术 120，山药 150g，黄精 120g，茯苓 150g，茯神 120g，远志 150g，石菖蒲 120g，合欢皮 120g，酸枣仁 150g，柏子仁 120g，龙齿 300g，炙龟甲 300g，生牡蛎 300g，煅磁石 300g。

制法服法：上药加水煎煮 3 次，滤汁去渣，合并滤液，加热浓缩为清膏，加蜂蜜 300g 收膏即成。每次 15～20g，每日 2 次，开水调服。

（4）心肾不交型

临床表现：心烦不寐，头晕耳鸣，烦热盗汗，咽干，精神萎靡，健忘，腰膝酸软；男子滑精阳痿，女子月经不调，舌红少苔，脉细数。

治法：交通心肾，补脑安神。

方药：交泰丸合天王补心丹加味。人参 60g，茯苓 120g，玄参 100g，丹参 100g，桔梗 30g，远志 150g，当归 120g，白芍 120g，五味子 120g，麦门冬 120g，天门冬 120g，柏子仁 120g，酸枣仁 200g，生地黄 120g，熟地黄 150g，山药 200g，山茱萸 150g，女贞子 120g，黄连 90g，肉桂 60g。

制法服法：上药加水煎煮 3 次，滤汁去渣，合并滤液，加热浓缩为清膏，加蜂蜜 300g 收膏即成。每次 15～20g，每日 2 次，开水调服。

（5）肝郁血虚型

临床表现：难以入睡，即使入睡，梦多易醒，或胸胁胀满，善叹息，易怒急躁，舌红苔黄，脉弦数。

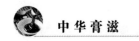

治法：疏肝养心，安神镇惊。

方药：酸枣汤加味。酸枣仁 200g，甘草 60g，知母 120g，茯神 100g，川芎 60g，柴胡 120g，川楝子 60g，枳壳 60g，生麦芽 200g，当归 200g，白芍 150g，熟地黄 200g，阿胶 200g，牡丹皮 100g，忍冬藤 60g，夜交藤 150g，珍珠母 300g，柏子仁 120g，合欢皮 120g。

制法服法：上药除阿胶外，其余药物加水煎煮 3 次，滤汁去渣，合并滤液，加热浓缩为清膏，再将阿胶加适量黄酒浸泡后隔水炖烊，冲入清膏和匀，最后加蜂蜜 300g 收膏即成。每次 15～20g，每日 2 次，开水调服。

(6) 营卫不和型

临床表现：患者不易入睡，或睡中梦多，易醒再难入睡，兼见汗出恶风，周身酸楚，时寒时热，或表现半身、某局部出汗，苔薄白，脉缓。

治法：调和营卫，养心安神。

方药：桂枝 150g，炙甘草 120g，牡蛎 300g，龙骨 300g，当归 120g，酸枣仁 150g，柏子仁 120g，合欢皮 150g，夜交藤 150g，五味子 150g，远志 150g，葛根 150g，女贞子 120g，大枣 50 枚，黄芪 200g，茯神 150g，党参 150g，桃仁 150g，木香 150g，香附 150g，陈皮 150g，佛手 150g，沉香 150g，淮山药 300g。

制法服法：上味煎至取浓汁，文火成糊汁，加入阿胶、蜂蜜等收膏，冷却装瓶。每日口服 10～20ml，每日两次，服用时间为每日中午和晚间睡眠前，连续 10d 为一疗程。

6. 调摄要点

要有正确的睡眠姿势　一般采用右侧睡，微屈双腿，全身自然放松，一手屈肘放枕前，一手自然放在大腿上，这种睡眠姿势是最好的。

睡前饮热牛奶　牛奶能促使大脑分泌促进睡眠的血清素；同时牛奶中含有微量吗啡样式物质，具有镇定安神作用，从而促使人体安稳入睡。

睡前冲个热水澡　热浴有助于放松肌肉，提高身体核心温度，令人感到疲倦，更容易入睡。下午 2 点后不要喝茶和咖啡。

十九、骨髓抑制的膏滋治疗

骨髓抑制是指骨髓中血细胞前体的活性下降。血液中的红细胞和白细胞都源于骨髓中的干细胞。血液中的血细胞寿命短，常常需要不断补充。为了达到及时补充的目的，作为血细胞前体的干细胞必须快速分裂。化学治疗、放射治疗及许多其他抗肿瘤治疗方法，都是针对快速分裂的细胞，因而常常导致正常骨髓细胞受抑。

1. 病　因

骨髓抑制是多数化疗药的常见毒性反应，大多数化疗药均可引起不同程度的骨髓抑制，使周围血细胞数量减少，血细胞由多种成分组成，每一种成分都对人体起着不可缺少的作用，任何一种成分的减少都使机体产生相应的不良反应。较常见的药物如阿霉素、紫杉醇、卡铂、异环磷酰胺、长春碱类等。

2. 临床表现

骨髓抑制在早期可表现为白细胞或粒细胞尤其是总细胞减少，或血小板的减少，严重时血小板、红细胞、血红蛋白均可降低。当血小板减少低于 $50 \times 10^9/L$ 时，容易发生中枢神经系统、胃肠道及呼吸道出血，同时患者还可见疲乏无力、抵抗力下降、易感染、发热等表现。

3. 检　查

骨髓抑制通常发生在化疗后。因粒细胞平均生存时间最短，约为 $6 \sim 8h$，因此骨髓抑制常最先表现为白细胞下降；血小板平均生存时间约为 $5 \sim 7d$，其下降出现较晚较轻；而红细胞平均生存时间为 120d，受化疗影响较小，下降通常不明显。多数化疗药物所致的骨髓抑制，通常见于化疗后 $1 \sim 3$ 周，约持续 $2 \sim 4$ 周逐渐恢复，并以白细胞下降为主，可有伴血小板下降，少数药如吉西他滨、卡铂、丝裂霉素等则以血小板下降为主。所以在化疗后可通过检测白细胞和血小板的数量来判断是否发生了骨髓抑制。

4. 诊　断

骨髓抑制的级别诊断：骨髓抑制程度根据 WHO 分为 0 ～ Ⅳ级。0 级：白细胞 $\geqslant 4.0 \times 10^9/L$，血红蛋白 $\geqslant 110g/L$，血小板 $\geqslant 100 \times 10^9/L$；Ⅰ级：白细胞 $(3.0 \sim 3.9) \times 10^9/L$，血红蛋白 95 ～ 100g/L，血小板 $(75 \sim 99) \times 10^9/L$；Ⅱ级：白细胞 $(2.0 \sim 2.9) \times 10^9/L$，血红蛋白 80 ～ 94g/L，血小板 $(50 \sim 74) \times 10^9/L$；Ⅲ级：白细胞 $(1.0 \sim 1.9) \times 10^9/L$，血红蛋白 65 ～ 79g/L，血小板

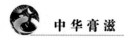

$(25 \sim 49) \times 10^9/L$；Ⅳ级：白细胞 $(0 \sim 1.0) \times 10^9/L$，血红蛋白 $< 65g/L$，血小板 $< 25 \times 10^9/L$。

5. 中医膏滋对骨髓抑制的治疗

中医古籍并无骨髓抑制的病名记载，大多学者将其归为"血虚""虚劳"等范畴。中医认为只有肾精充足，方能"骨髓坚固，气血皆从"。若肾虚，则髓不能满。因精血同源，若气血亏虚，气血乏源则髓不能满，表现为骨髓抑制等。现代抗肿瘤化疗药物的广泛使用导致患者正气受损，气血俱虚，阴阳失和，脏腑亏损. 其发病与心、肝、脾、肾等脏有关，尤其是脾肾之虚最为关键。气虚则不能生血，精虚则不能化血。

气血亏虚是肿瘤化疗后骨髓抑制的基本病理状态，毒、瘀为害是骨髓抑制发生、发展的关键因素。中医诊治骨髓抑制应首先从气血入手，补气养血并适当活血化瘀，以改善正虚血瘀的状态。同时还应调治与气血生成密切相关脏腑，重点以调理脾肾为主，养后天而助先天，扶正气而生精血，以使气血化生有源。大量文献已证实，补气养血、活血化瘀、健脾补肾等方法具有明确的提高机体免疫力，促进骨髓造血的功能，其作用范围既相互交叉又各有侧重。

（1）气阴两虚型

临床表现：头晕，神疲倦怠，少气懒言，自汗盗汗，口干咽燥。舌淡红，苔薄白，脉虚大。

治法：益气养阴。

方药：四君子汤合生脉散加减。党参200g，白术120g，黄精150g，茯苓120g，黄芪200g，沙参150g，麦冬150g，五味子100g，何首乌120g，白芍120g，生地黄120g，女贞子120g，桑椹120g，旱莲草100g，甘草60g，大枣30枚。自汗盗汗甚者，可加糯稻根、瘪桃干，以敛汗止汗；见口舌生疮，加黄连、木通、淡竹叶，以清心泻火，导热下行。

制法服法：诸药水浸泡后煎煮滤取药汁，共3次，将3次所得的药汁合在一起，加热浓缩至呈稠膏状，再调入饴糖煮沸即成，一次服用此膏20ml，每日服3次。

（2）心脾血虚型

临床表现：头晕，心悸，失眠多梦，健忘，倦怠乏力，纳少便溏。舌淡，苔薄，脉细或结代。

治法：补益心脾。

方药：养心汤加减。党参200g，黄芪200g，白术120g，茯苓120g，山药150g，当归90g，熟地黄120g，龙眼肉120g，白芍120g，川芎90g，五味子60g，柏子仁120g，酸枣仁120g，肉桂30g，炙甘草60g，胃脘胀满、呕吐嗳气者，加陈皮，以和胃降逆；腹痛即泻，手足不温者，可加炮姜、煨肉果，以温中散寒。

制法服法：诸药水浸泡后煎煮滤取药汁，共3次，将3次所得的药汁合在一起，加热浓缩至呈稠膏状，再将阿胶200g烊化后调入混匀即成，一次服用此膏20ml，每日服3次。

（3）肝肾阴虚型

临床表现：头晕头痛，眩晕耳鸣，腰膝酸软，两足痿弱，咽干。舌干红少津，脉弦细。

治法：滋养肝肾。

方药：左归丸加减。熟地黄200g，枸杞子200g，淮山药150g，炙龟甲300g，牛膝99g，山茱萸120g，菟丝子120g，黄精120g，桑椹200g，麦冬120g，北沙参120g，女贞子150g，旱莲草120g，黑芝麻120g，核桃仁120g，炙甘草6g。头痛、眩晕、耳鸣较甚者，加石决明、菊花、钩藤，以平肝潜阳；虚火较甚，见潮热咽痛者，加知母、地骨皮，以滋阴泻火；耳聋足痛者，加紫河车，以填补精血。

制法服法：诸药水浸泡后煎煮滤取药汁，共3次，将3次所得的药汁合在一起，加热浓缩至呈稠膏状，再调入饴糖煮沸即成，一次服用此膏20ml，每日服3次。

（4）脾肾阳虚型

临床表现：头晕，面色虚黄，形寒肢冷，神疲乏力，少气懒言，食少便溏，肠鸣，因受寒而加剧，腰酸尿多。

治法：温补脾肾。

方药：黄芪建中汤合右归丸加减。黄芪200g，肉桂90g，白芍200g，饴糖300g，制附片90g，干姜60g，淮山药120g，杜仲100g，淫羊藿120g，菟丝子100g，冬虫夏草20g，鹿角胶120g，紫河车60g，当归100g，鸡血藤150g，茯苓120g，炙甘草60g。若兼见五更泄泻者，可加补骨脂、肉豆

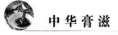

蔻、吴茱萸、五味子，以温脾暖肾，固肠止泻；若食后腹胀及呕逆者，加砂仁、半夏、陈皮，以温中和胃降逆。

制法服法：将冬虫夏草及紫河车研粉备用，其余诸药除鹿角胶外，用水浸泡后煎煮滤取药汁，共3次，将3次所得的药汁合在一起，加热浓缩至呈稠膏状，加入冬虫夏草及紫河车粉混匀，再将鹿角胶烊化后和饴糖一起加入，边煮边搅拌，煮沸即成。一次服用此膏20ml，每日服3次。

6. 调摄要点

放化疗使机体受到不同程度的伤害，应加强营养摄入，化疗前常规应用止吐药，指导患者进食清淡、易于消化食物，化疗间歇期进高蛋白、高维生素、高热量饮食，以增加营养，提高自身免疫力，禁食生冷、油腻、煎炸食品，并多食蔬菜、水果，保持大便通畅。

二十、阳痿的膏滋治疗

阳痿是男性不能勃起的传统说法，1992年，经有关专家讨论，美国国立卫生研究院（NIH）决定用勃起功能障碍（ED）一词代替阳痿一词。ED是指过去3个月中，阴茎持续不能达到和维持足够的勃起以进行满意的性交；ED是男性最常见的性功能障碍之一，尽管ED不是一种危及生命的疾病，但与患者的生活质量、性伴侣关系、家庭稳定密切相关，也是许多躯体疾病的早期预警信号。

1. 病 因

（1）器质性疾病

血管源性　包括任何可能导致阴茎海绵体动脉血流减少的疾病，如动脉粥样硬化、动脉狭窄等，或有碍静脉回流的患者。

神经源性　中枢、外周神经疾病或损伤均可能导致阳痿。

手术与外伤　大血管手术，前列腺癌根治术，腹、会阴、直肠癌根治术等及骨盆骨折、腰椎压缩性骨折或骑跨伤，均可引起阴茎勃起有关的血管和神经损伤，导致阳痿。

内分泌疾病　阳痿因内分泌疾病引起者很多，主要见于糖尿病、下丘脑－垂体异常及原发性性腺功能不全。据国外报道，有23%～60%的男性糖尿病患者继发不同程度的阳痿。其发生机制主要与阴茎海绵体上的自主神经纤维病变、阴茎血管狭窄、内分泌异常及精神因素等有关。

生殖系统疾病　阴茎本身疾病及泌尿生殖器畸形均可导致阳痿。

（2）其他因素

放射线照射、重金属中毒等。慢性病和长期服用某些药物也可引起阳痿。

（3）心理性病因

指紧张、压力、抑郁、焦虑和夫妻感情不和等精神心理因素所造成的阳痿。

（4）混合性病因

指精神心理因素和器质性病因共同导致的阳痿。此外，由于器质性阳痿未得到及时的治疗，患者心理压力加重，害怕性交失败，使阳痿治疗更加复杂。

2. 临床表现

性功能正常男性性欲要求正常，勃起反应迅速，勃起持续时间可至射精或中断性交后消失，勃起硬度可自由置入阴道，性快感良好，性交频度没有明显改变，手淫勃起反应正常。

阳痿表现为男性在有性欲情况下，阴茎不能勃起或能勃起但不坚硬，不能进行性交活动而发生性交困难，阴茎完全不能勃起者称为完全性阳痿，阴茎虽能勃起但不具有性交需求的足够硬度者成为不完全阳痿。

· 阴茎不能完全勃起或者勃起不坚，以至不能圆满进行正常性生活。

· 年轻人由于与性伙伴情感交流不充分或性行为习惯不统一，而出现焦虑和急躁并伴有阳痿。

· 偶有发生阳痿，在下一次性生活时完全正常，可能是一时紧张或劳累所致，不属于病态。

· 阳痿虽然频繁发生，但于清晨或自慰时阴茎可以勃起并可维持一段时间，多是由心理因素引起。

· 阳痿持续存在并不断进展，多为器质性病变所引起。

3. 检　查

阳痿的病因有时仅涉及单一因素，有时可分多种原因造成，因此在诊治之前应在神经病学、血管外科学、内分泌学和心理学等领域内对此病做一个全面的分析和评估。

(1)病史分析

详细的病史分析，基本上可以鉴别功能性和器质性阳痿。病史应包括以下内容：阳痿发病情况，系逐渐发展抑或突然发生，间断抑或持续发作；夜间阴茎勃起情况，有无受过重大精神打击，婚姻情况应了解与配偶的感情、生育情况及求医的目的。还应询问用过何种药物，有无外伤史，有无糖尿病或其他慢性疾患，有无手淫习惯和吸烟或酗酒嗜好，有无前列腺摘除术、绝育手术或下腹部手术史，有无慢性前列腺炎或精囊炎等。

(2)体格检查

病变位于睾丸者，表现为促性腺功能亢进性性腺功能低下症，其血浆黄体酮水平增高，睾酮下降。

但由于阴茎大小或性功能的不同，从正常人所测定得的勃起最大周径增加量的幅度变化很大(4.5~27.8mm)，对如此幅度变化的周径在诊断方面很难有一个截然的界限。勃起最大周径增加量与勃起容量是两个不同内容。前者系指由非勃起状态达到勃起所增加的最大周径量，后者系指由非勃起状态达到勃起饱和的周径量，这两者间有一定的差距。测知勃起最大周径增加量占勃起容量的百分数字才能真正代表勃起的质量。

单纯根据周径增加之绝对值，作为诊断指标有时是不正确的，如前所述周径增加量<15mm时为器质性阳痿，但有的患者其勃起容量本身就不超过15mm，由此可见根据绝对值作为诊断数据(一般为15mm)是不确切的。

测知勃起容量的方法是，由阴茎海绵体持续滴入生理盐水，直到肉眼和或体积描计器上不再显示周径增加时，这就是勃起的饱和量。

夜间勃起的测定：①邮票试验；②体积描计器测定；③阴茎血压测定；④肌电图测定球海绵肌反射；⑤阴茎海绵体造影；⑥内阴动脉造影；⑦神经系统辅助检查。

4. 诊　断

(1)阳痿初期症状

精神性阳痿　发病较急，阴茎有自发的勃起，夜间睡眠或初醒时，手淫或色情联想时会有勃起，在想要性交时却不能勃起。或阴茎刚接触女体时能坚硬勃起，但企图插入时又痿软。此外，伴有精神症状，如焦急、忧虑、抑郁、精神不振等，有的可伴有早泄或性交不射精。

器质性阳痿　主要表现为阴茎在任何情况下都不能勃起、发病多较缓，且呈进行性加重。此外，伴有相应器质性疾病的症状，如糖尿病等。

（2）病　史

由于性能力涉及夫妻双方的问题，对患者性能力的判断应耐心倾听夫妻双方的叙述。有些患者难以表达也可采用书面或表格填写方式，主要内容应包括：①阳痿发生诱因、病程长短、严重程度；②夜间、晨醒、自慰及持续刺激时能否勃起；③性交体位变动对勃起硬度有无影响；④性欲与射精有改变；⑤社会、家庭中发生的心理精神创伤；⑥有无慢性疾病、药物服用及手术创伤史；⑦吸烟、酗酒、吸毒史。

根据病史获得资料可对鉴别心理性或器质性阳痿有初步印象。心理性阳痿往往多见青壮年，有精神心理创伤史者表现为突发、间断或境遇性阳痿，夜间或自慰时可有正常勃起，性欲、射精功能多无变化，无外伤、手术、慢性病或长期服药史。

5. 中医膏滋对阳痿的治疗

阳痿多因先天禀赋不足，后天房事过度，或少年手淫，长期精神紧张，思虑过度，情志郁结，伤及肝脾，或以酒为浆，过食辛辣及膏粱厚味，湿聚化热，湿热下注，阻遏阳道，致阳气不布，宗筋弛纵，产生阳痿。本病涉及肾、肝、脾、胃等脏腑。

辨证首先辨阳痿的寒热、虚实，在何脏何腑。寒证常因寒邪侵犯肝经，滞留不去，导致气滞血凝而阳痿，伴少腹胀痛，遇冷加重，遇热则缓等。热证常因情志不遂，肝气郁结，久蕴化热，导致阻滞气机而阳痿，伴急躁易怒，咽干口苦等。虚证常因年高体弱，久病及肾，房劳过度，肾气不充。

阳痿总的治法是温肾健脾，疏肝解郁，化痰祛瘀为主。属虚者宜补，属实者宜泻，有火者宜清，无火者宜温。命门火衰者，真阳既虚，真阴多损，应温肾壮阳，滋肾填精，忌纯用刚热燥涩之剂，宜选用血肉有情温润之品；心脾受损者，补益心脾；恐惧伤肾者，益肾宁神；肝郁不舒者，疏肝解郁；湿热下注者，苦寒坚阴，清热利湿，即《素问·脏气法时论篇》所

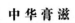

谓"肾欲坚，急食苦以坚之"的原则。

阳痿虚证、寒证，比较适合膏方治疗，实证、热证则一般采用汤药或丸散治疗。

（1）肾气亏虚型

临床表现：阴茎不能勃起或勃起而不坚。头晕健忘，耳鸣失聪，腰膝酸软，神疲乏力，短气自汗。舌质淡红，脉虚弱。

治法：填精补肾，温补肾气。

方药：鹿茸益精丸加减（沈金鳌《沈氏尊生书》）。鹿茸30g，菟丝子150g，淫羊藿150g，仙茅120g，巴戟200g，枸杞子200g，杜仲120g，狗脊120g，山茱萸120g，桑螵蛸120g，金樱子120g，女贞子120g，桑椹120g，补骨脂150g，茯苓50g，人参30g，山药200g，五味子100g，锁阳100g。

加减：自汗者，加糯米根300g，浮小麦300g，黄芪300g；头晕健忘，失眠多梦者，加炒酸枣仁120g，夜交藤150g。

制法服法：上药除鹿茸外，其余药物加水煎煮3次，滤汁去渣，合并滤液，加热浓缩为清膏，再将鹿茸研磨成粉后，冲入清膏和匀，最后加蜂蜜300g收膏熬制即成。每次15～20g，每日2次，开水调服。

（2）命门火衰型

临床表现：阳痿势重，阴茎痿而不起。腰膝酸痛，眩晕，耳鸣，肢冷畏寒，小便清长，舌质淡红，脉沉细迟。

治法：温补命门火。

方药：右归丸（张介宾《景岳全书》）。熟地黄240g，山药150g，枸杞子150g，菟丝子150g，杜仲120g，山茱萸150g，当归80g，韭菜子150g，阳起石200g，鹿茸30g，冬虫夏草20g，紫河车60g，海马30g，海狗肾30g，狗鞭30g，肉苁蓉120g，巴戟天120g，制附子60g，肉桂60g。若遗精、早泄者，加龙骨20g（先煎），牡蛎20g（先煎），金樱子150g，桑螵蛸100g；腰膝痛甚，小便夜多者，加金樱子200g，益智仁100g；脾虚，食少，便溏者，加黄芪300g，党参200g。

制法服法：上药除鹿茸、冬虫夏草外，其余药物加水煎煮3次，滤汁去渣，合并滤液，加热浓缩为清膏，再将鹿茸、冬虫夏草研磨成粉后，冲入清膏和匀，最后加蜂蜜300g收膏熬制即成。每次15～20g，每日2次，开水调服。

（3）胃气亏虚型

临床表现：阳事不举或举而不坚，面色萎黄，形体消瘦，胃脘不适，食后不化，纳少，口淡无味。舌质淡，苔白或少苔，脉细弱。

治法：补益胃气，佐以兴阳。

方药：参苓白术散加味（陈师文等《太平惠民和剂局方》）。人参50g，黄芪300g，白术120g，茯苓150g，葛根120g，炙甘草60g，山药120g，扁豆120g，炒麦芽300g，莲子150g，补骨脂150g，大枣30枚，砂仁18g（后下），陈皮60g，桔梗50g，藿香30g，蛇床子80g，补骨脂120g。

制法服法：上药加水煎煮3次，滤汁去渣，合并滤液，加热浓缩为清膏，再加饴糖300g收膏熬制即成。每次15~20g，每日2次，开水调服。

（4）心脾亏虚型

临床表现：性欲淡漠，阳举不坚，心悸，怔忡，食少腹胀，易惊惕，气短乏力，便溏，纳呆。舌质淡白，脉虚或结代。

治法：补益心脾，佐以兴阳。

方药：归脾丸（陈自明《妇人良方》）加减。党参300g，黄芪300g，白术100g，山药200g，莲子150g，茯苓150g，炙甘草60g，当归100g，熟地黄120g，龙眼肉100g，酸枣仁100g，远志90g，白芍120g，木香30g，淫羊藿100g，露蜂房30g，生姜30g，大枣120g。

制法服法：上药加水煎煮3次，滤汁去渣，合并滤液，加热浓缩为清膏，再将阿胶150g隔水炖烊化后，和饴糖200g加入清膏中，收膏熬制即成。每次15~20g，每日2次，开水调服。

（5）惊恐伤肾型

临床表现：惊恐之后阳事不举，或临交媾即虑前恐之鉴，遂发阳痿。胆怯多疑，日有闻声而恐，闻音而悸，梦有惊跳怵惕。舌质淡红，脉结代。

治法：壮阳，益肾，宁神。

方药：启阳娱心丹（冷方南等《中医男科临床治疗学》）加减。人参30g，菟丝子120g，山药200g，茯神150g，远志120g，石菖蒲120g，生酸枣仁150g，当归120g，熟地黄150g，山茱萸200g，金樱子150g，酸枣仁150g，白芍150g，白术100g，炙甘草60g，磁石300g（先煎），生牡蛎300g，砂仁30g（后下），神曲90g，橘红90g，佛手90g，柴胡90g。

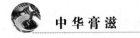

制法服法：上药加水煎煮 3 次，滤汁去渣，合并滤液，加热浓缩为清膏，再将蜂蜜 300g 加入清膏中，收膏熬制即成。每次 15～20g，每日 2 次，开水调服。

6. 调摄要点

调整饮食　多吃水果和蔬菜，每天 5～9 份，少吃含盐量高的食物，多吃鱼、家禽和其他瘦肉蛋白质来源，减少红肉，选择低脂或不含脂肪的乳制品。

减少体重　肥胖与男性睾丸激素水平低于正常水平有关，这会导致性冲动的丧失。

规律的锻炼　规律的身体运动不仅有助于保持健康的体重，还能改善心脏和血管的功能，有助于提高勃起质量。

戒烟　吸烟会损害向阴茎输送血液的小血管。

放松　勃起问题会使性本身变得紧张，可以静静地坐着，放松，专注于呼吸。其他缓解压力的有效方法包括瑜伽、冥想、散步或游泳等体育活动。

第二节　膏滋在外科中的临床应用

一、乳腺增生症的膏滋治疗

乳腺增生症是最常见的乳腺疾病，又称乳腺囊性增生症，临床表现包括乳腺疼痛、乳腺小叶增生症、纤维腺病、纤维化增生症等。近些年来该病发病率呈逐年上升的趋势，年龄也越来越低龄化。乳腺增生症是正常乳腺小叶生理性增生与复旧不全，乳腺正常结构出现紊乱，属于病理性增生，与内分泌功能紊乱密切相关，是既非炎症又非肿瘤的一类病，有相当一部分患者最终会发展为乳腺癌。在临床上约有 50% 妇女有乳腺增生的表现，一般多见于 20～50 岁妇女，特别是 30 岁以上未婚、未育、哺乳少、爱生气的妇女。

1. 病　因

一般认为与内分泌失调及精神、环境因素等有关。

内分泌失调 黄体酮分泌减少，雌激素相对增多是乳腺增生症发病的重要原因。如卵巢发育不健全、月经不调、甲状腺疾病及肝功能障碍等。

情绪等精神因素的影响 精神紧张、情绪激动、睡眠不足等不良精神因素容易形成乳腺增生。

人为因素或不良生活习惯 如女性高龄不育、性生活失调、人工流产、夫妻不和、不哺乳等原因，造成乳腺不能有正常的、周期性的生理活动。

饮食结构不合理 如脂肪摄入过多、饮酒和吸烟等不良生活习惯会诱发乳腺病。

长期服用含雌激素的保健品、避孕药 人体长期过量摄入雌激素，将导致内分泌平衡失调，现在一些速生食品、人工饲养的水产饲料中也多含有激素成分，长期食用也会导致乳腺疾病的发生。

2. 临床表现

乳房胀痛 常见为单侧或双侧乳房胀痛或触痛。病程为 2 个月至数年不等，大多数患者具有周期性疼痛的特点，月经前期发生或加重，月经后减轻或消失。

乳房肿块 常为多发性，单侧或双侧性，以外上象限多见；且大小、质地亦常随月经呈周期性变化，月经前期肿块增大，质地较硬，月经后肿块缩小，质韧而不硬。

此外，尚有病程长、发展缓慢、有时可有乳头溢液等表现。乳房内大小不等的结节实质上是一些囊状扩张的大、小乳管，乳头溢液即来自这些囊肿，呈黄绿色、棕色或血性，偶为无色浆液性。

月经失调 本病患者可兼见月经前后不定期，量少或色淡，可伴痛经。

3. 检 查

扪查时可触及肿块呈结节状，大小不一，与周围组织界限不清，多有触痛，与皮肤和深部组织无粘连，可被推动，腋窝淋巴结不肿大。

（1）自我检查

触：左手上举或叉腰，用右手检查左乳，以指腹轻压乳房，触摸是否有硬块，由乳头开始做环状顺时针方向检查，触摸时手掌要平伸，四指并拢，用食指、中指、无名指的末端指腹按顺序轻扣乳房的外上、外下、内下、内上区域，最后是乳房中间的乳头及乳晕区。检查时不可用手指抓捏乳腺组织，否则会把抓捏到的乳腺组织误认为肿块。如发现乳腺内肿物或出现乳头溢液等情况及时就医，避免耽误病情。

（2）专业乳腺检查

应每年定期做检查。请乳腺专科医生进行检查。检查时间也尽可能避开月经前期和月经期。

（3）B超检查

B超能够发现乳腺内的微小病灶，尤其对囊性和实性肿瘤的鉴别，是其他影像学检查难以取代的。

（4）磁共振检查

乳腺磁共振检查敏感性很高，特异性中等。其对于乳腺X线加超声检查阴性的微小乳腺癌、术后的复查、假体植入或注射丰胸者乳腺的检查、乳头溢液、高危人群的筛查等方面有很大的优势。

4. 诊　断

就乳腺增生症的临床表现而言无特异性，很多乳腺良、恶性疾病都可能出现乳房疼痛及乳腺结节，鉴别诊断很重要。乳腺增生症可以并发乳腺肿瘤，包括乳腺癌。故此，乳腺增生症的诊断应首先除外乳腺良、恶性肿瘤。

5. 中医膏滋对乳腺增生症的治疗

乳腺增生症属于中医的"乳癖"范畴。有关本病的描述最早见于《中藏经》，以后历代医家多有论述，对其病因病机、临床表现及治疗均有详尽的阐述。"乳癖"是形容气机不畅，在乳房部出现胀满疼痛，时缓时剧，时轻时重等特点。《疡科心得集》中描述道："有乳中结核，形如丸卵，不疼痛，不发寒热，皮色不变，其核随喜怒而消长，此名乳癖。"既描述了肿块的特点，又指出了乳腺增生症与情志变化的关系。

中医认为肝肾两经与乳房关系最为密切，其次是冲任两脉。肝郁气滞、情志内伤在乳癖的发病过程中有重要影响。平素情志抑郁，气滞不舒，气血周流失度，蕴结于乳房胃络，乳络经脉阻塞不通，不通则痛而引起乳房疼痛；肝气横逆犯胃，脾失健运，痰浊内生，气滞血瘀挟痰结聚为核，循经留聚乳中，故乳中结块。肝肾不足，冲任失调也是引起乳癖的重要原因。肾为五脏之本，肾气化生天癸，天癸激发冲任，冲任下起胞宫，上连乳房，冲任之气血，上行为乳，下行为经。若肾气不足，冲任失调，气血滞，积瘀聚于乳房、胞宫，或乳房疼痛而结块，或月事紊乱失调。

乳癖的治疗以内治为主，止痛与消块是本病治疗的主要目的，辨证论治有助于提高疗效。对于长期服药肿块不消反而增大、且质地较硬、疑有恶变者，应及时手术切除。

（1）肝郁痰凝型

临床表现：多见于青壮年女性，乳房疼痛、肿块随喜怒消长，伴有胸闷胁账，善郁易怒，失眠多梦，心烦口苦。苔薄黄，脉弦滑。

治法：疏肝解郁，化痰散结。

方药：软柴胡 200g，广郁金 200g，川楝子 100g，全当归 150g，炒白芍 150g，白茯苓 150g，炒白术 120g，全瓜蒌 200g，浙贝母 120g，制半夏 90g，制南星 100g，生牡蛎 200g，山慈菇 150g，夏枯草 120g，大川芎 120g，大红枣 150g，核桃肉 150g，红花 90g。

制法服法：上药浸泡后加水共煎 3 次，去渣浓缩药汁，西洋参 150g，生晒参 100g 另煎取汁，阿胶 200g，龟甲胶 150g，鳖甲胶 100g 隔水烊化，加白文冰 250g，蜂蜜 100g 收膏，每日晨晚各一匙，用开水冲服。

（2）脾胃虚弱型

临床表现：乳房隐痛，触之有硬结肿块，质地柔软。头晕失眠，面色萎黄，食欲不振，消瘦乏力，腹胀便溏，月经过少，或推迟而稀发，白带多，舌质红，苔薄白，脉细弱。

治法：益气健脾，软坚散结。

方药：归脾汤加减。党参 200g，白术 150g，黄芪 200g，茯苓 120g，白扁豆 120g，薏苡仁 150g，山药 150g，莲子 120g，黄精 120g，麦芽 200g，陈皮 90g，当归 120g，昆布 150g，海藻 120g，生龙牡各 300g，玄参 60g，浙贝母 120g，皂角刺 90g。

制法服法：上药浸泡后加水共煎 3 次，去渣浓缩药汁，加白文冰 250g，蜂蜜 100g 收膏，每日晨晚各一匙，用开水冲服。

（3）气滞血瘀型

临床表现：乳房胀痛，可触及包块质地较硬，情志不舒，月经提前量

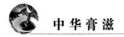

多，有血块，经来腹痛，或伴有子宫肌瘤或卵巢囊肿等病史。舌质红，苔薄黄，脉弦紧。

治法：疏肝解郁，活血化瘀。

方药：乳腺消瘤汤加减。柴胡120g，鳖甲200g，乳香30g，没药30g，当归150g，郁金120g，三棱90g，莪术90g，延胡索120g，浙贝母120g，海藻120g，水蛭60g。

制法服法：上药浸泡后加水共煎3次，去渣浓缩药汁，加白文冰250g，蜂蜜100g收膏，每日晨晚各一匙，用开水冲服。

(4)肝肾亏虚型

临床表现：乳房疼痛，烧灼感，口干口渴，盗汗失眠，眩晕耳鸣，面白无华，腰膝酸软，心悸气短，头晕头昏，伴有月经稀发，甚或闭经，舌质红，苔少，脉细数。

治法：滋阴补肾，疏肝化瘀。

方药：杞菊地黄汤加减。枸杞子200，菊花120g，生地黄120g，熟地黄150g，山药150g，山茱萸120g，女贞子120g，墨旱莲120g，桑椹120g，紫河车60g，灵芝60g，茯苓60g，牡丹皮30g，泽泻30g，全瓜蒌90g，玄参60g，浙贝母90g，生牡蛎150g，山慈菇120g。

制法服法：上药除紫河车、灵芝外，所有药物浸泡后加水共煎3次，去渣浓缩药汁，紫河车、灵芝另煎取汁，阿胶200g，龟甲胶150g，鳖甲胶100g隔水烊，加白文冰250g，蜂蜜100g收膏，每日晨晚各一匙，用开水冲服。

(5)冲任失调型

临床表现：多见于中年女性，乳房疼痛、肿块，月经前加重，经后减缓。伴有腰酸乏力，神疲倦怠，月经失调，量少色淡，或闭经。舌淡，苔白，脉沉细。

治法：调摄冲任，理气活血。

方药：生地黄120g，熟地黄150g，炒白芍150g，京赤芍120g，大川芎120g，仙茅90g，淫羊藿120g，炒当归150g，巴戟肉120g，女贞子150g，软柴胡90g，广郁金100g，炒黄柏120g，肥知母120g，大红枣150g，核桃肉150g，益母草300g。

制法服法：上药浸泡后加水共煎3次，去渣浓缩药汁，西洋参150 g，生晒参100g另煎取汁，阿胶250g，龟甲胶150g，鳖甲胶100g隔水烊，加白文冰 250g，饴糖 100g 收膏，每日晨晚各一匙，用开水冲服。

6. 调摄要点

调畅情志　精神紧张、忧伤、工作压力大、过度劳累等是影响内分泌的重要因素，极易引起乳腺增生症。所以应保持愉快、乐观健康的心态，有助于内分泌的平衡，减少乳腺增生症的发生。

保持良好的睡眠　睡眠不仅有利于平衡内分泌，更给体内各种激素提供了均衡发挥健康功效的良好环境。

饮食注意　少进食咖啡、可可、巧克力，不饮酒。

不滥用保健品　保健品及一些美容化妆品、隆乳丰乳的产品及更年期妇女长期过量使用雌激素，都被认为是诱发乳腺疾病的原因。

二、血栓闭塞性脉管炎的膏滋治疗

血栓闭塞性脉管炎简称脉管炎，是一种缓慢进行的、主要累及四肢中小动脉和静脉的血管病变。病理变化为血管壁的阶段性、非化脓性炎症伴腔内血栓形成，管腔阻塞，导致肢体缺血，引起疼痛和肢端坏疽。病程呈周期性发作，病变多在下肢。好发于 20~40 岁的男性。

1. 病　因

吸烟　血栓闭塞性脉管炎有吸烟史者占 60%~95%。烟草含有尼古丁可引起小血管痉挛，产生血管损害。

性生活过度　本病多发于青年男性，占 97.5%~98.2%。前列腺素 E 有舒张血管、抑制血小板聚集等作用。青壮年男性频繁的性生活往往使前列腺素随精液而大量丢失，以致前列腺素相应减少，就有可能促使周围血管舒缩失常，血栓形成，继发炎症。

寒冻、潮湿　长期寒冷刺激血管痉挛，致使血管炎症变性，内膜增生变厚及血栓形成。

免疫学说　血栓闭塞性脉管炎患者有特殊的抗体存在。有学者认为本病是在烟草过敏和其他因素反复作用下的一种自身免疫性疾病。

2. 临床表现

(1) 疼　痛

间歇性跛行　当患者行走一段路程后，小腿或足部肌肉发生胀痛或抽

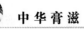

痛，被迫止步，休息片刻后，疼痛迅速缓解，再行走后疼痛又复出现，这种症状称为间歇性跛行。

静息痛　患肢处于休息状态时疼痛经久不息。其痛剧烈，夜间尤甚，患肢抬高时加重，下垂时减轻。

（2）感觉异常

患肢发凉或灼热、发痒、针刺、酸胀、麻木等感觉，甚或有大小不等的感觉完全丧失区。

（3）营养障碍

患肢皮肤干燥、脱屑、皲裂、少汗或无汗、汗毛脱落、趾（指）变细、趾（指）甲增厚或薄脆变形、肢体肌肉松弛、萎缩；肢端溃疡或坏死，伴患肢肿胀，皮色暗红或紫暗。

（4）肢体动脉搏动减弱或消失

（5）游走性浅静脉炎

约40%的患者在发病前或过程中，在小腿或足部反复出现游走性血栓性浅静脉炎。

3. 检　查

四肢动脉造影可显示动脉阻塞部位和侧支循环情况，可与闭塞性动脉硬化症的表现颇为相似。在血栓闭塞性脉管炎，动脉造影可发现管腔变狭小，至后期一段血管呈完全闭塞。在闭塞处之上管腔较光滑、无充盈残缺现象，其血管并不呈扭曲状。

4. 诊　断

早期可有非特异性症状　如患肢发凉怕冷、麻木乏力、皮肤点片状、条索状紫红斑、下肢酸胀等。

具有确诊意义的症状及体征　间歇性跛行、静息痛、动脉搏动减弱或消失、肢端典型溃疡或坏死、动脉造影或MR/CT血管造影影像学依据。

具有高度拟诊意义的症状及体征　有抽烟史的中青年男性、游走性静脉炎、肢端典型的皮肤表现、溃疡或坏死患肢动脉彩超、血流图、踝肱指数异常的。

5. 中医膏滋对血栓闭塞性脉管炎的治疗

血栓闭塞性脉管炎属中医"脱骨疽"范畴。其好发于冬春季，中青年男性发病率较高，治疗脉管炎贵在早发现、早治疗。

中医认为本病内因主要是情志太过和房劳损伤。外因主要是感受寒湿之邪、外伤及特殊之烟毒。主要机理为情志、房劳等因素使脏腑功能失调，导致气血失和，阴阳失衡，外感寒湿、烟毒或外伤，内外合击，致气滞血瘀，脉道阻塞而生本病。

脉管炎分虚寒型、湿热型、瘀滞型和热毒型。一般虚寒型比较适合膏方治疗。虚寒型又可分为寒凝脉络、气血虚寒、阴阳俱虚痰瘀型。

（1）寒凝脉络型

临床表现：下肢麻木，间歇性跛行。疼痛因寒加重，口淡，舌质暗淡，苔薄白，脉沉或紧。或下肢酸胀，或下肢厥冷，或静息痛，或肌肤溃烂，或大便溏泄。

治法：温阳散寒，舒达经脉。

方药：川芎乌芥汤与阳和汤合方。熟地黄 150g，当归 120g，肉桂 90g，白芥子 90g，姜炭 90g，麻黄 60g，鹿角胶 120g，制附子 90g，川芎 120g，桂枝 90g，乌药 90g，全蝎 30g，蜈蚣 30g，海马 30g，高丽参 30g，阿胶 200g。

制法服法：上药除全蝎、蜈蚣、海马、高丽参、鹿角胶、阿胶外，所有药物浸泡后加水共煎 3 次，去渣浓缩药汁，再将全蝎、蜈蚣、海马、高丽参另煎取汁，鹿角胶及阿胶隔水烊，加饴糖 200g 收膏，每日晨晚各一匙，用开水冲服。

（2）气血虚寒型

临床表现：下肢麻木，间歇性跛行。疼痛因寒冷而加重，因劳累加重，舌质淡，苔薄，脉沉紧或虚弱。疼痛夜间加重，或有头晕目眩、倦怠乏力、肌肤溃烂。

治法：补益气血，温阳散寒。

方药：八珍汤与四逆汤合方。人参 60g，白术 120g，山药 150g，白芍 120g，当归 120g，茯苓 120g，白扁豆 120g，炙甘草 80g，阿胶 150g，熟地黄 120g，川芎 30g，桂枝 60g，干姜 90g，肉桂 60g，制附子 60g，紫河

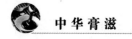

车 60g。

制法服法：上药除紫河车、人参、阿胶外，所有药物浸泡后加水共煎3次，去渣浓缩药汁，再将紫河车、人参另煎取汁，阿胶 150g 隔水烊，加饴糖 100g 收膏，每日晨晚各一匙，用开水冲服。

（3）阴阳俱虚痰瘀型

临床表现：下肢麻木，间歇性跛行。下肢厥逆困胀，或五心烦热，舌红夹瘀紫少苔，或舌质暗淡夹紫，苔白腻或厚，脉细数或沉涩或滑。头晕目眩、倦怠乏力。

治法：滋补阴阳，化瘀化痰。

方药：肾气丸、二陈汤与失笑散合方。熟地黄 200g，山药 150g，山茱萸 120g，泽泻 30g，茯苓 60g，牡丹皮 30g，桂枝 60g，制附子 90g，干姜 90g，肉桂 90g，鸡血藤 15g，地龙 10g，冬虫夏草 30g，紫河车 90g，肉苁蓉 90g，淫羊藿 120g，女贞子 120g，白芥子 120g，胆南星 90g，桃仁 120g，红花 90g。

制法服法：上药除冬虫夏草外，所有药物浸泡后加水共煎3次，去渣浓缩药汁，再将冬虫夏草研粉加入药汁，阿胶 150g 隔水烊化，加饴糖 200g 收膏，每日晨晚各一匙，用开水冲服。

6. 调摄要点

·绝对禁烟　这是预防和治疗本病的一项重要措施。

·足部清洁与干燥　因湿冷比干冷对病情更为有害，故宜保持足部干燥；因患部已有血液循环不良，即使轻微外伤亦易引起组织坏死和溃疡形成，故切忌任何形式的外伤。

·防寒保暖　保持足部温暖，可改善足部血液循环。

·避免应用缩血管药物

·合理膳食　忌食辛辣、烧烤、肥甘厚味及鱼腥发物等助湿生热之品；气血两虚型，宜食营养丰富的滋补之品，如瘦肉、海参、牛奶、鸡蛋等；虚寒型患者宜进食温热滋补之品，如羊肉、狗肉、山药等，忌食寒凉生冷食物。

三、甲状腺瘤的膏滋治疗

甲状腺腺瘤是起源于甲状腺滤泡细胞的良性肿瘤，目前认为本病多为单克隆性，是由与甲状腺癌相似的刺激所致。好发于甲状腺功能的活动期。临床分滤泡状和乳头状实性腺瘤两种，前者多见。常为甲状腺囊内单个边界清楚的结节，有完整的包膜。大小从不足1cm到10cm不等。

1. 病 因

甲状腺瘤的病因未明，可能与性别、遗传因素、射线照射、促甲状腺素（TSH）过度刺激等有关。

性别 甲状腺瘤在女性中的发病率为男性的5～6倍，提示性别因素可能与发病有关，但目前没有发现雌激素刺激肿瘤细胞生长的证据。

癌基因 甲状腺瘤的发病可能与癌基因有关，但基因突变仅见于少部分腺瘤患者中。

家族性肿瘤 甲状腺腺瘤可见于一些家族性肿瘤综合征中，包括Cowden病和Catney联合体病等。

外部射线照射 幼年时期头、颈、胸部曾经进行过X线照射治疗的人群，其甲状腺癌发病率约增高100倍，而甲状腺腺瘤的发病率也明显增高。

TSH过度刺激 部分甲状腺腺瘤患者可发现其血TSH水平增高，可能与其发病有关。实验发现，TSH可刺激正常甲状腺细胞表达前癌基因c-myc，从而促使细胞增生。

2. 临床表现

病程缓慢，多数在数月到数年甚至时间更长，患者因稍有不适而发现或无任何症状而被发现的颈部肿物。多数为单发，圆形或椭圆形，表面光滑，边界清楚，质地韧实，与周围组织无粘连，无压痛，可随吞咽上下移动。肿瘤直径一般在数厘米，巨大者少见。巨大瘤体可产生邻近器官受压征象，但不侵犯这些器官。有少数患者因瘤内出血瘤体会突然增大，伴胀痛；有些肿块会逐渐吸收而缩小；有些可发生囊性变。病史较长者，往往因钙化而使瘤体坚硬；有些可发展为功能自主性腺瘤，而引起甲状腺功能亢进。

部分甲状腺腺瘤可发生癌变，癌变率为10%～20%。具有下列情况者，应当考虑恶变的可能性：①肿瘤近期迅速增大。②瘤体活动受限或固定。③出现声音嘶哑、呼吸困难等压迫症状。④肿瘤硬实、表面粗糙不

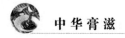

平。⑤出现颈淋巴结肿大。

3. 检　查

实验室检查　血清 T3、T4 在正常范围。各项功能检查多正常。

B 超检查　可进一步明确肿物为实性或囊性，边缘是否清楚，肿物多为单发，也可多发，为 2～3 枚小肿物，同侧腺叶也相应增大，实性为腺瘤，囊性为甲状腺囊肿。

同位素扫描　^{131}I 扫描示甲状腺为温结节，囊腺瘤可为凉结节。甲状腺核素扫描多为温结节，也可以是热结节或冷结节。

甲状腺淋巴造影　显示网状结构中有圆形充盈缺损，边缘规则，周围淋巴结显影完整。

4. 诊　断

甲状腺腺瘤的诊断主要根据病史、体检、同位素扫描及 B 超等检查确定。但甲状腺腺瘤应与其他甲状腺结节相鉴别。

5. 中医膏滋对甲状腺瘤的治疗

传统医学对本病早有认识，主要归属于"瘿病"，巢元方将其区分为血瘿、息肉瘿、气瘿三种，孙思邈则划分为石瘿、气瘿、劳瘿、土瘿、忧瘿，陈无择则提出石瘿、肉瘿、筋瘿、血瘿、气瘿的五类分类法，其中息肉瘿、石瘿、肉瘿均是甲状腺肿瘤性质及质地的具体描述。

历代医家一致认为水土因素、情志内伤是导致本病发生的重要因素。早在《吕氏春秋》中已指出"轻水所，多秃与瘿人"，与地理环境有关；《诸病源候论》则明确指出"瘿者，亦有饮沙水""常食令人作瘿病"的因素，可见对水土因素早有认识。对瘿瘤的病机，《外科正宗》中指出："非阴阳正气结肿，乃五脏瘀血、浊气、痰滞而成。"指出瘿病是气滞、痰凝、血瘀壅结所致。因情志内伤，肝气疏泄失司，郁结不化，脾气随之受累，运化失司，津液失去布敷，凝聚成痰，痰凝与气郁相互搏结，交阻于颈，遂成瘿瘤，继之气郁而累及血循，血行不畅，瘀阻经络，痰凝又更阻碍血运，痰瘀交凝，瘿肿更趋坚硬，所以《济生方》一言以概之，曰："夫瘿瘤者，大抵人之气血，循环一身，常欲无滞留之患，调摄失宜，气凝血滞，为瘿为瘤。"可见气、痰、瘀三者壅结颈前是瘿瘤的基本病理。

近代医家不仅充分认识到含碘中药对瘿瘤的利弊关系，并进一步采用消瘤抗癌的药物与辨证施治有机结合，进一步提高了疗效。

现代医学对甲状腺肿瘤的概述：甲状腺肿瘤是一常见的肿瘤，以颈前部肿块为临床表现，肿块有良性与恶性之分，良性肿瘤主要是腺瘤，恶性肿瘤有癌和淋巴瘤等。此外还有很难说是肿瘤的结节性甲状腺肿还是甲状腺囊肿，目前也暂列入良性肿瘤，据上海普查 236 501 名职工，发现甲状腺有肿块者 11 336 人，发病率高达 4.8%，但甲状腺癌的发病数为 3.9/10 万，可见以良性肿瘤居多。

甲状腺瘤的常见证型有：肝郁气滞、脾虚痰湿、肾阴不足、脾肾阳虚、气虚痰瘀。其中，肝郁气滞比较适合汤剂治疗，脾虚痰湿、肾阴不足、脾肾阳虚、气虚痰瘀这四型则适合膏方调养。

（1）脾虚痰湿型

临床表现：咽部窒塞，颈前瘿肿，质柔如胶，光滑圆润，随吞咽上下移动，胸闷胁胀，纳食减退，腹胀便溏，舌苔薄白或白腻，舌质淡红，脉弦细滑。

治法：健脾利湿，化痰软坚。

方药：海藻玉壶汤（《医宗金鉴》）加减。海藻 200g，浙贝母 150g，昆布 200g，陈皮 120g，青皮 100g，白术 120g，苍术 90g，山药 150g，黄芪 200g，川芎 120g，当归 120g，半夏 90g，连翘 60g，黄药子 60g，蝉蜕 90g，茯苓 120g，夏枯草 120g，薏苡仁 150g。

制法服法：上药加水煎煮 3 次，滤汁去渣，合并滤液，加热浓缩为清膏，再将蜂蜜 300g 加入清膏中，收膏熬制即成。每次 15～20g，每日 2 次，开水调服。

（2）肾阴不足型

临床表现：颈前瘿肿，扪之质硬，腰酸痛，耳鸣不寐，盗汗，神疲，或有心悸烦躁、面部烘热、咽干口苦，手颤失眠。舌红少苔，脉沉细。

治法：滋阴补肾。

方药：一贯煎和六味地黄丸加减。沙参 200g，麦冬 150g，当归 120g，生地黄 120g，枸杞子 150g，熟地黄 120g，山茱萸 150g，桑椹 120g，女贞子 150g，山药 150g，泽泻 60g，茯苓 60g，党参 120g，川楝子 30g，黄药子 90g，昆布 120g，海浮石 120g，川芎 100g。

制法服法：上药加水煎煮 3 次，滤汁去渣，合并滤液，加热浓缩为清

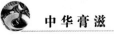

膏，再将阿胶 200g 隔水炖化后，与蜂蜜 200g 加入清膏中，收膏熬制即成。每次 15～20g，每日 2 次，开水调服。

（3）脾肾阳虚型

临床表现：颈部肿块，神疲乏力，面色苍白，少气懒言，头晕目眩，四肢不温，纳食腹胀，口淡无味，脉缓或沉迟。

治法：温中健脾，扶阳补肾。

方药：右归丸加减。熟地黄 150g，山药 150g，枸杞子 120g，杜仲 120g，菟丝子 150g，巴戟天 120g，冬虫夏草 20g，杜仲 150g，川续断 120g，黄芪 150g，党参 100g，当归 120g，附子 90g，肉桂 90g，鹿角胶 150g，山茱萸 120g。

制法服法：上药除冬虫夏草外，其余所有药物加水煎煮 3 次，滤汁去渣，合并滤液，加热浓缩为清膏，再将冬虫夏草研粉，阿胶 120g 隔水炖化后，与蜂蜜 200g 加入清膏中，收膏熬制即成。每次 15～20g，每日 2 次，开水调服。

（4）气虚痰瘀型

临床表现：颈部瘿肿，质中偏硬，呈圆或椭圆形，边界尚清，可随吞咽上下移动，伴有咽部不适，脘闷纳差，四肢乏力，少气懒言，或有月经不调，苔薄腻，舌质偏暗，脉弦细涩。

治法：益气化痰，消瘿散结。

方药：生黄芪 300g，生晒参 30g，白术 150g，苍术 90g，茯苓 120g，淫羊藿 120g，浙贝母 150g，当归 120g，全瓜蒌 150g，胆南星 90g，陈皮 90g，杏仁 90g，穿山甲 60g，三棱 60g，莪术 60g，桃仁 90g，红花 60g，山慈菇 60g。

制法服法：上药除生晒参、穿山甲外，其余药物加水煎煮 3 次，滤汁去渣，合并滤液，加热浓缩为清膏，再将生晒参小火炖 2h 后取汁，穿山甲研粉，与蜂蜜 200g 加入清膏中，收膏熬制即成。每次 15～20g，每日 2 次，开水调服。

（5）肝郁血虚型

临床表现：颈前瘿肿，质地中等，随吞咽上下，焦躁不安、多疑易怒，失眠多梦，头晕目眩，眼干睛胀，舌颤手抖，舌质红，苔黄，脉弦细数。

治则：舒肝养血，平肝潜阳，兼以软坚散结。

方药：柴胡 150g，白芍 150g，当归 150g，白术 120g，茯苓 120g，薄荷 90g，酸枣仁 120g，龙眼肉 120g，制首乌 120g，甘草 60g，知母 90g，茯神 90g，川芎 90g，生地黄 120g，熟地黄 150g，天冬 120g，麦冬 120g，鸡血藤 150g，黄芪 120g，刺蒺藜 120g。

制法服法：上药加水煎煮 3 次，滤汁去渣，合并滤液，加热浓缩为清膏，再将阿胶 200g 隔水炖化后，与蜂蜜 200g 加入清膏中，收膏熬制即成。每次 15～20g，每日 2 次，开水调服。

6. 调摄要点

·积极进行心理情志调整，克服过度的紧张、兴奋、焦虑、抑郁、惊恐、愤怒等不良情绪，做到喜怒有节，保持精神舒畅。

·忌烟、酒。忌辛辣刺激性食物，如葱、花椒、辣椒、桂皮等。忌肥腻、油煎食物。

·宜多吃具有增强免疫力的食物　如香菇、蘑菇、木耳、核桃、薏苡仁、红枣、山药和新鲜水果等。

四、糖尿病足的膏滋治疗

糖尿病足是指糖尿病患者足部由于神经病变使下肢保护功能减退，大血管和微血管病变使动脉灌注不足致微循环障碍而发生溃疡和坏疽的疾病状态。糖尿病足是糖尿病患者一种严重并发症，是糖尿病患者致残，甚至致死的重要原因之一，不但给患者造成痛苦，而且使其增添了巨大的经济负担。

1. 病　因

溃疡　糖尿病患者的很多足部并发症起自感觉性神经病变及轻度的自主与运动神经病变。其中感觉神经病变合并过高的机械应力，是引起足部溃疡和感染的主要始动因素。

感染　自主神经功能障碍导致皮肤软组织破坏，造成外源细菌侵入。化学趋向性改变导致白细胞反应效率低下。此外，高血糖、氧分压降低和营养不良等可共同引发组织水肿、酸积聚、高渗和低效无氧代谢。此类环境适合细菌生长，并阻碍了白细胞的功能。此外，血管疾病可造成抗生素

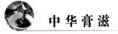

运输受限，进一步造成细菌清除效率降低，导致局部软组织感染，甚至骨髓炎的形成。

2. 临床表现

早期　感觉改变通常呈袜套样表现，首先累及肢体远端，然后向近端发展。轻触觉、本体感觉、温度觉和疼痛感知的共同减弱；运动神经病变表现为足内在肌萎缩，出现爪状趾畸形；自主神经受累表现为皮肤正常排汗、温度及血运调节功能丧失，导致局部组织柔韧性降低，形成厚的胼胝以及更易破、碎和开裂。

后期　继上述早期神经病变引起的症状外，还可出现溃疡、感染、骨髓炎、Charcot 关节病等。

3. 检　查

查体　应行双下肢膝关节以下部分彻底查体。查体要至少每年进行一次，对于高危人群应更为频繁。需要观察记录的问题有：步态异常、鞋子的磨损情况，以及有无外物突入鞋内部、血管搏动、毛发生长、皮温和毛细血管再充盈情况、观察足与足跟部的畸形与组织破坏、溃疡的位置与大小、有无水肿或是炎症的表现；还应检查关节的稳定性以及肌肉的力量。

全面的神经学检查　反射、运动和感觉功能的检查。定性的感觉检查，如轻触觉、两点辨别觉、针刺觉和本体感觉。定量的感觉检查，最常使用 Semmes-Weinstein 尼龙单丝进行压力检查。

血管检查　最常用的非侵入性检查为动脉多普勒超声。其数据由绝对压力或踝－肱指数表示。踝－肱指数达到 0.45 被认为是截肢后伤口可愈合的最小值。足趾血管压力绝对值达到 40mmHg 是伤口愈合标准的最小值。其他的血管检查包括皮肤灌注压和经皮氧分压的测定。

实验室检查　血糖控制在糖尿病足的护理中非常重要。如果糖尿病代谢控制不佳则有较高的发生溃疡风险。

影像学检查　普通 X 线为一线的诊断性检查，用来评价应力性骨折、骨溶解/骨破坏、脱位、半脱位和足踝部骨性结构改变的情况；CT 用于评估皮质骨的细节和改变效果较佳，如评估术后骨折或融合的愈合情况。

4. 诊　断

根据病史及典型症状体征，不难诊断。

5. 糖尿病足坏疽的膏滋治疗

糖尿病足坏疽是现代医学名称，祖国医学虽无记载，类似脱疽范畴。《外科真诠》云："脱疽，未发疽之先，烦躁发热，颇类消渴，日久始发此症。"《外科正宗》对脱疽看法云："未疮先渴，喜冷无度，昏睡舌干，小便频数……已成疮形枯瘪，肉黑皮焦，痛如刀剜，毒传好指者逆。"说明在未发生坏疽之前有糖尿病症状，日久发生溃烂、坏死和预后不良。

糖尿病之脱疽为本虚标实，虚实夹杂之证。本虚盖因久病消渴，耗伤气阴，甚而阴损及阳，阳气不能输布温煦四末。阳气虚，血行不畅，瘀血内生。或阴虚燥热，热灼津血，血黏成瘀。瘀血阻络，肌肤失养，复因外伤毒邪侵入，败坏经络，腐烂肌肤筋骨，导致肢端红肿溃烂，甚则变黑坏死。

中医外治要分清坏疽类型，根据溃口大小、深浅、色泽、腐烂程度、脓水多少、红肿热痛症状运用外伤药物。

内治法根据患者全身和局部表现进行辨证论治。糖尿病足的中医辨证应重视局部辨证，兼顾全身辨证。局部辨证主要从皮肤温度、皮肤颜色和溃疡的情况来综合分析。肤温降低属气虚阳气不足或气血瘀滞。肤温升高属热邪为患，但有实、虚之分，实者多为湿热下注所致，其虚者则是阴虚所生。皮肤颜色苍白多属血虚，发红属热证，可为实热，可为虚热。皮色紫红或青紫为瘀血，压之褪色者多为瘀在脉管，压之不褪色者多为瘀在脉外。黑色多为死肌之色。创面溃破腐烂，肉色不鲜，脓水恶臭，灼痛剧烈，夜间尤甚，多属热毒伤阴证。创面污浊不清，脓液伴有臭味，并易出血，创周紫暗，多为湿热瘀滞，其中热盛者，脓液稠厚；湿盛者，创面渗液较多，肉芽水肿。溃疡久不愈合，肉芽呈灰白色或如镜面，脓液少而清稀，多为气血两虚。

治疗中注意保护胃气，避免过服苦寒之剂损伤脾胃，中病即止，以免影响愈后。一般而言，血瘀阻络型、阳虚阴寒型及气血不足、余邪未清型适合中医膏滋治疗，而瘀毒阻络型、湿热阻滞型、热毒炽盛型则适合汤剂治疗。

（1）血瘀阻络型

临床表现：多见于坏疽前期。下肢无力、怕凉，间歇跛行；皮肤瘙痒、干而无汗,双足皮肤干燥、龟裂、胼胝形成,足部皮色苍白或发暗有瘀斑,毫毛脱落,趾甲增厚;肢端刺痛、灼痛、麻木、感觉迟钝或丧失,脚踩棉絮感或异物感。舌质淡暗,苔薄白,脉沉细或沉涩。

治法:益气通脉,活血化瘀。

方药:补阳还五汤加味。黄芪600g,党参150g,桑桂枝各150g,当归150g,藏红花80g,三七粉30g,赤芍150g,川芎150g,丹参300g,生地黄150g,川牛膝150g,生地龙150g,鸡血藤300g,白僵蚕100g,丝瓜络200g,络石藤200g,白术120g,云茯苓150g,桑寄生250g,杜仲120g。

制法服法:上药除三七粉外,其余药物加水煎煮3次,滤汁去渣,合并滤液,加热浓缩为清膏,再加入三七粉混匀,将蜂蜜200g加入清膏中,收膏熬制即成。每次15~20g,每日2次,开水调服。

(2)阳虚阴寒型

临床表现:肢体发凉,足趾麻木疼痛,喜温恶寒,遇寒加重。局部皮肤苍白或瘀紫,行走后症状加重。舌质淡,苔薄白,脉沉迟或沉细。

治法:温阳散寒,兼以通脉。

方药:温阳汤加味。熟地黄300g,鹿角胶100g,肉桂60g,白芥子100g,麻黄50g,干姜90g,附子90g,蜀椒90g,小茴香60g,肉苁蓉200g,桂枝120g,当归120g,牛膝120g,藏红花30g,生晒参30g,紫河车60g,炙甘草30g。

加减:气血瘀阻可加鸡血藤、鬼箭羽;局部有脓肿形成可加生黄芪、皂角、穿山甲益气脱脓。

制法服法:上药除鹿角胶、生晒参、紫河车外,其余药物加水煎煮3次,滤汁去渣,合并滤液,再将生晒参与紫河车单独煎煮2h,取汁后加入前面滤液中,一起加热浓缩为清膏,将阿胶200g隔水炖化后加入清膏中,收膏熬制即成。每次15~20g,每日2次,开水调服。

(3)气血不足,余邪未清型

临床表现:见于坏疽后期久不愈合者。创面久不愈合,色泽不鲜,呈苍白、暗红色,脓腐已净或遗有少量脓腐不脱,创面干枯欠湿润,黯淡或见紫色,板滞而无生机。创周皮肤或肌肉僵硬少有弹性,感觉迟钝,皮肤干燥脱屑或角化增生,色暗,创底部肉芽无生长迹象。舌质绛红或淡,体瘦,或边有齿痕,有裂纹,舌苔少津。

治法：益气活血，托毒生肌。

方药：托里消毒汤或十全大补丸加减。黄芪 600g，生晒参 30g，白术 150g，山药 200g，黄精 150g，云苓 150g，熟地黄 300g，当归 150g，制首乌 120g，白芍 120g，鸡血藤 300g，川芎 150g，天花粉 150g，穿山甲 30g，皂角 60g，双花藤 300g，连翘 90g，野菊花 90g。

制法服法：上药除生晒参、穿山甲外，其余药物加水煎煮 3 次，滤汁去渣，合并滤液，再将生晒参单独煎煮 2h 后，取汁合并一起，加热浓缩为清膏。将阿胶 200g 隔水炖化后，与蜂蜜 200g 加入清膏中，再混入穿山甲粉，收膏熬制即成。每次 15～20g，每日 2 次，开水调服。

6. 调摄要点

注意足部卫生和保护工作 要保护足部的干净与干燥，经常以温水泡脚，但要避免足部烫伤，洗后可用植物油按摩。避免穿过紧、不合脚的鞋，注意清除鞋子内的异物，以免磨破皮肤。注意修剪趾甲，不要太短过秃。对鸡眼和任何微小的足部损伤或感染都应给予积极处理，以免形成溃疡或坏疽。

改善下肢循环 注意足部保暖和戒烟，保证下肢血液供应良好。

做好饮食调理 饮食注意事项包括食物品种多样化，在控制血糖的基础上，保证充足的热量、蛋白质及丰富的维生素。

五、蜂窝织炎的膏滋治疗

蜂窝织炎是指由金黄色葡萄球菌、溶血性链球菌或腐生性细菌引起的皮肤和皮下组织广泛性、弥漫性、化脓性炎症。

1. 病 因

病原菌主要为溶血性链球菌，其次为金黄色葡萄球菌，也可以由厌氧性或腐败性细菌由外界侵入皮下组织所致。也可由其他局部化脓性感染直接扩散而来，或由淋巴或血行感染所引起。

2. 临床表现

患处皮肤局部剧痛，呈弥漫性红肿，境界不清，可有显著的凹陷性水肿，初为硬块，后中央变软、破溃而形成溃疡，约 2 周结瘢痕而愈。可有恶寒、发热等全身症状，部分患者可发生淋巴结炎、淋巴管炎、坏疽、败

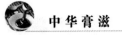

血症等。眼眶周围蜂窝织炎是一种严重的蜂窝织炎。

3. 检 查

本病病理变化，真皮及皮下组织有广泛的急性化脓性炎症改变，有中性白细胞、淋巴细胞浸润，血管及淋巴管扩张，有时可见血管栓塞。毛囊、皮脂腺、汗腺被破坏，晚期可见由成纤维细胞、组织细胞及巨细胞形成的肉芽肿。

4. 诊 断

根据皮肤上境界不清的红肿，有自发痛及压痛，中心可软化、波动及破溃即可诊断。但要注意与下列疾病鉴别：

丹毒 丹毒为浅层炎症，浸润较轻，不形成深在性脓肿，皮损为境界清楚的炎症性红斑，水肿情况不及本病明显。

接触性皮炎 有接触史，红斑与接触的致敏物一致，边缘清楚，瘙痒明显，一般无发热等全身症状。

血管性水肿 血管性水肿仅有水肿，无红斑，不化脓，无全身症状，消退快。

5. 中医膏滋对蜂窝织炎的治疗

蜂窝织炎属中医"痈"的范畴。痈是气血为毒邪壅塞而不通的意思，有"内痈"与"外痈"之分。内痈生在脏腑，外痈生在体表。一般所说的痈，都是指外痈。

痈是指发生在皮肉之间的急性化脓性疾病。《灵枢·痈疽》云："痈者，其上皮薄以泽。此其候也……热胜则肉腐，肉腐则为脓，然不能陷，骨髓不为焦枯，五脏不为伤，故命曰痈。"本病的特点是局部光软无头，红肿疼痛（少数初起皮色不变），肿胀范围多在 6~9cm，发病迅速，易肿，易脓，易溃，易敛，多伴有恶寒、发热、口渴等全身症状，一般不会损筋伤骨，也不会造成陷证。由于发病部位不同，本病有许多名称，生于颈部的，称颈痈；生于腋下的，称腋痈；生于脐部的，称脐痈；生于胯腹的，称胯腹痈；生于委中穴的，称委中毒。相当于西医的浅表脓肿、急性化脓性淋巴结炎。

痈应辨证施治，根据其症状，审其病程，划分阶段，同时结合部位及其热毒的轻重、气血的盛衰、年龄的大小等具体情况，采取不同的措施。按其病程可分为初期、溃脓期、收口期三个阶段。

实证初期多由于感受湿热风热之毒，蕴积皮肉之内，以致气血运行失常，气滞血瘀之证，治宜散风清热利湿，和营托毒为主，方用仙方活命饮加减，煎煮为汤剂治疗。中医膏方一般用于虚证和后期气血亏虚型的治疗。

(1)阴液不足，火毒炽盛型

临床表现：局部疮形平塌，根盘散漫，疮面紫滞，不易化脓，腐肉难脱，溃出脓水少或带血水，并且疼痛剧烈，壮热，唇燥，口干，大便秘结，小溲短赤，饮食少思，舌红苔黄，脉细数。

治法：滋阴生津，清热托毒。

方药：竹叶黄芪汤加减。高丽参60g，生黄芪500g，黄芩120g，竹叶500g，黄柏60g，生地黄120g，玄参120g，麦冬120g，天花粉120g，北沙参150g，芦根150g，栀子90g，知母90g，生石膏500g，生甘草90g，当归90g，川芎90g，法半夏90g，白芍90g。

制法服法：上药除高丽参外，其余所有药物加水煎煮3次，滤汁去渣，合并滤液，再将高丽参单独煎煮2h，取汁与滤液一起加热浓缩为清膏，蜂蜜200g加入清膏中，收膏熬制即成。每次15～20g，每日2次，开水调服。

(2)气血双亏，毒滞难化型

临床表现：局部疮形平塌散漫，疮色灰暗不泽，化脓迟缓，腐肉难脱，脓水稀薄，色带灰绿，闷肿胀痛不显，疮口易空壳，发热，大便溏薄，小便频数，口渴不欲饮，面色少华。舌淡苔白腻，脉数无力。

治法：扶正托毒。

方药：托里消毒散加减。党参300g，生黄芪300g，焦白术150g，黄精120g，山药200g，熟地黄120g，当归120g，白芍120g，制首乌120g，鸡血藤200g，花生衣200g，桔梗90g，皂角刺90g，炮甲珠30g，茯苓120g，金银花90g，连翘90g，升麻60g，桔梗30g，生甘草60g。

制法服法：上药除炮甲珠外，其余所有药物加水煎煮3次，滤汁去渣，合并滤液，加热浓缩为清膏，再将炮甲珠研粉后与蜂蜜200g加入清膏中，收膏熬制即成。每次15～20g，每日2次，开水调服。

6. 调摄要点

·注意气温变化，适寒温，避风寒、风热、暑热之邪外袭。

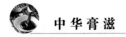

· 及时治疗原发病。

· 注意调节饮食，少食难消化易滞之物，如冷荤、煎炸等食品。

六、淋巴结结核的膏滋治疗

淋巴结结核指人体内的淋巴系统遭遇来自体内外无法清除、杀灭的毒菌，凝聚和集结于肌表组织形成的毒瘤。

1. 病　因

· 结核杆菌通过上呼吸道或随食物在口腔及鼻咽部尤其是扁桃体引起的原发灶上感染，后沿淋巴管到达颈部浅深层淋巴结，各部位多为单侧性淋巴结，受累咽部，重发病以上吸收后受累淋巴结核仍继续发展形成冷脓肿或溃疡。

· 另一种是原发结核感染后血中结核杆菌随血行进入内侧颈淋巴结，引起颈淋巴结核；还可以从腰腹部淋巴感染，然后侵及深部淋巴结群继发感染，在颈淋巴结结核发病中较为常见。

2. 临床表现

结核病一般按部位及脏器命名。淋巴结核根据发病部位，主要有颈部淋巴结核、腋窝部淋巴结核、股沟部淋巴结核、腹部淋巴结核、肺门淋巴结核。其中，以颈部淋巴结结核最为常见，表现为颈部一侧或两侧有多个大小不等的肿大淋巴结，一般位于胸锁乳突肌的前后缘。初期肿大的淋巴结较硬、无痛，可推动。病变继续发展可发生淋巴结周围炎，使淋巴结与皮肤和周围组织发生粘连，各个淋巴结也可相互粘连，融合成团形成不易推动的结节性肿块。晚期淋巴结发生干酪样坏死，液化形成寒性脓肿。脓肿破溃后流出豆渣样或稀米汤样脓液，最后形成一经久不愈的窦道或慢性溃疡。

3. 检　查

· 胸部 X 线或 CT 扫描明确有无肺结构的损害。

· 间接喉镜及后鼻镜检查有时可发现肺结核、喉结核或鼻咽结核病灶等。

· 结核菌素 PPD（纯化蛋白衍生物）试验、红细胞沉降率检查有助于诊断。

· 取病变组织进行 PCR 检测，可呈阳性结果。

· 病理活检可明确诊断。

4. 诊　断

根据结核病接触史、局部体征，特别是已形成寒性脓肿或已溃破形成经久不愈的窦道或溃疡时多可做出明确诊断；必要时可作胸部透视明确有无肺结核。结核菌素试验有助于诊断。

5. 中医膏滋对淋巴结结核的治疗

淋巴结结核属于中医"瘰疬"范畴，是一种发生于颈项部的慢性化脓性疾病。因其结核成串，累累如贯珠状，故名瘰疬，俗称"疬子颈""老鼠疮""颈疬"。相当于西医的颈部淋巴结核。多见于青年人或儿童，好发于颈部及耳后，多由情志不畅，肝气郁结，气滞伤脾，脾失健运，痰热内生，结于颈项而成此症，病后期肝郁化火，下灼肾阴，热胜肉腐成脓，或脓水淋漓，耗伤气血，时转入虚损。此外，瘰疬也可先由肺肾阴亏，以至阴亏火旺，灼津为痰，痰火凝结，形成本病。总之，淋巴结核发病多源于肝气郁结，脾失健运，痰热内生，或肺肾阴亏，痰火凝结以致结聚而成核而成。

临床中多采取内外同治，针药并举，攻补兼施，扶正祛邪之法，常根据临床分期采用不同的治疗方法，病之初期可采用中药内服、中药硬膏外敷使之消散；病之中期结核肿块不消者则用外科切开排脓，结合药线引流使毒邪排出，去腐生肌。后期已破溃者，中医治疗首重祛腐拔毒，再以提脓生肌，配合药线引流，使毒邪排出，毒去腐净而收口。

辨证可分为肝郁气滞、痰热互结、肝肾阴亏、气血亏虚四型，一般前两型适合中药汤剂治疗。而肝肾阴亏和气血亏虚型者往往瘰疬难以破溃，或已破溃久不收口，适合膏方调养，促进患者尽快恢复。

（1）肺肾阴虚型

临床表现：先天禀赋不足，体质虚弱，颈项部渐生结节，经久不变，午后低热，自汗盗汗，舌质红，苔薄白，脉弦沉细。

治疗：滋补肾阴。

方药：六味地黄汤加减。熟地黄 300g，山药 300g，山茱萸 200g，桑椹 200g，女贞子 150g，麦冬 150g，北沙参 150g，茯苓 90g，生牡蛎 300g，海

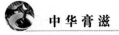

藻 150g，夏枯草 200g，猫爪草 200g，海蛤壳 300g，象贝母 120g，白芷 120g，百部 150g，冬虫夏草 20g，紫河车 60g，党参 150g，当归 120g，白芍 120g。

制法服法：上药除冬虫夏草外，其余所有药物加水煎煮 3 次，滤汁去渣，合并滤液，加热浓缩为清膏，再将冬虫夏草研粉后与蜂蜜 200g 加入清膏中，收膏熬制即成。每次 15～20g，每日 2 次，开水调服。

（2）气血两亏型

临床表现：病久溃破，长期不愈，脓液稀薄，肉芽水肿，皮色暗红，同时可见面色少华，精神不振，身体倦怠，动则汗出等气虚血亏之象，舌质淡，苔薄，脉沉细。

治疗：补气养血，脱毒生肌。

方药：八珍汤加减。人参 60g，白术 200g，山药 300g，黄精 150g，茯苓 90g，炙甘草 90g，熟地黄 200g，当归 150g，白芍 150g，制首乌 120g，川芎 60g，龙眼肉 150g，鸡血藤 200g，花生衣 200g，野菊花 90g，夏枯草 90g，皂角 120g，天南星 90g，陈皮 90g，枳壳 60g。

制法服法：上药除人参外，其余所有药物加水煎煮 3 次，滤汁去渣，合并滤液，再将人参另炖后取汁加入，然后加热浓缩为清膏，最后阿胶 200g 烊化后与蜂蜜 200g 加入清膏中，收膏熬制即成。每次 15～20g，每日 2 次，开水调服。

外用的提脓药物有提脓丹、三仙丹等，生肌药物有珍珠散、龙石生肌散等。

6. 调摄要点

·注意补充维生素　维生素主要来源于新鲜蔬菜、水果及豆类。如青菜、西红柿、胡萝卜、豆制品等，也可直接服用维生素制剂。

·保证优质蛋白的饮食　蛋白质的供应量应高于正常人。每日每公斤体重为 1.5～2.0g 以上，要以优质的动物、植物蛋白为主。

·保证充足的热量　热量的供给应以每日 1.67～2.09kJ/kg 体重为宜。热量主要来源于脂肪和碳水化合物。

·忌食辛辣、葱、姜等辛辣动火伤阴之品。

七、痔疮的膏滋治疗

痔疮是人体直肠末端黏膜下和肛管皮肤下静脉丛发生扩张和屈曲所形成的柔软静脉团。多见于经常站立者和久坐者。痔疮包括内痔、外痔、混合痔，是肛门直肠底部及肛门黏膜的静脉丛发生曲张而形成的一个或多个柔软静脉团的一种慢性疾病。内痔是长在肛管起始处的痔，如果曲张的静脉位于更下方，几乎是在肛管口上，这种曲张的静脉就叫外痔。在发生血栓时，痔中的血液凝结成块，从而引起疼痛。

1. 病 因

静脉曲张学说 认为痔是直肠下段黏膜下和肛管皮肤下的静脉丛淤血、扩张和屈曲所形成的静脉团。

肛垫下移学说 认为痔原本是肛管部位正常的解剖结构，即血管垫，是齿状线及以上 1.5cm 的环状海绵样组织带。只有肛垫组织发生异常并合并有症状时，才能称为痔，才需要治疗，治疗目的是解除症状，而非消除痔体。痔的诱发因素很多，其中便秘、长期饮酒、进食大量刺激性食物和久坐久立是主要诱因。

2. 临床表现

便血 无痛性间歇性、点滴出血是其特点，也是内痔或混合痔早期常见的便血症状，外痔不会引起出血。

坠痛 坠痛是外痔的主要症状，当内痔或混合痔脱出嵌顿，出现水肿感染、坏死时，也常导致剧烈的坠痛。

痔块脱出 痔块脱出是中晚期内痔临床表现，因晚期痔体增大，逐渐与肌层分离排粪时被推出肛门外。轻者只在大便时脱垂，便后可自行回复。严重者是稍加腹压即脱出肛外，如咳嗽行走等腹压稍增时痔块就能脱出，严重影响正常的工作和生活。

3. 检 查

肛门视诊 除 I 度内痔外均可见，蹲位可观察脱出程度。

直肠指诊 对内痔意义不大，但可了解直肠有无其他病变。

肛门镜 可直视下了解直肠、肛管内情况。

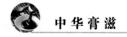

4. 诊 断

根据病史、肛门物理检查、肛管直肠指检和肛门镜检，参照痔的分类做出诊断。如不能确证应进一步检查，以除外结、直肠、肛管的良、恶性肿瘤及炎性疾病。

内痔、外痔的区别参考：内痔是指在耻状线以上发生的痔，表面为黏膜，主要表现为程度不等的出血，一般无疼痛，但有血栓形成嵌顿时则有剧烈疼痛；外痔是指在耻状线以下发生的痔，表面为皮肤，主要有结缔组织性、静脉曲张性、血栓性、炎性四种，皮肤不发生破溃时无出血。前两种一般无明显不适，后两种则有明显疼痛。

5. 中医膏滋对痔疮的治疗

中医关于痔的分类，明代《外科启玄》分为二十四痔，计有脏痈痔、锁肛痔、莲花痔、内外痔、杨梅痔、核桃痔、石榴痔、鸡心痔等。从这些病名可以看出，痔的分法主要是凭借作者的经验，比较直观，多数是按形态分。痔的发病率很高，达60%以上，所以有"十人九痔"之说。

痔疮的发病原因主要是脏腑本虚，《丹溪心法》指出："痔者皆因脏腑本虚，以致气血下坠，结聚肛门，宿滞不散，而冲突为痔。"过食肥腻、辛辣、饥饱失常、饮酒过量也是主要原因。久泻久痢，久坐久站，负重远行，便秘，妇女行经、怀孕、分娩、哺乳，慢性疾患，房事过度，情志郁结，思虑太过，气血下坠，湿热风燥之邪流注、冲突而为痔。

中医对痔疮的治疗一般采用外科切除或注射枯痔药物，并联合口服中药的方式。痔疮可分为风伤肠络、湿热下注、脾虚气陷、瘀结内结、血虚肠燥几型，中医膏方比较适合脾虚气陷、瘀结内结、血虚肠燥型。

（1）脾虚气陷型

临床表现：肛门坠胀，痔核脱出，需用手托还，大便带血，色鲜红或淡红，病程日久；面色少华，神疲乏力，纳少便溏；舌淡，苔白，脉弱。

治法：健脾益气。

方药：补中益气汤加减。炙黄芪300g，人参50g，白术200g，黄精200g，柴胡90g，升麻90g，白芍200g，制首乌150g，肉桂心80g，五味子120g，炙甘草100g，当归200g，大枣60枚，生姜30片，槐花120g，仙鹤草150g，白芷120g，防风90g，生地黄120g，柏子仁200g，陈皮100g。

制法服法：上药除人参外，其余药物加水煎煮 3 次，滤汁去渣，合并滤液，再将人参单独煎煮后取汁加入，然后加热浓缩为清膏，最后加蜂蜜适量调入收膏即成。每次 15～20g，每日 2 次，开水调服。可连服数料。

（2）血虚肠燥型

临床表现：便血血色淡，量较多，肛门坠胀或脱出，面色萎黄，头晕心悸，手足发麻，舌质淡白，少苔，脉细软而数。

治法：补血养血。

方药：五味补血汤。熟地黄 300g，白芍 150g，当归 200g，制首乌 150g，桑椹 150g，牛膝 150g，枳实 100g，麦冬 100g，龙眼肉 200g，鳖甲 200g，牛膝 120g，肉苁蓉 200g，五味子 120g，天花粉 150g，花生衣 300g，红枣 200g，鸡血藤 300g，仙鹤草 300g，白芷 150g，炙甘草 90g。

制法服法：上药加水煎煮 3 次，滤汁去渣，合并滤液，加热浓缩为清膏，再将阿胶隔水炖烊，冲入清膏和匀，最后加蜜蜂调入收膏即成。每次 15～20g，每日 2 次，开水调服。可连服数料。

（3）瘀血内结型

临床表现：便血或有或无，血色或红或暗，肛门坠胀，肿块紫暗或发黑，排便不利，舌质紫暗，脉有力见涩。

治法：化瘀散结。

方药：方用活血散瘀汤。金银花 120g，当归 120g，红花 120g，陈皮 90g，甘草 60g，乳香 3g，没药 30，槐角 150g，炒莱菔子 300g，三棱 90g，莪术 90g，三七 30g，丹参 150g，郁金 120g，玉竹 150g，牛膝 120g，火麻仁 100g，制大黄 90g，郁李仁 100g。

制法服法：上药除三七外，其余所有药物加水煎煮 3 次，滤汁去渣，合并滤液，加热浓缩为清膏，再将三七研粉后加入，最后蜂蜜 200g 加入清膏中，收膏熬制即成。每次 15～20g，每日 2 次，开水调服。

6. 调摄要点

·加强体育锻炼，避免久坐久立，常做提肛运动。

·养成定时排便的习惯，预防便秘，保持肛门周围清洁。

八、前列腺增生症的膏滋治疗

前列腺增生症，旧称前列腺肥大，是老年男子常见疾病之一，为前列

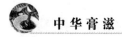

腺的一种良性病变。其发病原因与人体内雄激素与雌激素的平衡失调有关。病变起源于后尿道黏膜下的中叶或侧叶的腺组织、结缔组织及平滑肌组织，形成混合性圆球状结节。以两侧叶和中叶增生为明显，突入膀胱或尿道内，压迫膀胱颈部或尿道，引起下尿路梗阻。

1. 病　因

·慢性前列腺炎症未彻底治愈，或尿道炎、膀胱炎等使前列腺组织充血而增生。

·性生活过度，使性器官充血，前列腺组织持久淤血而增大。

·缺乏体育锻炼，动脉易于硬化，前列腺局部的血液循环不良引起增生。

·经常酗酒或长期饮酒，喜辛辣等刺激性食物，刺激前列腺增生。

·内分泌失调，男性年老和睾丸分泌的雄激素不足是导致前列腺生症的两个最重要的因素。

2. 临床表现

前列腺增生症的早期由于代偿，症状多不典型，随着下尿路梗阻加重，症状逐渐明显，临床症状包括储尿期症状、排尿期症状及排尿后症状。由于病程进展缓慢，难以确定起病时间。

储尿期症状　包括尿频、尿急、尿失禁及夜尿增多等。

排尿期症状　包括排尿踌躇、排尿困难及间断排尿等。

排尿后症状　包括排尿不尽、尿后滴沥等。

其他症状　①血尿：前列腺炎症是老年男性常见的血尿原因之一。②泌尿系感染：可出现尿急、尿频、排尿困难等症状，且伴有尿痛。③膀胱结石下尿路梗阻：可出现尿线中断，排尿末疼痛，改变体位后方可排尿等表现。④肾功能损害：多由于输尿管反流，肾积水导致肾功能破坏，就诊时的主诉常为食欲不振、贫血、血压升高，或嗜睡和意识迟钝。

3. 检　查

直肠指诊　前列腺增生症中直肠指诊为简单而重要的诊断方法，需要在膀胱排空后进行。应注意前列腺的界限、大小、质地。前列腺增生时，腺体可在长度或宽度上增大，或二者均有增大。

尿常规　以确定下尿路症状，患者是否有血尿、蛋白尿、脓尿及尿糖等。

B 超　可观察前列腺的大小、形态及结构，有无异常回声，突入膀胱的程度。

4. 诊　断

临床中本病的诊断主要靠病史、直肠指诊及 B 超检查。膀胱镜检查在必要时可施行，并需进一步了解有无上尿路扩张及肾功能损害，有无神经性膀胱功能障碍、糖尿病所致的周围神经炎及心血管疾病，最后估计全身情况及决定治疗方案。

5. 中医膏滋对前列腺增生症的治疗

前列腺肥大属于中医学"癃闭""尿少"等范畴。本病主要因肾气虚衰、阴阳失调、瘀浊互阻、精关壅塞所致。病初可见尿频尿急、解尿努责等症状；若久坐少动，房事过度，寒凉所伤，劳倦耗神或过食辛辣刺激之品，以致耗气伤阴，损脾伐肾，而见小便淋沥不畅，终致膀胱气化无权，小便点滴难出。临床上，本病宜分虚实。实证可分湿热下注和瘀结阻窍两型。虚证可分中气不足、肾阴亏损、肾阳虚衰三型。实证当泻，虚证宜补，为本病的治疗原则。至于虚实夹杂者，治疗上宜以兼顾。膏方调治主要有补肾、化瘀、软坚三原则。在此以外，还可根据疾病的寒热虚实，配合相应治疗。一般临床上，湿热下注型多用汤剂治疗，中气不足、肾阴亏损、肾阳虚衰及瘀结阻窍四型比较适合膏方治疗。

（1）中气不足型

临床表现：小便不畅，点滴而下，溺后余沥，夜尿多，甚至小便不通，动则气短，舌淡苔白，脉沉细。

治法：补益中气，升清降浊。

方药：补中益气汤加减。生黄芪 300g，党参 150g，茯苓 150g，白术、白芍药各 90g，柴胡 90g，升麻 90g，当归 90g，益智仁 90g，山药 150g，乌药 60g，石韦 90g，炒黄精 90g，桃仁、酸枣仁各 90g，桑螵蛸 90g，白茧壳 45g，粉萆薢 90g，大枣 90g，炙甘草 30g。

制法服法：上药共煎，去渣浓缩，加入鳖甲胶 60g，鹿角胶 90g，白文冰 250g 收膏。每晨一匙，开水冲服。

（2）肾阴亏损

临床表现：小便频而淋沥不畅，时发时止，遇劳即发，长期不愈，且

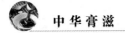

见头晕耳鸣，腰膂酸楚，舌质红，脉细数。

治法：滋养肾阴，升陷缩尿。

方药：六味地黄丸合二至丸加减。生地黄、熟地黄各 250g，山茱萸 100g，山药 150g，党参 150g，枸杞子 90g，炒知母、炒黄柏各 90g，旱莲草 120g，女贞子 120g，茯苓、茯神各 120g，泽泻 90g，杜仲 90g，葛根 90g，牛膝 90g，菟丝子 90g，山药 120g，路路通 90g，沙苑子 90g，炙甘草 30g。

制法服法：上药共煎，去渣浓缩，加入鳖甲胶 60g，龟甲胶 90g，鹿角胶 45g，白文冰 250g 收膏。每晨一匙，开水冲服。

(3) 肾阳虚衰型

临床表现：小便困难，点滴难下，色泽清白，神气怯弱，畏寒肢冷，腰腿酸软，舌淡苔白，脉象沉迟。

治法：温补肾阳，补虚固涩。

方药：右归丸加减。淡附片(先煎)60g，肉桂 30g，生地黄、熟地黄各 250g，巴戟肉 120g，山药 180g，仙茅 90g，淫羊藿 150g，肉苁蓉 90g，杜仲 90g，狗脊 90g，枸杞子 120g，补骨脂 90g，党参 150g，生黄芪 250g，茯苓 120g，牛膝 90 g，泽泻 90g，煅龙骨、煅牡蛎各(先煎)300g。

制法服法：上药共煎，去渣浓缩，加入鳖甲胶 60g，鹿角胶 90g，白文冰 250g 收膏。每晨一匙，开水冲服。

(4) 瘀结阻窍型

临床表现：小便不畅，有时刺痛，少腹疼痛，腰痛，血尿，唇舌俱黯，脉细或涩。

治法：活血化瘀，通络散结。

方药：桃红四物汤加减。生黄芪 300g，当归尾 120g，赤芍药、白芍药各 90g，牡丹皮、丹参各 90g，桃仁 90g，生蒲黄(包煎)90g，五灵脂 90g，延胡索 90g，川牛膝、怀牛膝各 90g，小茴香 45g，石韦 90g，广地龙 90g，王不留行 90g，泽泻、泽兰各 90g，赤茯苓 90g，淡竹叶 45，瞿麦 90g，桑寄生 120g。

制法服法：上药共煎，去渣浓缩，加入鳖甲胶 90g，白文冰 250g 收膏。每晨一匙，开水冲服。

6. 调摄要点

饮食护理 少食辛辣食品，如大葱、生蒜、辣椒、胡椒等刺激性食物会引起血管扩张和器官充血。

戒烟酒 酒精扩张血管，引起前列腺等脏器充血，加重症状。香烟中的烟碱、焦油、亚硝胺类及一氧化碳等有毒物质，不但可以直接毒害前列腺组织，而且还能影响前列腺的血液循环，加重前列腺充血。

提肛运动 经常主动地收缩肛门，通过肛门和直肠的收缩运动，直接"按摩"紧挨着直肠壁的前列腺，对慢性前列腺炎引起的一些盆底肌的功能失调和盆底肌疼痛不适有一定的治疗作用。

九、下肢静脉曲张的膏滋治疗

下肢静脉曲张在周围血管中是最常见的疾病之一，好发于从事持久站立工作者、怀孕妇女、体力活动强度高或久坐少动者，多见于下肢小腿。下肢静脉曲张的发病率呈逐年增长趋势，其中长时间站立的人群中，发生下肢静脉曲张的可能性，较常人增加60%。按血流动力学变化，可将下肢静脉曲张分为血液倒流性和回流障碍性两大类，前者主要为静脉瓣膜关闭不全导致血液倒流；后者则为静脉回流通道受阻而引起。其临床表现主要是浅静脉曲张，其次为患肢肿胀、胀痛、酸胀或沉重感，小腿下段和踝部皮肤的营养障碍性病变，包括皮肤瘙痒、湿疹、皮炎、色素沉着和溃疡形成等。西医治疗还是以手术为主，亦可配合药物治疗或硬化剂注射疗法，但术后静脉曲张的复发率在20%～30%。中医对本病早有认知，在治疗方面有着独特的优势，中西医结合治疗能取得更好的疗效。

1. 病　因

多由于浅静脉第一对瓣膜（股隐静脉瓣膜）关闭不全导致的浅静脉血流反流，增加下肢静脉压力引起。其次，先天性静脉壁薄弱也是重要原因，患者常合并有周身或局限性的静脉壁缺陷，在静脉压力增加的情况下，便产生静脉的迂曲、扩张。最后，长期站立、肥胖和腹腔压力等因素因可增加静脉压力均会增加静脉曲张发生发展的可能。

2. 临床表现

原发性静脉曲张患者早期多无局部症状，逐渐发展可出现以下临床

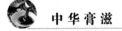
表现。

·患肢常感酸、沉、胀痛、易疲劳、乏力。

·患肢浅静脉隆起、扩张、变曲，甚至迂曲或团块状，站立时更明显。

·肿胀：在踝部、足背可出现轻微的水肿，严重者小腿下段亦可有轻度水肿。

·并发症：①皮肤的营养变化，如皮肤变薄、脱屑、瘙痒、色素沉着、湿疹样皮炎和溃疡形成。②血栓性浅静脉炎，如曲张静脉处疼痛，呈现红肿硬结节和条索状物，有压痛。③出血，多由于外伤或曲张静脉或小静脉自发性破裂，引起急性出血。

3. 检　查

深静脉通畅试验（Penhes 试验）　用来测定深静脉回流情况，下肢静脉曲张患者的深静脉往往是通畅的。方法是在大腿用一止血带阻断大隐静脉干，嘱患者连续用力踢腿或下蹲，由于下肢运动，肌肉收缩，浅静脉血液经深静脉回流而使曲张静脉萎陷空虚。如深静脉不通或有倒流使静脉压力增高则曲张静脉压力不减轻，甚至反而曲张更显著。

大隐静脉瓣膜功能试验（Trendelenburg 试验）　用来测定大隐静脉瓣膜的功能，单纯性下肢静脉曲张患者的大隐静脉瓣膜功能丧失。方法是患者平卧位，下肢抬高，排空浅静脉内的血液，用止血带绑在大腿根部卵圆窝下方处。随后让患者站立，10s 内解开止血带，大隐静脉血柱由上向下立即充盈，则提示大隐静脉瓣膜功能不全。病变部位极可能位于卵圆窝水平，深静脉血通过隐股静脉连接点注入浅静脉系统。浅静脉如缓慢地（超过 30s）逐渐充盈，属于正常情况，是血液由毛细血管回流入静脉内的缘故。如果患者站立后，止血带未解开而止血带下方的浅静脉迅速充盈，说明反流入该静脉的血液来自小隐静脉或某些功能不全的交通静脉。

交通静脉瓣膜功能试验（Pratt 试验）　患者平卧，抬高患肢，在大腿根部扎止血带，先从足趾向上至腘窝缚缠第一根弹力绷带，再自止血带处向下，扎上第二根弹力绷带，一边向下解开第一根弹力绷带，一边向下继续缚缠第二根弹力绷带，如果在两根弹力绷带之间的间隙内出现曲张静脉，即意味着该处有功能不全的交通静脉。

4. 诊 断

下肢浅静脉曲张具有明显的形态特征，通过一般体格检查即可明确诊断。站立后，下肢浅静脉突起，即提示静脉曲张的可能。若要进一步全面了解病情，则需进一步进行详细体格检查，了解静脉瓣膜功能情况及深静脉通畅情况，必要时需进行静脉超声或造影检查。重点应与深静脉血栓后遗症导致的静脉曲张相鉴别，后者有深静脉血栓病史，下肢多有明显肿胀的表现。如下肢有靴区溃疡、重度皮炎等，需要注意交通静脉有无受累。

5. 中医膏滋对下肢静脉曲张的治疗

下肢静脉曲张相当于中医学"筋瘤""臁疮"等范畴。"筋瘤"首见于《灵枢·刺节真邪》，曰："筋屈不得伸，邪气居其间而不得反发为筋瘤。"阐明了筋瘤的病因病机。《外科正宗》云："筋瘤者，坚而色紫，累累青筋，盘曲甚者结若蚯蚓。"阐述了下肢静脉曲张的临床表现。

"臁疮"为慢性下肢溃疡，属"筋瘤"的后期并发症，在古代文献中还有"裤口疮""裤风"（《证治准绳》）、"烂腿"（《外科证治全书》）等名。臁疮首见于《疮疡经验全书》，谓："里外臁疮，三里之旁，阴交之侧生之者……盖因湿热风毒相搏而至然也。"阐明臁疮的发病特点及病因病机。《外科正宗·臁疮论第七十四》云："臁疮者，风热湿毒相聚而成，有新久之别，内外之殊。新者只用三香膏，乳香法纸贴之自愈……方可得愈。外臁多服四生丸，内臁多服肾气丸妙。"阐述了臁疮的病因病机及分期治法，强调了内外兼治。

在"因邪致瘀"与"祛邪为先"的学术观点指导下，本病的病因是静脉先天禀赋不足，后天失于调摄（久坐、久立、久行、负重、妊娠等），其病机是气虚久瘀，静脉郁热能生风，瘀热夹湿毒成疮。病由瘀滞（瘀）、湿热（毒）、生风（痒），三者之间的转化形成的诸多病证。

（1）气虚血瘀型

临床表现：久站久行或劳累时瘤体增大，下坠不适感加重，皮肤张力轻；常伴气短乏力，脘腹坠胀；舌淡，苔薄白，脉细缓无力。

治法：补气活血，化瘀消瘤。

方药：黄芪 300g，党参 200g，茯苓 300g，白术 150g，陈皮 60g，升麻 50g，柴胡 50g，枳壳 300g，川芎 150g，当归 120g，地龙 120g，桃仁 90g，

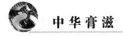

红花 90g，胆南星 120g，陈皮 200g，黄精 150g，山药 150g，路路通 100g，谷麦芽 100g，木香 30g，甘草 90g。

制法服法：上药共煎，去渣浓缩，将生晒参 50g 单独煎煮 2h 后加入，再加入蜂蜜 250g 收膏。每晨一匙，开水冲服。

（2）寒凝瘀阻型

临床表现：瘤色紫暗，喜暖恶寒，下肢轻度肿胀酸痛；伴形寒肢冷，口淡不渴，小便清长；舌淡暗，苔白腻，脉弦细。

治法：散寒通络，逐淤止痛。

方药：桂枝 90g，白芍 120g，蜀椒 120g，干姜 120g，丹参 120g，红花 60g，桃仁 120g，郁金 120g，片姜黄 90g，泽兰 120g，蜈蚣 20 条，焙蜂房 120g，地龙 120g，全蝎 30g，川续断 120g，桑寄生 240g，狗脊 120g，补骨脂 120g，杜仲 120g，党参 200g，炙黄芪 200g，当归 120g，怀牛膝 120g，夏枯草 120g，广陈皮 60g，广木香（后下）30g。

制法服法：上方浓煎 3 次，取汁去渣，另加河车粉 100g，田七粉 60g 调匀，取阿胶 250g，鹿角胶 100g，饴糖 250g 烊化收膏，每日早晚各服一食匙，开水冲服。

（3）血燥筋挛型

临床表现：小腿青筋迂曲，挛急疼痛，伴有耳鸣如蝉、眩晕、肢体麻木、两目干涩，舌淡、脉细。本证以小腿静脉曲张挛急疼痛，以及阴虚肝旺的表现为辨证要点。

治法：清肝滋阴 养血舒筋。

方药：川芎 150g，柴胡 120g，当归 150g，白芍 150g，生地黄 150g，熟地黄 120g，麦冬 120g，玄参 120g，牛膝 120g，伸筋草 150g，络石藤 120g，海风藤 120g，芦荟 100g，昆布 100g，木瓜 150g，鸡血藤 200g，防己 100g，女贞子 120g，墨旱莲 120g，桂枝 90g，路路通 100g，甘草 60g。

制法服法：上方浓煎 3 次，取汁去渣，取阿胶 250g，龟甲胶 150g，饴糖 250g 烊化收膏，每日早晚各服一食匙，开水冲服。

（4）营卫失和型

临床表现：小腿青筋暴露，皮肉挛急，或伴下肢坠胀，水肿，舌淡紫，苔淡白，脉浮涩。

治法：调和营卫，缓急止痛。

方药：高丽参 90g，潞党参 150g，黄芪 300g，桂枝 120g，赤芍、白芍各 90g，川芎 90g，紫丹参 150g，防风 90g，伸筋草 150g，络石藤 120g，海风藤 120g，白术 90g，茯苓 90g，炙甘草 45g，蒲黄 120g，五灵脂 90g，延胡索 90g，生麦芽 300g，灵芝 90g，大枣 120g，浮小麦 300g。

制法服法：上味除高丽参外，其余药物共煎浓汁，再将高丽参另外单独煎煮后，药液合并一起，文火熬糊。再入阿胶 90g，麦芽糖 500g，烊化收膏，每晨以沸水冲饮一匙。

另外，还有湿热下注型、肝火亢盛型、热毒炽盛型，一般用汤剂治疗。

6. 调摄要点

·尽量避免久站或行走，经常站立体位或蹲位工作者，要间断进行伸膝蹬腿运动或踝关节屈伸活动以减轻浅静脉的压力。

·静脉曲张患者可以在治疗的同时穿弹力袜子或弹力绷带，以保护浅静脉淤血，但要注意不要过紧，以免弄破皮肤形成溃疡。

·下肢静脉曲张已并发溃疡者，宜卧床休息，并抬高患肢，可以促进静脉血流，有利于创口愈合。

·禁忌过食辛辣刺激之品，如葱、蒜、辣椒等。

十、褥疮的膏滋治疗

褥疮又名压疮，系身体局部长期受压使血液循环受阻，而引起的皮肤及皮下组织缺血而发生水疱、溃疡或坏疽。本病与祖国医学文献中记载的"席疮"相似。如《外科真诠·席疮》记载："席疮乃久病着床之人，挨擦磨破而成，上而背脊，下而尾闾。"

1. 病　因

系身体局部长期受压使血液循环受阻，而引起的皮肤及皮下组织缺血而发生水疱、溃疡或坏疽。一般来说，长期卧床、体质衰弱、翻身不便及肢体感觉迟钝者易患褥疮。

2. 临床表现

根据其发生、发展过程可分为三度。Ⅰ度：局部仅表现为红斑水肿，或苍白色、青灰色，境界清楚，有麻木感或触痛，若及时处理，可于数天

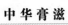

内好转。Ⅱ度：皮肤颜色为深紫色或紫黑色，可出现水疱，疱壁破裂后形成浅表糜烂面。Ⅲ度：溃疡形成，浅者达皮下组织，深者可达骨组织，继发感染后脓液多，且有臭味。

仰卧位时，好发于枕外隆凸部、肩胛部、肘部、骶尾部、足跟；侧卧位时，好发于耳郭、肩峰部、肋骨、股骨粗隆、髋部、膝部（内髁和外髁）、踝部（内踝和外踝）；俯卧位时，好发于额部、下颌部、肩峰部、肋缘突出部、髂前上棘、膝前部、足趾、女性乳房、男性生殖器。

3. 检　查

褥疮不需要特别的检查手段。

4. 诊　断

根据典型病史及临床表现，不难诊断。

5. 中医膏滋对褥疮的治疗

中医认为褥疮多因气血虚弱，气滞血瘀所引起，久病卧床，受压部位气血瘀滞，血脉不通，经络阻隔，气血亏损，毒邪内侵，肌肉筋骨失养则溃腐成疮，缠绵难愈。治以疏通经络、活血化瘀为原则。

（1）气血虚弱型

临床表现：多见于年老体弱，长期卧床患者，褥疮溃烂，不易收口，或有糜烂、溃疡形成，感觉麻木，面色少华，神疲乏力。舌质淡，苔薄，脉细弱。

治法：益气养血，去瘀生新。

方药：黄芪300g，生晒参50g，党参150g，黄精120g，白术200g，山药200g，牛膝120g，当归200g，桃仁120g，红花60g，制首乌120g，龙眼肉120g，熟地黄120g，鸡血藤200g，花生衣200g，白芍120g，桑寄生200g，五加皮200g，升麻30g，紫河车60g，银花90g，连翘120g。

加减：肉腐溃破加花粉、白芷、桔梗、皂角托毒排脓。

制法服法：除紫河车、生晒参外，所有药物加水煎煮3次，滤汁去渣，合并滤液，再将紫河车及生晒参单独煎煮2h，药液混合一处，加热浓缩为清膏，最后加蜂蜜150g调入收膏即成。每次15～20g，每日2次，开水调服。可连服数料。

（2）气滞血瘀

临床表现：长期卧床，骨骼突起处发生褥疮，感觉麻木，或有糜烂、溃疡形成，面色晦暗，体倦乏力，食欲不振，苔薄，舌暗，脉弦涩。

治法：疏肝活血，去瘀生新。

方药：柴胡 100g，青皮 90g，陈皮 100g，郁金 100g，川楝子 150g，制香附 100g，三棱 60g，莪术 60g，当归 100g，桃仁 150g，丹参 200g，赤芍 200g，白芍 200g，鸡血藤 150g，莱菔子 100g，女贞子 120g，山楂 150g，紫花地丁 90g，野菊花 120g，金银花 90g，麦芽 100g，生甘草 90g。

加减：有溃疡形成者加穿山甲、皂角刺、白芷。

制法服法：所有药物加水煎煮 3 次，滤汁去渣，合并滤液，加热浓缩为清膏，再将鳖甲胶加适量黄酒浸泡后隔水炖烊，冲入清膏和匀，最后加蜂蜜 300g 收膏即成。每次 15～20g，每日 2 次，开水调服。

6. 调摄要点

·保持局部清洁干燥，避免潮湿、摩擦的刺激。

·减轻局部压迫的措施。

·正确实施按摩：平卧时，将手放入臀下，掌心向下向上均可。充分感受皮肤温度和受压力情况，并上按摩皮肤 5min，每 20min 重复一次。左、右侧卧时，侧身要侧到位，半平半侧（斜侧）应用软枕支撑腰背部，对皮肤颜色、温度、质地正常的受压部位可用 50% 红花酒精倒入掌心，两侧由轻→重→轻按摩 5～10min；发现皮肤变红，则不宜进行皮肤按摩，可悬空压红部位，一般解除压力 30～40min 后皮肤颜色可恢复正常。皮肤持续发红、发绀、更不宜按摩、以免加重损伤。

第三节　膏滋在妇科中的临床应用

一、月经不调的膏滋治疗

月经不调也称月经失调，是一种常见的妇科常见病，表现为月经周期或出血量异常，或是月经前、经期时腹痛及全身症状，病因可能是器质性病变或功能失常。许多全身性疾病如血液病，高血压病，肝病，内分泌

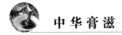

病，流产，宫外孕，葡萄胎，生殖道感染，肿瘤（如卵巢肿瘤、子宫肌瘤）等均可引起月经失调。

1. 病　因

情绪异常　情绪异常，如长期精神压抑、精神紧张或遭受重大精神刺激和心理创伤，都可导致月经失调或痛经、闭经。

寒冷刺激引起月经过少甚至闭经　寒冷刺激会使盆腔内的血管过分收缩，可引起月经过少甚至闭经。

节食引起月经不调　过度节食，由于机体能量摄入不足，造成体内大量脂肪和蛋白质被消耗，致使体内激素合成障碍，影响月经来潮，甚至经量稀少或闭经。

嗜烟酒引起月经失调　香烟中的某些成分和酒精可以干扰与月经有关的生理过程，引起月经失调。每天吸烟 1 包以上或饮高度白酒 100ml 以上的女性中，月经失调者是不吸烟喝酒妇女的 3 倍。

2. 检　查

B 超检查　反映子宫、卵巢及盆腔情况。

细胞学检查　脱落细胞检查，以检查卵巢功能及排除宫颈恶性病变。

活组织检查　确定病变的性质，多用于肿瘤的诊断。

内分泌测定　目前可以测定促卵泡激素、黄体生成素、泌乳素、雌激素、孕激素、睾酮、三碘甲腺原氨酸、四碘甲腺原氨酸、促甲状腺激素等下丘脑、卵巢、甲状腺及肾上腺皮质分泌的激素。临床常用以了解卵巢功能的简易方法有阴道涂片、宫颈黏液、基础体温及子宫内膜活检等。

宫腔镜或腹腔镜检查　观察子宫腔及盆腔器官的病变。

3. 诊　断

主要依据病史、体格检查和辅助检查做出诊断。诊断过程中需要重点除外全身或女性生殖器病理原因引起的出血，如血液病、肝肾功能衰竭、甲状腺功能异常、妊娠及相关疾病、生殖道损伤、感染和肿瘤等。

4. 中医膏滋对月经不调的治疗

月经不调分类包括月经量过少、月经量过多、血崩或血漏、月经期提前或错后。本病常因恼怒生气而致情志抑郁、肝气郁结，致肝气逆乱；或饮食不节、过食生冷或过食辛辣之品；或行经时冒雨涉水，感受寒邪；或劳倦过度、久病体虚或房事不节、孕育过多所致。根据类别不同治法不同，量少以补血益气法为主，量多以升阳益气固涩为主。血崩仍需辨证，气虚补气固托带脉，血热要清热凉血固涩，血瘀用以行气活血化瘀法。血漏则气虚以补脾养肾固冲脉，气陷则补中升清法，气滞血瘀以行气化瘀补肾为主。经期提前者血热以清热凉血为主，气虚以补气为主养血为辅。经期错后者血瘀气滞的活血理气为主，血虚以养血滋阴为主。

（1）月经先期

有实热型、虚热型、肝郁化热型、气虚型四种，一般而言，实热型及肝郁化热型多用汤剂治疗，虚热型和气虚型适合膏方治疗。

①虚热型

临床表现：经行提前，量少色红，质稠，伴手足心热，两颧骨潮红，舌红苔少。

治法：清热滋阴。

方药：知柏地黄丸化裁。知母 120g，黄柏 120g，生地黄 150g，山药 150g，山茱萸 120g，茯苓 60g，泽泻 30g，牡丹皮 120g，赤芍 150g，玄参 150g，郁金 100g，女贞子 120g，旱莲草 120g，青蒿 120g，地骨皮 90g，乌梅 90g，鳖甲 200g，龟甲 200g，当归 120g，牛膝 120g。

制法服法：所有药物加水煎煮 3 次，滤汁去渣，合并滤液，加热浓缩为清膏，最后加蜂蜜 300g 收膏即成。每次 15～20g，每日 2 次，开水调服。

②气虚型

临床表现：经行提前，量多色淡，质清稀，伴神疲乏力，心慌气短，食少，大便稀软，舌淡，苔薄。

治法：益气补虚。

方药：选用人参归脾丸加味。黄芪 300g，人参 60g，党参 200g，茯苓 300g，白术 150g，陈皮 60g，升麻 50g，柴胡 50g，葛根 150g，当归 60g，熟地黄 100g，煅牡蛎 300g，金樱子 120g，黄精 150g，山药 150g，芡实 120g，谷麦芽各 100g，炒山楂 120g，甘草 90g，大枣 150g。

制法服法：所有药物除人参外，加水煎煮 3 次，滤汁去渣，合并滤液，人参单独煎煮 2h，两处药汁兑入一起，加热浓缩为清膏，最后加蜂蜜

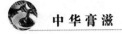

300g 收膏即成。每次 15～20g，每日 2 次，开水调服。

（2）月经后期

分为实寒型、虚寒性、血虚型、气滞型，前三型适合膏方治疗，气滞型一般用汤剂治疗。

①实寒型

临床表现：经期延后，色黯量少，伴小腹冷痛，热敷则痛减，怕冷，面色苍白。

治法：散寒、调经、止痛。

方药：七制香附丸或痛经丸。香附 90g，干地黄 120g，干姜 120g，茯苓 60g，当归 120g，熟地黄 120g，川芎 90g，白术（麸炒）120g，白芍 120g，益母草 150g，艾叶（炭）120g，山茱萸（酒制）150g，天冬 120g，阿胶 120g，酸枣仁（炒）120g，砂仁 30g，延胡索（醋制）120g，艾叶 150g，蜀椒 120g，小茴香（盐制）120g，人参 60g。

制法服法：所有药物除人参、阿胶外，加水煎煮 3 次，滤汁去渣，合并滤液，人参单独煎煮 2h，两处药汁兑入一起，加热浓缩为清膏，最后将阿胶烊化后加入清膏中搅匀，小火熬制收膏即成。每次 15～20g，每日 2 次，开水调服。

②虚寒型

临床表现：行经延后，量少，质清稀，小腹隐隐作痛，喜温喜按，伴腰酸无力，小便清长，大便稀软。

治法：温阳散寒、活血调经。

方药：艾附暖宫丸加味。艾叶 120g，香附 50g，吴茱萸 90g，肉桂 120g，当归 120g，川芎 120g，炒白芍 120g，熟地黄 120g，炙黄芪 300g，高丽参 60g，山药 300g，阿胶 150g，杜仲 120g，补骨脂 120g，淫羊藿 120g，菟丝子 120g，续断 120g，蜀椒 60g，炙甘草 120g。

制法服法：所有药物除高丽参、阿胶外，加水煎煮 3 次，滤汁去渣，合并滤液，高丽参单独煎煮 2h，两处药汁兑入一起，加热浓缩为清膏，最后将阿胶烊化后加入清膏中搅匀，小火熬制收膏即成。每次 15～20g，每日 2 次，开水调服。

③血虚型

临床表现：经期延后，量少色淡，质清稀，伴头晕眼花，心慌失眠，面色苍白或萎黄，手足麻木。

治法：养血调经。

方药：当归丸、八珍益母丸化裁。黄芪 300g，当归 120g，党参 120g，茯苓 60g，山药 150g，黄精 120g，麦冬 120g，白术 120g，制首乌 120g，鸡血藤 300g，花生衣 300g，夜交藤 120g，龙眼肉 120g，益母草 200g，牛膝 120g，白芍 120g，川续断 120g，桑椹 120g，炙甘草 60g，阿胶 200g，龟甲胶 200g。

制法服法：所有药物除龟甲胶、阿胶外，加水煎煮 3 次，滤汁去渣，合并滤液，加热为清膏，最后将阿胶、龟甲胶烊化后加入清膏中搅匀，小火熬制收膏即成。每次 15～20g，每日 2 次，开水调服。

（3）月经先后无定期

①肝郁型

临床表现：经来或提前或错后，经量或多或少，经行不畅，伴胸胁、乳房、少腹胀痛，嗳气食少，闷闷不乐。

治法：疏肝解郁。

方药：加味逍遥丸。柴胡 150g，甘草 60g，知母 120g，川芎 60g，川楝子 60g，枳壳 60g，香附子 90g，广木香 60g，生麦芽 200g，当归 200g，白芍 150g，熟地黄 200g，牡丹皮 100g，郁金 120g，忍冬藤 60g，夜交藤 150g，益母草 200g，牛膝 120g。

制法服法：所有药物加水煎煮 3 次，滤汁去渣，合并滤液，加热为清膏，再加入 200g 蜂蜜，小火熬制收膏即成。每次 15～20g，每日 2 次，开水调服。

②肾阴亏虚型

临床表现：经来或先或后，量少色淡，伴头晕耳鸣，腰酸腿软，或颧红，烦热，盗汗遗精，足后跟痛，夜尿多，舌红少苔，脉细数。

治法：补肾滋阴。

方药：乌鸡白凤丸合六味地黄丸。乌鸡（去毛爪肠）300g，鳖甲（制）120g，生牡蛎 120g，桑螵蛸 120g，高丽参 60g，黄芪 200g，当归 120g，白芍 120g，香附（醋制）120g，天冬 120g，甘草 60g，干地黄 120g，熟地黄 120g，山茱萸 120g，女贞子 120g，制首乌 120g，川芎 120g，银柴胡 30g，丹参 30g，山药 120g，芡实（炒）120g。

制法服法：所有药物除高丽参外，加水煎煮 3 次，滤汁去渣，合并滤液，将高丽参单独煎煮 2h，取汁与滤液混合，加热为清膏，再加入烊化的 200g 阿胶和蜂蜜 200g 蜂蜜，小火熬制收膏即成。每次 15～20g，每日 2 次，开水调服。

（4）经期延长

有气虚型和血热型两种，气虚型比较适合膏方治疗。

①气虚型

临床表现：月经淋漓不净，色淡质稀，伴神疲乏力，心慌失眠，食少，大便稀，舌淡。

治法：益气调经。

方药：选用人参归脾丸。生晒参 60g，党参 150g，白术（炒）120g，炙黄芪 300g，黄精 120g，山药 150g，莲子 120g，炙甘草 80g，当归 120g，茯苓 120g，远志（制）120g，酸枣仁（炒）150g，龙眼肉 150g，木香 30g，仙鹤草 150g，白芷 120g，大枣（去核）120g。

制法服法：所有药物除生晒参外，加水煎煮 3 次，滤汁去渣，合并滤液，将生晒参单独煎煮 2h，取汁与滤液混合，加热为清膏，再加入烊化的 200g 阿胶和蜂蜜 200g 蜂蜜，小火熬制收膏即成。每次 15～20g，每日 2 次，开水调服。

（5）月经过多

分为气虚型和血热型两种，气虚型比较适合膏方治疗。

①气虚型

临床表现：月经量多，色淡，清稀如水，伴面色萎黄，心慌，气短懒言，四肢无力，舌淡。

治法：益气调经、固摄止血。

方药：乌鸡白凤丸合人参归脾丸。乌鸡（去毛爪肠）300g，高丽参 60g，黄芪 200g，白术 120g，黄精 120g，当归 120g，白芍 120g，香附（醋制）120g，天冬 120g，炙甘草 60g，鳖甲（制）120g，煅牡蛎 300g，桑螵蛸 120g，山药 120g，芡实（炒）120g，仙鹤草 200g，白芷 150g，防风 50g。

制法服法：所有药物除高丽参外，加水煎煮 3 次，滤汁去渣，合并滤液，将高丽参单独煎煮 2h，取汁与滤液混合，加热为清膏，再加入烊化的 200g 阿胶和蜂蜜 200g 蜂蜜，小火熬制收膏即成。每次 15～20g，每日 2

次，开水调服。

（6）月经过少

①血虚型

临床表现：月经量少色淡，或点滴即净，伴小腹空痛，头晕眼花，心慌，面色萎黄，舌淡。

治法：补血调经。

方药：当归红枣颗粒合四物合剂。黄芪 300g，当归 120g，党参 120g，茯苓 60g，山药 150g，麦冬 120g，益母草 200g，柴胡 60g，牛膝 120g，红花 90g，制首乌 120g，鸡血藤 300g，花生衣 300g，夜交藤 120g，龙眼肉 120g，白芍 120g，川续断 120g，桑椹 120g，炙甘草 60g，阿胶 200g，龟甲胶 200g。

制法服法：所有药物除龟甲胶、阿胶外，加水煎煮 3 次，滤汁去渣，合并滤液，加热为清膏，最后将阿胶、龟甲胶烊化后加入清膏中搅匀，小火熬制收膏即成。每次 15～20g，每日 2 次，开水调服。

②肾虚型

临床表现：月经量少，伴腰膝酸软，足跟痛，头晕耳鸣，舌淡。

治法：补益肾精。

方药：乌鸡白凤丸合六味地黄丸。乌鸡（去毛爪肠）300g，高丽参 60g，黄芪 200g，白术 120g，黄精 120g，当归 120g，白芍 120g，香附（醋制）120g，天冬 120g，炙甘草 60g，鳖甲（制）120g，煅牡蛎 300g，桑螵蛸 120g，干地黄 120g，山药 120g，山茱萸 120g，牛膝 120g，柴胡 60g，牡丹皮 60g，红花 90g。

制法服法：所有药物除高丽参外，加水煎煮 3 次，滤汁去渣，合并滤液，将高丽参单独煎煮 2h，取汁与滤液混合，加热为清膏，再加入烊化的 200g 阿胶和蜂蜜 200g 蜂蜜，小火熬制收膏即成。每次 15～20g，每日 2 次，开水调服。

③血瘀型

临床表现：经来量少，色紫黑有块，小腹胀痛拒按，血块排出痛减，舌质紫暗有瘀斑。

治法：活血化瘀，调经止痛。

方药：七制香附丸、妇科得生丸合益母草膏。香附 120g，干地黄

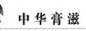

120g，茯苓 60g，当归 120g，熟地黄 120g，川芎 120g，白术（麸炒）120g，白芍 120g，益母草 200g，艾叶（炭）120g，黄芩 120g，山茱萸（酒制）120g，天冬 120g，酸枣仁（炒）120g，砂仁 30g，延胡索（醋制）120g，川楝子 60g，小茴香（盐制）120g，党参 150g。

制法服法：所有药物加水煎煮 3 次，滤汁去渣，合并滤液，加热浓缩为清膏，再将鳖甲胶加适量黄酒浸泡后隔水炖烊，冲入清膏和匀，最后加蜂蜜 300g 收膏即成。每次 15～20g，每日 2 次，开水调服。

5. 调摄要点

·经行之时，勿食寒凉食物。

·经期避免盆浴、淋雨；避免涉水、淋雨，否则可能造成寒湿滞留及血液循环障碍。

·勿抽烟，勿食用含酒精、咖啡因的饮料。

·经期勿提重物及做剧烈运动。

·日常生活有规律，保证充足的睡眠、均衡的营养，勿焦虑紧张，保持愉悦的心情。

二、不孕症的膏滋治疗

不孕症是指有正常性生活、未采取避孕措施 1～2 年尚未受孕或未能生育者，其发病率呈明显上升趋势，世界卫生组织于 20 世纪 80 年代中末期在 25 个国家的 33 个中心调查结果显示发达国家约有 5%～8% 的夫妇受到不孕症的影响，发展中国家一些地区不孕症的患病率可高达 30%，中国约为 6%～15%。

1. 病　因

排卵障碍　常由于下丘脑垂体卵巢轴功能紊乱、全身性疾病、卵巢病变等导致无排卵。

输卵管因素　输卵管因素是不孕症最常见的原因，如输卵管炎症、输卵管发育异常等。

子宫因素　子宫发育不良、黏膜下肌瘤、特异性或非特异性子宫内膜炎症、宫腔粘连及内膜分泌反应不良等，可致孕卵不能着床或着床后早期流产。

宫颈因素　体内雌激素水平低下或宫颈炎症时，子宫颈黏液的性质和量发生改变，影响精子的活力和进入宫腔的数量，宫颈息肉、宫颈口狭窄等均可导致精子穿过障碍而不孕。

阴道因素　先天性无阴道、阴道隔膜、处女膜闭锁、各种原因引起的阴道狭窄都可能影响精子进入，严重阴道炎症缩短精子生存时间而致不孕。

免疫因素　不孕妇女的宫颈黏液内产生抗精子抗体或血清中存在透明带自身抗体，都阻碍精子和卵子的正常结合。

临床上除了以上检查外，配偶也要做相关检查。

2. 临床表现

有正常性生活、未采取避孕措施 1～2 年尚未受孕或未能生育，是诊断不孕症的主要指证，除此之外，患者可能还有以下症状：

营养不良　怀孕对于女性身体的负荷是非常大的，如果女性的身体素质过差的话，无法满足受孕所需要的条件的话，也是无法正常生育的。

白带异常　有阴道炎、宫颈炎、子宫内膜炎、附件炎、盆腔炎及各种性传播疾病存在时会出现白带增多、色黄、有气味、呈豆腐渣样或水样，或伴外阴痒、痛等，而这些疾病又都可不同程度地影响受孕。

月经前后诸症　少数妇女月经前后出现周期性经前乳胀、经行头痛、经行泄泻、经行浮肿、经行发热、经行口糜、经前面部痤疮、经行风疹块、经行抑郁或烦躁等一系列症状，常因内分泌失调而黄体功能不全引起，常可导致不孕。

下腹痛　慢性下腹痛、两侧腹隐痛或腰骶痛常常是在有盆腔炎，子宫内膜炎，卵巢炎，子宫内膜异位症，子宫、卵巢肿瘤时出现。

溢乳　非哺乳期乳房自行或挤压后有乳汁溢出，多提示有下丘脑功能不全、垂体肿瘤、泌乳素瘤、原发性甲状腺功能低下或慢性肾功能衰竭等疾病，也可由避孕药及利血平等降压药引起。溢乳常常合并闭经，导致不孕。

3. 检　查

(1)输卵管性不孕的检查

输卵管通液术　有较大的盲目性，难以对输卵管形态功能做出较为正确的判断，但由于方法简单可作为筛查试验。

B超引导下输卵管通液术（SSG）　可在超声引导下观察到液体（也可选用特殊的超声诊断造影剂）注入后流经输卵管出现的声像变化。对子宫、输卵管黏膜无损害，副作用小，操作方法与输卵管通液术相似，在注入液体前后及过程中采用B超全程监视。

子宫输卵管造影术（HSG）　对子宫腔也能够有比较全面的了解，能判断宫腔内5mm大小的病变，操作简便。

宫腔镜下输卵管插管通液术　间质部常因痉挛、组织碎屑残留、轻度粘连和瘢痕而在通液试验时出现梗阻的假象，在宫腔镜直视下从输卵管向宫腔开口处插管通液或造影能对间质部直接起疏通和灌洗作用，是诊断和治疗输卵管间质部梗阻的可靠方法。

腹腔镜检查　可直视盆腔内脏器，能全面、准确及时判断各器官病变的性质和程度。通过镜下通液试验能动态观察输卵管通畅程度，同时起着疏通输卵管腔的作用，是女性不孕症检查的最佳手段之一。

（2）排卵功能障碍性不孕的检查

确定无排卵及其病因，基础体温（BBT）测定表可帮助判断，基础体温升高0.5℃~1.0℃提示有无排卵及黄体期的长短。第二种方法是尿黄体生素成（LH）测定，在月经的第10~16天期间测试（绝大多数患者在这一窗口期排卵），检测LH峰比BBT测定的准确性高，但测定LH花费较大，出现LH表示有排卵可能，但也有的患者出现LH峰却不排卵，可能与未破裂卵泡黄素化综合征有关。检测排卵的其他方法有测定黄体中期黄体酮水平、月经中期成熟卵泡出现、排卵期盆腔游离液体、内膜活检子宫内膜呈分泌期改变。

（3）免疫性不孕的检查

精子免疫检测　分抗精子抗体（AsAb）检测、精浆免疫抑制物质检测和精子的细胞免疫检测三部分，临床上比较常用的仍是AsAb的检测。

精子宫颈黏液试验性交后试验（PCT）　在预测的排卵期进行，试验前3d禁同房，避免阴道用药或冲洗，若宫颈有炎症，黏液黏稠并有白细胞时，不适做此试验，需治疗后再做。性交后2~8h内，吸取受试者宫颈黏液涂于玻片上检查。

（4）不明原因性不孕的检查

在诊断不明原因的不孕之前，基本不孕评估应证实有排卵、输卵管通畅、子宫腔正常和精液分析正常，在这些项目都正常情况下的不孕才归为不明原因性不孕。

4. 诊　断

不孕症的病因诊断需要通过对男女双方进行全面检查来确定，以便针对病因治疗。

询问不孕夫妇的年龄，结婚年限，男女方健康情况，性生活情况，曾采用什么方法避孕，月经史、生育史，了解有无流产史、分娩史、异位妊娠史，有无感染、出血等并发症的发生。既往有无结核病、肝炎、内分泌疾病及手术史，尤其是开腹手术如阑尾切除手术史等。询问有无意外事件影响工作生活、是否长期服用药物。家族史有无精神病、遗传病。

5. 中医膏滋对不孕症的治疗

原发性不孕古代称为"全不产""无子"，继发性不孕称为"断绪"。引起不孕的原因很复杂。历代医籍中，认为女子不孕，与肾虚、血虚、胞宫冷、肝气郁、脾胃寒、痰气盛、代脉急、任督病、火旺、血瘀、膀胱气化不行等相关。

中医药促卵泡成熟、促排卵：在继承前人理论与经验的基础上，结合西医的相关理论和相关检查，准确地寻找不孕的原因和病位，辨病和辨证相结合，中西医结合治疗，尤其在排卵障碍性不孕、输卵管阻塞性不孕、免疫性不孕的研究方面取得了可喜进展；对多囊卵巢综合征、子宫内膜异位症导致不孕症的研究也取得了一定的经验。辅助生殖技术的发展又为中医提出了新的课题。

不孕之因，大多是先天，尤其是后天损伤脏腑、天癸、冲任、气血、胞宫所致。中医认为，肾主生殖，肾—天癸—冲任—子宫生殖轴是女性生殖轴。素性忧郁，性格内向，七情内伤，常使冲任不能相资。可以认为，由肾虚和肝郁导致的生殖功能失调，是不孕症病机本质或原发病因病机的反映。而瘀滞胞中和痰湿内阻是不孕症最常见的继发病因病机。

对不孕症的辨证应有一套完整的思路：抓住主诉，确立诊断；检查原因，找出病位；辨明虚实，依方调治。中医尤其强调"种子必先调经"的学术思想。如《诸病源候论》提出不孕多因月经不调。朱丹溪亦云："求子之道，莫如调经。"明代万全在《万氏妇人科》中指出："女子无子，多因经候不调，药饵之辅，尤不可缓。若不调其经候而与之治，徒用力于无用之地，此调经为女子种子紧要也。"《景岳全书·妇人规》更明确地指出："种子之法，本无定轨，因人而药，各有所宜。"可将不孕症分为肾阳亏虚、肾阴亏虚、肝气郁结、瘀滞胞宫、痰湿内阻 5 个证型进行论治。

（1）肾阳亏虚型

临床表现：婚久不孕，月经迟发，或月经后推，或经闭，经色淡暗，性欲淡漠，小腹冷，带下量多，清稀如水；或子宫发育不良。腰酸膝软，夜尿多；眼眶暗淡，面部暗斑，或环唇紫暗；舌质淡暗，苔白，脉沉细尺脉弱。

治法：温肾暖宫，调补冲任。

方药：右归丸化裁。熟地黄 200g，山茱萸 200g，山药 150g，枸杞子 200g，覆盆子 150g，茯苓 60g，当归 150g，巴戟天 200g，菟丝子 200g，蛇床子 150g，益智仁 150g，川续断 150g，紫石英 300g，鹿茸粉 30g，川芎 100g，肉桂 30g，淫羊藿 150g，狗脊 120g，补骨脂 100g，葫芦巴 60g，杜仲 100g，肉苁蓉 300g，海狗肾 1 付。

制法服法：上药除鹿茸外，其余药物共煎，去渣浓缩成清膏，最后将鹿茸粉 30g 研粉加入，再将阿胶 200g 烊化后加入，搅拌均匀后，小火收膏。每晨一匙，开水冲服。

（2）肾阴亏虚型

临床表现：婚久不孕，月经常提前，经量过少或闭经，经色较鲜红，或经期延长甚则崩漏不止，形体消瘦，头晕耳鸣，腰酸膝软，五心烦热，失眠多梦，眼花心悸，肌肤失润，阴中干涩，舌质稍红略干，苔少，脉细略数。

治法：滋肾养血，调补冲任。

方药：左归丸加味。熟地黄 300g，当归 150g，白芍 150g，山茱萸 150g，山药 150g，枸杞子 120g，川牛膝 100g，菟丝子 100g，生地黄 150g，黄精 150g，首乌藤 150g，炙龟甲 300g（先煎），制鳖甲 300g，桑寄生 150g，女贞子 150g，桑椹 150g，北沙参 150g，紫河车 60g，炙甘草 50g。

制法服法：上药共煎，去渣浓缩成清膏，再将阿胶 200g 烊化后加入，搅拌均匀后，小火收膏。每晨一匙，开水冲服。

（3）肝气郁结型

临床表现：婚久不孕，月经先后无定，经量多少不一。或经前乳房胀痛或溢乳，少腹急迫或胀痛。经前烦躁易怒，精神抑郁，善叹息。舌暗红，舌边有瘀点，脉弦细.

治法：舒肝解郁，理血调经。

方药：开郁种玉汤（《傅青主女科》）。柴胡 200g，当归 200g，白芍 200g，白术 120g，茯苓 120g，天花粉 150g，丹参 150g，香附 120g，牛膝 120g，通草 120g，川楝子 120g，瓜蒌 120g，皂荚刺 120g，枳实 100g，青皮 100g，甘草 100g，王不留行 120g。

制法服法：上药共煎，去渣浓缩成清膏，再将蜂蜜 200g 加入，搅拌均匀后，小火收膏。每晨一匙，开水冲服。

（4）瘀滞胞宫型

临床表现：婚久不孕，月经多后推或周期正常，经来腹痛，甚或呈进行性加剧。经量多少不一，经色紫暗，有血块，块下痛减。有时经行不畅，淋沥难净，或经间出血。或肛门坠胀不适，性交痛。舌质紫暗或舌边有瘀点，苔薄白，脉弦或弦细涩。

治法：逐瘀荡胞，调经助孕。

方药：小茴香 120g，炒干姜 120g，延胡索 120g，官桂 90g，赤芍 150g，炒五灵脂 60g，桃仁 120g，红花 120g，牛膝 150g，当归 120g，熟地黄 150g，川芎 150g，三棱 50g，莪术 50g，柴胡 50g，川楝子 30g，枳壳 90g，生甘草 60g。

制法服法：上药共煎，去渣浓缩成清膏，再将蜂蜜 200g 加入，搅拌均匀后，小火收膏。每晨一匙，开水冲服。

（5）痰湿内阻型

临床表现：婚久不孕，多自青春期始形体肥胖，经行后期、稀发，甚则闭经；闭经后渐见肥胖，身重体倦；带下量多，色白质黏无臭；头晕心悸，胸闷泛恶；面目虚浮或苍白无华；舌淡胖，苔白腻，脉滑。

治法：燥湿化痰，理气调经。

方药：苍附导痰丸（《叶天士女科诊治秘方》），本型一般采用汤剂治疗。

6. 调摄要点

起居调养法　保持情志舒畅，调节饮食，改善身体营养状况，节制性

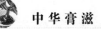

生活，以免损伤身体。注意经期卫生，不要剧烈运动和过度劳累，保持外阴清洁。

心理调养法　调畅情志，舒达肝气，保持愉悦的心理是中医治疗本病的一大法则。

饮食调养法　不孕症患者宜多吃富含蛋白质的食物，如瘦肉、蛋类、豆类等，忌食生冷及肥腻厚味食品。

针灸调养法　取中极、血海、三阴交、归来穴。经行不畅，色暗有块者加太冲穴；白带增多，形体肥胖者加丰隆；月经后期，性欲淡漠者灸关元。

三、子宫肌瘤的膏滋治疗

子宫肌瘤是女性生殖器官中最常见的一种良性肿瘤，也是人体中最常见的肿瘤之一，又称为纤维肌瘤、子宫纤维瘤。由于子宫肌瘤主要是由子宫平滑肌细胞增生而成，其中有少量纤维结缔组织作为一种支持组织而存在，故称为子宫平滑肌瘤较为确切，简称子宫肌瘤。

1. 病　因

有关子宫肌瘤的病因迄今仍不十分清楚，可能涉及正常肌层的细胞突变、性激素及局部生长因子间复杂的相互作用。

雌激素是促使肌瘤生长的主要因素，还有学者认为生长激素（GH）与肌瘤生长亦有关，GH能协同雌激素促进有丝分裂而促进肌瘤生长，并推测人胎盘催乳素（HPL）也能协同雌激素促进有丝分裂作用，认为妊娠期子宫肌瘤生长加速除与妊娠期高激素环境有关外，HPL可能也发挥了作用。

此外卵巢功能、激素代谢均受高级神经中枢的控制调节，故神经中枢活动对肌瘤的发病也可能起重要作用。因子宫肌瘤多见于育龄、丧偶及性生活不协调的妇女。长期性生活失调而引起盆腔慢性充血也可能是诱发子宫肌瘤的原因之一。总之，子宫肌瘤的发生发展可能是多因素共同作用的结果。

2. 临床表现

月经改变　为最常见的症状，表现为月经周期缩短、经量增多、经期延长、不规则阴道流血等。

腹块　腹部胀大，下腹可扪及肿物，伴有下坠感。

白带增多　白带增多，有时产生大量脓血性排液及腐肉样组织排出伴臭味。

疼痛　一般患者无腹痛，常有下腹坠胀、腰背酸痛等，当浆膜下肌瘤蒂扭转时，可出现急性腹痛；肌瘤红色变时，可出现腹痛剧烈且伴发热。

压迫症状　肌瘤向前或向后生长，可压迫膀胱、尿道或直肠，引起尿频、排尿困难、尿潴留或便秘。当肌瘤向两侧生长，则形成阔韧带肌瘤，其压迫输尿管时，可引起输尿管或肾盂积水；如压迫盆腔血管及淋巴管时，可引起下肢水肿。

不孕　肌瘤压迫输卵管使之扭曲，或使宫腔变形以致受精卵着床障碍，导致不孕。

3. 检　查

超声检查　B超鉴别肌瘤，准确率可达93.1%，可显示子宫增大，形状不规则；肌瘤数目、部位、大小及肌瘤内是否均匀或液化囊变等，以及周围是否有压迫其他脏器的表现。

探测宫腔　用探针测量宫腔，壁间肌瘤或黏膜下肌瘤常使子宫腔增大及变形，故可用子宫探针探测宫腔的大小及方向，对照双合诊所见，有助于确定包块性质，同时可了解腔内有无包块及其所在部位。

诊断性刮宫　小的黏膜下肌瘤或是功能失调性子宫出血，子宫内膜息肉不易用双合诊查出，可用刮宫术协助诊断。

子宫输卵管造影　理想的子宫造影不但可显示黏膜下肌瘤的数目、大小，且能定位。因此，对黏膜下肌瘤的早期诊断有很大帮助，而且方法简单。肌瘤处造影摄片可显示宫腔内有充盈残缺。

宫腔镜检查　在宫腔镜下可直接观察宫腔形态、有无赘生物，有助于黏膜下肌瘤的诊断。

腹腔镜检查　当肌瘤须与卵巢肿瘤或其他盆腔肿块鉴别时，可行腹腔镜检查，直接观察子宫大小、形态、肿瘤生长部位并初步判断其性质。

4. 诊　断

病史　有月经过多或不规则出血、下腹部包块史等。

妇科检查　发现子宫不规则增大或均匀性增大，如浆膜下肌瘤在子宫

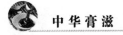

表面可扪及单个或数个结节状突起，质硬；黏膜下肌瘤有时可使宫口开大，并通过宫口触到宫腔内肌瘤的下端；如悬垂于阴道内，可看到瘤体并触摸到其蒂部。

辅助检查　B超可以较明确显示肌瘤大小及部位，是诊断子宫肌瘤主要手段之一。

5. 中医膏滋对子宫肌瘤的治疗

子宫肌瘤在中医学属于"癥瘕""积聚"范畴，是女性生殖系统常见的良性肿瘤，多发生于中年妇女。其发病机制为情志抑郁、饮食内伤、感受外邪、气机不调、脏腑不和、正气亏衰，导致气滞血瘀，久则积块为癥而成，即气滞血瘀，正虚邪实。其治疗原则是祛邪扶正。

多数子宫肌瘤患者都有经血颜色较暗夹有血块、舌质紫暗或夹有瘀斑瘀点、经行腹痛拒按等血瘀证表现，故现代医家普遍认为血瘀证型贯穿本病始终，正所谓"无瘀不成癥"。子宫肌瘤与肝、肾功能失调密切相关。肾气充盛，冲脉通旺，天癸才能产生。肾主骨生髓，为先天之本，肾虚而不可藏精化血，易使血虚，气血运行不畅又会出现血瘀。另外，子宫肌瘤病位在盆腔，为肝经循行之处。胞宫系于肾而附于肝，肝主疏泄、藏血。肝失疏泄，肝气郁结，气血不和，则血脉不畅，易瘀滞积聚。故临证多以活血化瘀为主，重视补而不滞、攻不伤正，采用活血化瘀消癥、扶正培本等治疗方法。临证新病多实，宜攻宜破；久病不愈，以补益气血为主，恢复机体正气；若正虚邪实，应攻补兼施。治疗时除了攻补得法，亦得重视整体与局部的关系。首先要顾及月事，经期血海由满而溢，血室开放，外邪易乘虚而入，故经期切不可攻伐太过，以免伤及气血，招致外邪。经后，根据阴血耗损情况，适当加入滋补气血、养肝益肾之品。其次，要虑及年龄、体质强弱等个体情况，青壮年期邪实正不虚者，可以攻为主，力求消癥。更年期前后，肾水已亏，肝火偏旺，加之病久体虚，不耐攻伐，当遵"五旬经水未断者，应断其经水……"的原则，不可妄下攻逐之味。

（1）气滞血瘀型

临床表现：下腹有结块，腹胀痛或刺痛，月经周期紊乱，经血量多，暗红有块；经前乳房胀痛，心烦胸闷，喜叹息；舌紫暗或有瘀斑瘀点，舌下络脉怒张或青紫有结节，脉涩或弦。

治法：理气活血，化瘀散结。

方药：柴胡疏肝散合少腹逐瘀汤化裁，本型一般采用汤剂治疗。

（2）气虚血瘀型

临床表现：下腹坠痛，腹中有结块，月经先期，量多色淡或淋漓不止，质稀薄，有血块，带下量多，色白质稀，四肢乏力，面色萎黄；舌质淡，苔薄白，舌下络脉色淡红，脉虚而涩。

治法：益气化瘀散结。

方药：党参200g，黄芪300g，白术150g，茯苓120g，山药150g，白扁豆150g，黄精150g，杜仲120g，炙甘草100g，赤芍150g，郁金120g，当归100g，三棱50g，莪术50g，熟地黄150g，鸡血藤300g，鬼箭羽120g。

加减：月经量多伴大血块者加三七粉、仙鹤草；形寒肢冷、五更泄泻者加巴戟天、补骨脂。

制法服法：上药加水煎煮3次，滤汁去渣，合并滤液，加热浓缩为清膏，最后加饴糖300g收膏熬制即成。每次15～20g，每日2次，开水调服。

（3）寒凝血瘀型

临床表现：小腹有结块，小腹冷痛，遇寒加重，得热痛减，月经后期，量少色黑有血块，带下量多，色白质稀，手足凉；舌质淡黯，苔薄白，舌底络脉怒张迂曲，色淡紫，脉沉紧。

治法：温经散寒，化瘀散结。

方药：小茴香150g，干姜100g，乌药90g，附子50g，延胡索150g，五灵脂120g，蒲黄100g，没药100g，三棱50g，莪术50g，川芎120g，当归150g，桂枝100g，补骨脂120g，巴戟天120g，菟丝子120g，淫羊藿120g。

制法服法：上药加水煎煮3次，滤汁去渣，合并滤液，加热浓缩为清膏，最后加饴糖200g收膏熬制即成。每次15～20g，每日2次，开水调服。

（4）痰瘀互结型

临床表现：胸脘痞闷，腹中有结块，月经量多，色暗红，质黏稠，有血块，带下量多，色白质黏；舌胖大，有齿痕，色紫暗，苔白腻，舌下络脉青紫怒张，脉沉滑。

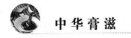

治法：理气化瘀祛痰。

方药：三棱 60g，莪术 60g，茯苓 150g，牡丹皮 150g，赤芍 150g，桃仁 150g，薏苡仁 250g，昆布 150g，夏枯草 150g，荔枝核 120g，山慈菇 120g，牛膝 150g，桂枝 100g，胆南星 90g，淡竹茹 120g，陈皮 100g。

制法服法：上药加水煎煮 3 次，滤汁去渣，合并滤液，加热浓缩为清膏，最后加饴糖 200g 收膏熬制即成。每次 15～20g，每日 2 次，开水调服。

（5）热盛血瘀型

临床表现：腹中有结块，月经先期量多或淋漓不断，经色深红或紫黑，有血块，口干渴喜冷饮；舌质紫暗，苔黄，舌下络脉迂曲或怒张，色青紫或暗红。

治法：清热化瘀散结。

方药：本型一般采用汤剂治疗，不再赘述。

6. 调摄要点

·改变不良的饮食习惯：重口味、辛辣刺激、高脂肪的食物都不建议吃，多吃水果蔬菜、豆类、菌类、芦笋等食物，可以帮助提高身体免疫力。

·运动调理很关键：积极锻炼身体能够帮助增强体质，选择跑步、游泳、瑜伽等有氧运动都是非常好的。

·减少雌性激素及含有雌激素食物的摄入：饮食以清淡为主，尽量不食用羊肉、海虾、鳗鱼等发物。

四、慢性盆腔炎的膏滋治疗

女性慢性盆腔炎是指内生殖器（包括子宫、输卵管、宫旁结缔组织及盆腔腹膜）的炎症，既可局限于女性身体的某个部位，也可涉及整个内生殖器。如果病变仅局限于输卵管及卵巢时，通常称为附件炎。慢性盆腔炎主要表现为下腹坠胀疼痛、腰骶疼痛，有时伴有肛门坠胀不适，常在劳累、性交后，排便时及月经前后加重。

1. 病　因

月经期不注意卫生　月经期间子宫内膜剥脱，宫腔内血窦开放，并有凝血块存在，这是细菌滋生的良好条件。如果在月经期间不注意卫生，使用卫生标准不合格的卫生巾或卫生纸，或有性生活，就会给细菌提供逆行感染的机会，导致盆腔炎。

邻近器官的炎症蔓延　最常见的是发生阑尾炎、腹膜炎时，由于它们与女性内生殖器官毗邻，炎症可以通过直接蔓延，引起女性盆腔炎症。

妇科手术后感染　行人工流产术、放环或取环手术、输卵管通液术、输卵管造影术、子宫内膜息肉摘除术，或黏膜下子宫肌瘤摘除术时，如果消毒不严格或原有生殖系统慢性炎症，即有可能引起术后感染。也有的患者手术后不注意个人卫生，或术后不遵守医嘱，有性生活，同样可以使细菌上行感染，引起盆腔炎。

2. 临床表现

（1）症　状

慢性盆腔痛　慢性炎症形成的瘢痕粘连以及盆腔充血，常引起下腹部坠胀、疼痛及腰骶部酸痛。常在劳累、长时间站立、性交后及月经前后加剧。严重者会影响工作。

不孕及异位妊娠　输卵管粘连阻塞可致不孕和异位妊娠。急性盆腔炎后不孕发生率为20%～30%。并随着病情的发展，不孕率呈现上升趋势。

月经异常　子宫内膜炎常有白带增多、月经紊乱、经血量多、痛经、性感不快；盆腔淤血可致经量增多；卵巢功能损害时可致月经失调。

全身症状　多不明显，有时仅有低热，易感疲倦。由于病程时间较长，部分患者可出现神经衰弱症状，如精神不振、周身不适、失眠等。当患者抵抗力差时，易有急性或亚急性发作。

（2）体　征

一般体征　子宫多后倾、活动受限或粘连固定，或输卵管增粗压痛，或触及囊性包块，或子宫旁片状增厚压痛等。

若为子宫内膜炎，子宫增大、压痛；若为输卵管炎，则在子宫一侧或两侧触到呈索条状的增粗输卵管，并有轻度压痛。

若为输卵管积水或输卵管卵巢囊肿，则在盆腔一侧或两侧触及囊性肿物，活动多受限。

若为盆腔结缔组织炎时，子宫常呈后倾后屈，活动受限或粘连固定，子宫一侧或两侧有片状增厚、压痛，宫骶韧带常增粗、变硬，有触痛。

3. 检　查

B超检查　可检查出两侧附件增宽、增厚，或有炎性肿物的情况。

子宫输卵管碘油造影　可显示输卵管阻塞的情况，包括阻塞的部位和程度，有利于对症治疗。

组织病理学检查　镜下可见被检组织大量炎性增生。

其他检查　血常规检查、阴道分泌物检查、肿瘤标记物检查、聚合酶链反应检测。另外，阴道镜、腹腔镜检查也有利于慢性盆腔炎的诊断。

4. 诊　断

慢性盆腔炎的诊断根据病史、症状和妇科相关检查，一般即可做出诊断。但是有时患者自觉症状较多，而无明显盆腔炎病史及阳性体征，应该更加慎重诊断慢性盆腔炎。

5. 中医膏滋对慢性盆腔炎的治疗

慢性盆腔炎属于中医"妇人腹痛""带下病""经病疼痛""癥瘕"等范畴，最早见于《金匮要略·妇人杂病脉证并治》，云："妇人中风，七八日续来寒热，发作有时。"《景岳全书·妇人规》云："瘀血留滞作癥，唯妇人有之，其证则或由经期或由产后，凡内伤生冷或外受风寒或恚怒伤肝，气逆而血流……总由血动之时，余血未净，而由所逆，则留滞日积，而渐以成癥矣。"其症状与慢性盆腔炎临床特点相近。

慢性盆腔炎由急性盆腔炎未彻底治疗或因素体虚弱、病程迁延所致，其特点为起病缓慢、病情反复发作且顽固不愈。本病的主要病机为瘀，妇女经行产后，正气不足，寒、湿、热等毒邪乘虚入侵，与冲任气血相搏结，蕴集胞脉，迁延未愈，耗伤气血，病久则多虚多瘀，以致虚实错杂。本病多于月经前后发作或加重，因月经后期胞宫空虚，肝肾精血不足，或因月经前期肾虚肝郁，寒、湿、热等邪乘虚而入致腹痛。大多数医家认为本病病因病机主要为气滞血瘀或兼夹湿热。然气滞血瘀、湿热等证皆从湿热、热毒、寒湿发展而来，其在表为实证。又因本病缠绵难愈，且易反复发作，正邪相持，病邪黏滞缠绵，难以速除，日久气血耗伤，使正气久而难复，无力祛邪，故为因实致虚、虚实夹杂之证，本质以虚为主。

慢性盆腔炎的治疗，多以辨证论治为基础，临床以湿热瘀结、气滞血瘀、寒湿凝滞、气虚血瘀、肝肾不足五种证型多见。

(1)气滞血瘀型

临床表现：少腹胀痛或刺痛，经行痛甚，经血量多有块，血块排出则痛减，经前乳胀，情志抑郁，带下增多，婚久不孕；舌质黯滞，有瘀点或瘀斑，苔薄，脉弦涩。

治法：理气活血，化瘀止痛。

方药：柴胡 200g，郁金 120g，香附 120g，木香 80g，莱菔子 300g，槟榔 120g，枳壳 120g，厚朴 120g，延胡索 120g，川楝子 80g，丹参 300g，当归 120g，川芎 150g，赤芍 120g，蒲黄 120g，泽兰 100g，炒麦芽 300g，路路通 200g，甘草 60g。

制法服法：所有药物加水煎煮 3 次，滤汁去渣，合并滤液，加热为清膏，最后将蜂蜜 300g 加入清膏中搅匀，小火熬制收膏即成。每次 15～20g，每日 2 次，开水调服。

(2)寒湿凝滞型

临床表现：少腹冷痛，或坠胀疼痛，得热痛缓，月经后期，量少，色暗有块，白带增多；神疲乏力，腰骶冷痛，小便频数，婚久不孕；舌暗红，苔白腻，脉沉迟。

治法：温经散寒，活血化瘀。

方药：肉桂 150g，附子 100g，吴茱萸 100g，小茴香 100g，干姜 120g，香附 120g，木香 80g，佛手 120g，枳实 120g，青皮 120g，槟榔 120g，乳香 50g，没药 50g，鸡血藤 300g，丹参 300g，红花 120g，桃仁 120g，甘草 60g，路路通 200g，黄芪 300g。

制法服法：所有药物加水煎煮 3 次，滤汁去渣，合并滤液，加热为清膏，最后将饴糖 300g 加入清膏中搅匀，小火熬制收膏即成。每次 15～20g，每日 2 次，开水调服。

(3)气虚血瘀型

临床表现：下腹部疼痛结块，缠绵日久，痛连腰骶，经行加重，经量多有块，带下量多；精神不振，疲乏无力，食少纳呆；舌暗红，有瘀点、瘀斑，苔白，脉弦涩无力。

治法：健脾益气，化瘀散结。

方药：黄芪 300g，人参 80g，白术 120g，苍术 120g，茯苓 150g，山药

300g，灵芝120g，莲子150g，绞股蓝200g，藤梨根200g，丹参300g，当归120g，川芎120g，桃仁120g，红花120g，泽兰120g，甘松120g，延胡索120g，三七粉30g，路路通120g，甘草60g。

制法服法：所有药物除人参外，加水煎煮3次，滤汁去渣，合并滤液，将人参单独煎煮2h，取汁与滤液混合，加热为清膏，再加入烊化的200g阿胶和蜂蜜200g蜂蜜，小火熬制收膏即成。每次15~20g，每日2次，开水调服。

（4）肝肾不足型

临床表现：下腹隐痛，久久不息，带多清稀，腰酸膝软，头晕耳鸣，苔薄，质暗，舌边有瘀斑，脉细弦。

治法：调补肝肾，理气和营。

方药：当归200g，炒白芍150g，熟地黄200g，山茱萸300g，山药200g，桑椹200g，女贞子150g，金樱子150g，冬虫夏草30g，紫河车100g，泽泻60g，牡丹皮60g，茯苓100g，肉苁蓉200g，菟丝子200g，补骨脂150g，枸杞子200g，牛膝120g，鸡血藤200g，川楝子60g，炙甘草60g。

制法服法：所有药物除冬虫夏草外，加水煎煮3次，滤汁去渣，合并滤液，加热为清膏，最后将冬虫夏草研粉后加入清膏中搅匀，加入蜂蜜300g，小火熬制收膏即成。每次15~20g，每日2次，开水调服。

（5）湿热瘀结型

临床表现：少腹隐痛，或腹痛拒按，痛连腰骶，低热起伏，带下增多，色黄黏稠或秽臭；胸闷纳呆，口干不欲饮，尿赤便秘；舌暗滞，苔黄腻，脉弦数。

治法：清热利湿，化瘀散结。

方药：本型一般采用中药汤剂治疗。

6. 调摄要点

·养成良好的生活习惯，早睡早起，注意个人卫生，勤洗勤换内衣裤。

·适当增加营养，提高免疫力，如含蛋白质丰富的食物和绿色蔬菜。

·忌食煎烤油腻、辛辣之物，如酒、浓茶、咖、啡、辣椒，因为这类食物能刺激炎症病灶，促使局部充血，加重病情。

·忌生凉食物，如冷饮、冰冷瓜果、凉拌菜等。

五、更年期综合征的膏滋治疗

更年期综合征又称围绝经期综合征，指妇女绝经前后出现性激素波动或减少所致的一系列以自主神经系统功能紊乱为主，伴有神经心理症状的一组症候群。

1. 病　因

更年期综合征出现的根本的原因是生理性或病理性或手术而引起的卵巢功能衰竭。女性特征和生理功能都与卵巢所分泌的雌激素有密切关系，卵巢功能一旦衰竭或被切除和破坏，卵巢分泌的雌激素就会显著减少。现代医学研究发现，女性全身有 400 多种雌激素受体，这些受体分布在女性全身几乎所有的组织和器官，接受雌激素的控制和支配，一旦体内分泌的雌激素减少，就会引发器官和组织的退行性变化，出现一系列的症状。

神经递质　神经内分泌的相关研究表明：下丘脑神经递质阿片肽（EOP）、肾上腺素（NE）和多巴胺（DA）等与潮热的发生有明显的相关性。5－羟色胺(5-HT)对内分泌、心血管、情感和性生活等均有调节功能。已有报道围绝经期综合征患者的自主神经功能障碍与血中 5-HT 明显降低有关。

遗传因素　孪生姐妹围绝经期综合征开始时间完全相同，症状和持续时间也极相近。个体人格特征、神经类型、文化水平、职业、社会人际、家庭背景等与围绝经期综合征发病及症状严重程度有关。提示本病的发生可能与高级神经活动有关。

2. 临床表现

围绝经期综合征中最典型的症状是潮热、潮红。多发生于 45～55 岁，大多数妇女可出现轻重不等的症状，有人在绝经过渡期症状已开始出现，持续到绝经后 2～3 年，少数人可持续到绝经后 5～10 年症状才有所减轻或消失。人工绝经者往往在手术后 2 周即可出现围绝经期综合征，术后 2 个月达高峰，可持续 2 年之久。

月经改变　月经周期改变是围绝经期出现最早的临床症状，分为三种类型：①月经周期延长，经量减少，最后绝经。②月经周期不规则，经期延长，经量增多，甚至大出血或出血淋沥不断，然后逐渐减少而停止。③月经突然停止，较少见。由于卵巢无排卵，雌激素水平波动，易发生子宫内膜癌。对于异常出血者，应行诊断性刮宫，排除恶变。

血管舒缩症状　临床表现为潮热、出汗，是血管舒缩功能不稳定的表现，是围绝经期综合征最突出的特征性症状。潮热起自前胸，涌向头颈部，然后波及全身，少数妇女仅局限在头、颈和乳房。在潮红的区域患者感到灼热，皮肤发红，紧接着暴发性出汗。持续数秒至数分钟不等，发作频率每天数次至 30～50 次。夜间或应激状态易促发。此种血管功能不稳定可历时 1 年，有时长达 5 年或更长。

3. 检　查

·促卵泡生成激素（FSH）升高。

·雌二醇（E_2）与黄体酮水平下降。

·促黄体生成素（LH）绝经期可无变化，绝经后可升高。

·分段诊刮及子宫内膜病理检查：除外子宫内膜肿瘤。

·盆腔超声、CT、磁共振检查可展示子宫和卵巢全貌以排除妇科器质性疾病。B 超检查可排除子宫、卵巢肿瘤，了解子宫内膜厚度。

·测定骨密度等，了解有无骨质疏松。

4. 诊　断

病史　仔细询问月经史、婚育史、绝经年龄、卵巢和子宫切除时间。有无绝经后流血既往史和家族史（心血管疾病、糖尿病、肿瘤）及诊疗史（激素和药物）。

查体　全身查体注意有无心血管、肝肾疾病、肥胖、水肿、营养不良疾病及精神－神经系统功能状态。妇科查体应常规做宫颈细胞学检查，并注意有无性器官炎症、肿瘤。有绝经后流血者，应做分段诊刮和内膜病检。细胞学异常者，应做宫颈多点活检和宫颈管搔刮。卵巢增大者，应注意排除肿瘤。乳房常规检查。

特殊检查　①激素测定：包括 HPO 轴、肾上腺轴、甲状腺轴、胰腺功能的激素测定。②血生化指标测定：包括血钙、磷、血糖、血脂、肝肾功能；尿糖、尿蛋白、Ca^{2+}、维生素 C，羟脯氨酸/C 比值。③影像学检查：重点是确诊骨质疏松症。包括骨密度、骨皮质厚度、单/多束光吸收测量、中子活性测定、CT和磁共振检查。

5. 中医膏滋对更年期综合征的治疗

本病又可分为更年期忧郁症和更年期偏执状态两类。更年期忧郁症表现为情绪抑郁，表情痛苦，愁眉不展，悲伤哭泣，紧张恐惧，坐卧不宁，焦虑不安，此属中医"脏躁"证。常因情志怫郁，心气耗伤，营血暗亏，不能奉养心神所致。更年期偏执状态的患者表情紧张、恐惧、焦虑，有妄想、幻觉、情绪激动等症状，甚至产生冲动、拒食、自伤、自杀等行为，属中医"狂证"范畴。多由惊恐焦虑伤肝，肝火暴涨，鼓动阳明痰热，上扰神明；或久病耗气伤阴，阴不足则不能制心火，虚火上炎扰动神明所致。

本病多由于年老体衰，肾气虚弱或受产育、精神情志等因素的影响，使阴阳失去平衡，引起心、肝、脾、肾等脏腑功能紊乱所致。而肝肾阴虚，阳失潜藏，亢逆于上，是本病的主要病机。

疏通气机为治疗郁证总的原则，早期疏通气机对防止病情发展具有积极意义。当临床治疗时，又应明辨虚实。病久因气滞导致血瘀，可见面色晦暗，舌紫脉涩等，又当以流畅气血为要。

（1）气郁化火型

临床表现：情绪执拗，急躁易怒，声高气粗，坐卧不安，或发无名烦恼，捶胸顿足，时有幻听，似有人语，甚至殴人、毁物、自伤等，大便干结，口苦，舌质红，苔黄腻，脉弦数。

治法：清肝泻火，解郁宁神。

方药：龙胆泻肝汤加减。本型主要使用汤剂治疗。

（2）阴虚火旺型

临床表现：烦躁日久，时或狂乱不知，骂詈叫号，毁物伤人，但事后懊悔莫及，痛哭流涕；时或不食不眠，神情呆滞，口中喃喃自语，闻言易惊多思，形瘦面红，舌质红，苔光或花剥，脉细数。

治法：滋阴降火，安神定志。

方药：二阴煎合定志丸为主方加减。生地黄、熟地黄各150g，天门冬、麦门冬各120g，玄参90g，黄连30g，淡竹叶60g，灯心草60g，茯神120g，炒酸枣仁120g，石菖蒲90g，柴胡90g，川贝母、象贝母各90g，郁

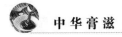

金90g，太子参120g，灵芝草90g，远志90g，白术、白芍药各120g，珍珠母（先煎）300g，磁石（先煎）300g。

制法服法：上药共煎，去渣浓缩，加入龟甲胶90g，鳖甲胶90g，鹿角胶90g，白文冰250g收膏。每晨一匙，开水冲服。

（3）肝气郁结型

临床表现：精神怫郁，情绪不宁，善太息，胸胁、乳房胀痛，痛无定处，脘闷腹胀，纳呆，或烦躁易怒，夜寐易惊，大便干结，舌质微红，苔薄腻，脉弦。

治法：疏肝宁心，理气解郁。

方药：柴胡疏肝散加减。柴胡90g，枳壳90g，香附90g，青皮、陈皮各60g，川芎90g，白芍药120g，郁金90g，川楝子90g，橘核90g，荔枝核90g，桃仁、酸枣仁各90g，茯苓、茯神各120g，延胡索90g，牡丹皮90g，山栀子90g，当归90g，丹参90g，山楂、神曲各90g，甘草30g。

制法服法：上药共煎，去渣浓缩，加入阿胶90g，鹿角胶90g，白文冰250g收膏。每晨一匙，开水冲服。

（4）心气不足型

临床表现：精神恍惚，心神不宁，悲忧欲哭，夜寐不安，多虑多思，或夜梦纷扰，舌质淡，苔薄白，脉弦细。

治法：益气补血，养心安神。

方药：甘麦大枣汤加味。炙甘草45g，淮小麦300g，大枣90g，丹参120g，太子参90g，黄芪250g，当归120g，远志90g，百合150g，炒酸枣仁120g，茯苓、茯神各120g，开心果120g，天冬、麦冬各120g，五味子90g，白术、白芍药各90g，木香45g，郁金90g，夜交藤300g，合欢皮300g，龙眼肉300g，灵芝100g，煅龙骨、煅牡蛎各（先煎）300g。

制法服法一：上药共煎，去渣浓缩，加入龟甲胶90g，阿胶90g，鹿角胶90g，白文冰250g收膏。每晨一匙，开水冲服。

制法服法二：所有药物加水煎煮3次，滤汁去渣，合并滤液，加热浓缩为清膏，再将鳖甲胶加适量黄酒浸泡后隔水炖烊，冲入清膏和匀，最后加蜂蜜300g收膏即成。每次15～20g，每日2次，开水调服。

6. 调摄要点

科学运动　多进行有氧运动，可以增强心肺功能，能够改善消化系统、神经系统、内分泌系统功能的目的。

生活规律　更年期的女性生活起居要规律，不要熬夜，睡前可热水泡脚，泡完脚后按摩脚底的穴位，会帮助睡眠。

心理调养　积极参加一些社会活动，建立良好的人际关系。丰富生活，增加业余爱好，能够增进身心健康。

饮食调养　更年期女性贵在养心，多食用一些养心安神的食物，比如莲子、山药、枸杞、红豆、红枣、牛奶、鸡蛋、鱼类、豆制品等。

六、卵巢早衰的膏滋治疗

卵巢早衰是指妇女青春期发育后若在 40 岁前发生闭经、卵巢萎缩、体内雌激素水平低下、促性腺激素水平高达绝经期水平的现象。发病机制：染色体核型异常，卵泡生成障碍，自身免疫性卵巢衰竭，卵细胞储备过少或耗竭过多。病理类型包括无卵泡型和有卵泡型。

1. 病　因

环境因素　工业发达国家及上层社会妇女卵巢早衰发病率高，可能与饮食中高胆固醇有关。另外，电离辐射及石棉、滑石粉会影响卵母细胞而增加诱发卵巢早衰的机会，吸烟及维生素 A、C、E 的缺乏也可能与发病有关。

内分泌因素　卵巢早衰多发生于未产妇或未生育妇女，妊娠对卵巢早衰似有对抗作用，认为每日排卵所致卵巢表层上皮细胞反复破损与卵巢早衰发生有关。另外，乳腺癌、子宫内膜癌多并发卵巢早衰，此三种疾病都对雌激素有依赖性。

遗传和家族因素　约 20% ～25% 卵巢早衰患者的直系亲属中有肿瘤患者。

2. 临床表现

此症多发生于 20～30 岁妇女。患者可有正常生育史，然后无诱因而突然出现闭经；也可先有月经过少而后长期闭经。少数病例在月经初潮后有 1～2 次月经即出现闭经，这种年轻患者常因阴道干涩、性交困难和不孕而就诊。由于雌激素水平低下，患者常诉有更年期综合征的症状如面部潮红、出汗、烦躁等，第二性征退缩，月经不调，月经周期退后，经期卵巢早衰临床表现为经量少，月经稀发，甚至完全闭经、不孕。

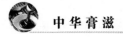

临床常伴有不同程度的潮热多汗、阴道干涩、心情烦躁、性欲下降、易怒、平时易感冒等更年期绝经前后症状。使患者未老先衰，给其身心健康和夫妻生活带来极大痛苦。

3. 检　查

（1）体　征

基础体温基线抬高。妇科检查可见阴道黏膜菲薄，皱褶少，充血，子宫萎缩。

（2）实验室检查及其他检查

内分泌激素测定　FSH、LH 水平明显生高，E_2 水平明显低下，均达到绝经期水平，需化验三次后才能确诊。血促乳素（PRL）正常。

阴道脱落细胞　显示雌激素水平低下，出现底层细胞或以低层细胞为主。

腹腔镜检查或剖腹卵巢活体组织检查　卵巢早衰者可见卵巢萎缩，卵泡不明显，镜下未见始基卵泡，卵巢间质纤维化，卵巢内可见到抗卵巢抗体。无反应卵巢综合征，则见到卵巢正常大小，肉眼及镜下均可见多个小卵泡，卵巢组织内可找到抗卵泡膜细胞，抗颗粒细胞，抗 FSH 抗体。血雌激素水平低（常低于 20pg/ml），血 FSH 与 LH 增高，FSH 比 LH 上升更早更高。血催乳素正常。雌激素撤血试验常为阳性。卵巢活组织检查如发现尚有卵泡存在，则可能是卵巢缺乏 FSH 受体，对促性腺激素缺乏反应，这种情况称为卵巢不敏感综合征。由于卵巢不敏感综合征较少见，而且妊娠的机会很少，故一般不主张进行卵巢活检。如有条件，可检测卵巢组织抗体及抗肾上腺皮质抗体，以发现有关的自身免疫疾病。

B 超检查　显示卵巢萎缩，未见卵泡者属卵巢早衰；卵巢正常大小，可见多个小卵泡者属无反应卵巢综合征。

4. 诊　断

目前全世界公认的卵巢早衰诊断标准为：①年龄 < 40 岁；②闭经时间 ≥ 6 个月；③两次（间隔 1 个月以上）血 FSH > 40U/L。因此，卵巢早衰的诊断并不困难，主要是尽可能明确引起卵巢早衰的病因，以指导临床治疗。

5. 中医膏滋对卵巢早衰的治疗

女性在 40 岁以前出现卵巢功能减退的现象，称为卵巢早衰，其发病率占成年女性的 1%～3%。"月经全借肾水施化,肾水既乏,则经血日以干涸。"月经的产生必须在肾气盛、天癸至、任通冲盛后至,七七则任脉虚、太冲脉衰少、天癸竭而绝经。卵巢早衰的临床特点就是未至绝经年龄而过早绝经,与文献描述中的"七七"变化颇为相似。肾虚是卵巢早衰的主要病机,肾虚是以肾阴虚为主,兼肾阳气不足。

在治疗上先辨病后辨证,根据中医"肾主生殖"的理论,辨证治疗重在调补肾阴肾阳、益养冲任胞宫。主要有以下几种辨证类型:

(1)阴虚火旺兼血虚型

临床表现:忽然停经,烘热汗出,潮热面红,五心烦热,头晕耳鸣,腰膝酸软,或足后跟痛,尿赤便干,阴道干涩。B超可示子宫偏小,或两侧卵巢可见未能发育的小卵泡或未发现卵泡,血清雌二醇(E_2)水平低下,促卵泡激素(FSH)水平明显升高。舌红或有裂纹,苔少,脉细数或带弦。

治法:滋肾或滋阴降火,滋养精血,活血调冲任。

方药:二仙汤合知柏地黄汤、四物汤加减。知母 120g,黄柏 90g,生地黄 120g,熟地黄 120g,枸杞子 120g,女贞子 150g,墨旱莲 120g,山药 2000g,山茱萸 120g,肉苁蓉 150g,菟丝子 150g,炒当归 120g,花生衣 300g,龙眼肉 150g,大枣 150g,黄芪 300g,白芍 120g,虎杖根 120g,怀牛膝 120g,麦冬 150g,北沙参 150g。

制法服法:上药一起共煎,去渣浓缩,再加入龟甲胶 90g,阿胶 90g,白文冰 250g 收膏。每晨一匙,开水冲服。

(2)肾虚肝郁型

临床表现:经水早断,腰膝酸软,头晕耳鸣,闷闷不乐,胸闷叹息,多愁易怒,失眠多梦,胁腹胀痛,性功能减退,或子宫、卵巢偏小,带下甚少。E_2 水平偏低,FSH 升高。舌暗红,苔薄白或薄黄,脉细弦或沉弦。

治法:滋肾养血,疏肝调冲。

方药:益肾解郁汤加味。熟地黄 120g,怀山药 150g,柴胡 90g,当归 90g,怀牛膝 120g,白芍 90g,鹿角片 120g,淫羊藿 120g,菟丝子 150g,川续断 120g,桑椹 150g,女贞子 150g,枸杞子 120g,制香附 90g,八月札 120g,玫瑰花 50g,枸杞子 120g,制首乌 150g,茺蔚子 100g,郁金 100g,桔梗叶 100g。

制法服法:上药一起共煎,去渣浓缩,再加入龟甲胶 90g,阿胶 90g,

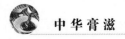

白文冰250g收膏。每晨一匙，开水冲服。

（3）肾阳虚型

临床表现：肢冷，头晕耳鸣，腰脊冷痛，性欲淡漠，尿频或夜尿，或五更泄泻，或面浮肢肿，白带无或极少，子宫或卵巢缩小，可未见卵泡，第二性征退化，E$_2$水平低下，FSH升高。面色晦暗，舌质淡红，苔薄白，脉沉细或沉迟而弱，尺脉尤甚。

治法：温肾助阳，调养冲任。

方药：右归益冲汤。炙黄芪150g，党参150g，淫羊藿150g，菟丝子150g，覆盆子150g，炒山药150g，仙茅120g，巴戟天120g，炒当归120g，枸杞子120g，山茱萸120g，鹿角片120g，砂仁20g，熟地黄120g，淡附片100g，蛇床子100g，茺蔚子100g，紫河车100g，紫石英300g，炒白术120g，干姜60g，茯苓120g，炙甘草60g，车前子120g，猪苓120g。

制法服法：上药除冬虫夏草外，一起共煎，去渣浓缩，再将冬虫夏草研粉后加入，再加入龟甲胶90g，阿胶90g，白文冰250g收膏。每晨一匙，开水冲服。

（4）阴阳俱虚型

临床表现：此型为肾阳虚、肾阴虚证错杂并见，时而畏寒肢冷、浮肿便溏，时而烘热汗出、头晕耳鸣，舌淡或红，苔薄，脉细弱或细弦。

治法：滋肾温肾，调养冲任。

方药：二仙益冲汤。熟地黄150g，山药200g，山茱萸150g，仙茅120g，淫羊藿150g，巴戟天1250g，当归120g，菟丝子120g，枸杞子150g，制首乌150g，女贞子120g，旱莲草120g，桑椹150g，炙龟甲300g，鹿角片300g，冬虫夏草30g，黄芪300g，紫河车120g，黄柏100g，知母100g，茺蔚子100g。

制法服法：上药除冬虫夏草外，一起共煎，去渣浓缩，再将冬虫夏草研粉后加入，再加入阿胶300g，白文冰250g收膏。每晨一匙，开水冲服

6. 调摄要点

生活调理　注意起居有时，生活环境适宜，适当运动，不能过劳；适当的性生活对身心健康有益，过度则对患者有害。

饮食调理　注意多服养身调经、滋补肝肾之品，如石榴、罗汉果、枇

杷果、无花果、香蕉、柠檬、桂圆、葡萄、核桃、桑椹、黑芝麻、西瓜、冬瓜、黑木耳、米粥、淮山粉、莲藕、菱角、绿豆、花椒、胎盘、鲤鱼、鲫鱼、鸡蛋、牛奶等。

精神调理 保持健康的心理状态和乐观的情绪，有利于正常内分泌的调节活动，有助于提高治疗效果。

七、子宫脱垂的膏滋治疗

子宫脱垂，是指子宫从正常位置沿阴道下降，宫颈外口达坐骨棘水平以下，甚至子宫全部脱出于阴道口以外，称为子宫脱垂，子宫脱垂常合并有阴道前壁和后壁膨出。患者白带增多，有时呈脓样或带血，有的发生月经紊乱，经血过多。

1. 病　因

分娩造成宫颈、宫颈主韧带与子宫骶韧带的损伤及分娩后支持组织未能恢复正常为主要原因。此外，产褥期产妇多喜仰卧，且易并发慢性尿潴留，子宫易成后位，子宫轴与阴道轴方向一致，遇腹压增加时，子宫即沿阴道方向下降而发生脱垂。产后习惯蹲式劳动(如洗尿布、洗菜等)，都可使腹压增加，促使子宫脱垂。未产妇发生子宫脱垂者，系因生殖器官支持组织发育不良所致。

2. 临床表现

患者自觉腹部下坠，腰酸，走路及下蹲时更明显，严重时脱出的块物不能还纳，影响行动。子宫颈因长期暴露在外而发生黏膜表面增厚、角化或发生糜烂、溃疡。患者白带增多，并有时呈脓样或带血，有的发生月经紊乱，经血过多。

子宫脱垂为子宫沿阴道向下移位，根据脱垂的程度可分为三度：

Ⅰ度　指宫颈外口水平低于坐骨棘水平，但是宫颈及宫体仍位于阴道内。该程度子宫脱垂无须治疗，注意休息即可恢复。

Ⅱ度　指子宫颈已脱出阴道口之外，而子宫体或部分子宫体仍在阴道内。但因包括范围过大，轻者仅宫颈脱出阴道口外，重者可因宫颈延长，以致延长的宫颈及阴道壁全部脱出阴道口外。

Ⅱ度子宫脱垂又分轻、重两型：①Ⅱ度轻型，子宫颈及部分阴道前壁

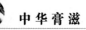

脱出阴道口外；②Ⅱ度重型，宫颈与部分宫体及阴道前壁大部或全部均脱出阴道口外。

Ⅲ度　指整个子宫体与宫颈及全部阴道前壁及部分阴道后壁均脱出阴道口外。

3. 检　查

嘱患者不解小便，取膀胱截石术位。检查时先让患者咳嗽或屏气以增加腹压，观察有无尿液自尿道口溢出，以判明是否有张力性尿失禁，然后排空膀胱，进行妇科检查。

首先注意在不用力情况下，阴道壁脱垂及子宫脱垂的情况。并注意外阴情况及会阴裂伤程度。

阴道窥器观察阴道壁及宫颈有无溃烂，有无子宫直肠窝疝。内诊时应注意两侧肛提肌情况，确定肛提肌裂隙宽度，宫颈位置，子宫脱出重者需要还纳子宫后检查，然后明确子宫大小，在盆腔中的位置及附件有无炎症或肿瘤。

最后嘱患者运用腹压，必要时可取蹲位，使子宫脱出再进行扪诊，以确定子宫脱垂的程度。

4. 诊　断

根据症状、体征和盆腔检查即可诊断。诊断时需同时判定是否合并其他周围脏器膨出及有无并发症。

5. 中医膏滋对子宫脱垂的治疗

子宫脱垂在中医学称为"阴挺"，因其多发生在产后，故又称"产肠不收"或"子肠不收"。多由素体虚弱、中气不足、气虚下陷，以及肾气亏损，带脉失约，冲任不固；或多产、难产、产时用力过度伤及胞络，而致胞宫失于维系所致，故本病多为虚证。

本病多因气虚不足，中气下陷，带脉失约，冲、任脉虚损不固，致系胞无力，胞宫失摄；或因肾气不足，下元失固；抑或湿热下注所为。究其虚损原因，又常因妇女分娩时用力太过，或过早用力；或分娩时处理不当，以至损伤胞络，又没有得到及时修补或产后便秘、久站、久蹲、劳动过早而调摄失当所致，故《医宗金鉴》明确指出："妇人阴挺，或因胞络伤损，或因分娩用力太过，或因气虚下陷，湿热下注。"由于气虚下陷不能收摄和带脉虚损，而有上腹坠重，腰部酸胀，白带较多。脾气虚弱，中阳不振而有大便溏，小便频数。髓海不足，阴血津液不充，而有头晕耳鸣，阴道干涩，无白带。脾气不足，湿气下陷，郁久生热，则可出现外阴肿痛，黄水淋漓，小便灼而黄，溲时痛，心烦身热，口苦而干，舌红苔黄腻，脉滑数等湿热征象。

临床上常因上述原因而患轻度阴挺下脱的患者，仅有轻度下坠感或根本毫无察觉，随着年龄增长，阴挺下脱日渐严重。绝经后，往往病情突然加重，出现严重子宫脱垂，影响行走而就诊。

本病主要分气虚下陷、肾气不固及湿热下注三型，湿热下注型一般用汤剂治疗，前两者比较适合膏滋治疗。

（1）气虚下陷型

临床表现：体质瘦弱，下腹坠重，阴中有物下坠或挺出阴道口外，腰骶酸胀，神疲倦怠，心悸气短，白带较多，大便溏，小便频数，舌质淡红，脉浮而虚。

治法：补中益气，升提收摄。

方药：补中益气汤（《脾胃论》）加减。黄芪300g，人参60g，白术100g，白扁豆300g，紫河车120g，熟地黄200g，鹿角片150g，陈皮100g，炙甘草100g，当归90g，龙眼肉150g，升麻80g，柴胡80g，乌贼骨120g，龙骨、牡蛎各200g，续断100g，桑寄生150g，艾叶炭100g。

制法服法：所有药物除人参外，加水煎煮3次，滤汁去渣，人参另炖2h后，合并滤液，加热为清膏，最后加入蜂蜜300g，小火熬制收膏即成。每次15~20g，每日2次，开水调服。

（2）肾气虚衰，下元失固型

临床表现：头晕耳鸣，周身无力，子宫脱出，腰酸腿软，小腹下坠，小便频数，阴道干涩不适，无白带，舌质淡红，脉弱或沉细无力。

治法：补肾养血，温阳益气。

方药：大补元煎（《景岳全书》）加减。人参60g，山药300g，熟地黄200g，杜仲150g，当归150g，山茱萸200g，枸杞子200g，炙甘草100g，芡实150g，金樱子150g，女贞子200g，墨旱莲120g，桑椹200g，菟丝子200g，淫羊藿150g，紫河车120g，鹿角片120g，乌贼骨120g，制附子90g，冬虫夏草30g，紫河车120g，陈皮60g。

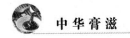

制法服法：所有药物除人参、冬虫夏草外，加水煎煮 3 次，滤汁去渣，人参另炖 2h 后，合并滤液，加热为清膏，再将冬虫夏草研粉后加入，最后加入烊化的阿胶 300g，小火熬制收膏即成。每次 15～20g，每日 2 次，开水调服。

（3）湿热下注型

临床表现：子宫脱出较重，外阴肿胀、疼痛，黄水淋漓，小腹坠胀，白带增多而发黄，心烦身热，口渴，小便灼热而赤，溲频而痛，或有口苦咽干，舌质红，苔黄腻，脉滑数。

治法：清利湿热。

方药：龙胆泻肝汤，本型一般采用汤剂治疗。

6. 调摄要点

·一旦确诊后应注意多休息，避免体力劳动，久站久蹲均可加重病情发展。

·应积极治疗某些慢性疾病，如慢性支气管炎、习惯性便秘等，因为咳嗽、排便用力均可使脱出加重。

·常做盆底提肛肌运动。具体办法：患者取坐位或仰卧位，练习忍住大便或小便动作，继而放松。每天练上百次收缩运动，每次至少持续 3min，6 周为一个疗程。最好每日早上起床前坚持做半小时，大约 15～30 次左右。锻炼提肛肌可以恢复阴道周围及子宫周围肌肉功能；特别是对有轻度尿失禁的患者，在改善症状及盆腔内器官组织的血循环和功能上都有显著疗效。

·多食有补气、补肾作用的食品，如鸡肉、山药、扁豆、莲子、芡实、泥鳅、淡菜、韭菜、大枣等。

八、多囊卵巢综合征的膏滋治疗

多囊卵巢综合征是育龄妇女较常见的内分泌症候群。1935 年，Stein 与 Leventhal 首先描述双侧卵巢肿大者伴不孕、多毛与肥胖等表现，称为 Stein-Leventhal 综合征。随着临床研究的深入，组织学上具有多囊卵巢伴无排卵和（或）多毛症的临床症候群范围不断扩大。随着检测技术的发展，认识到多囊卵巢并非一种独特的疾病，而是一种多病因、表现极不一致的临床综合征。

1. 病 因

非遗传学理论　研究认为孕期子宫内激素环境影响成年后个体的内分泌状态，孕期暴露于高浓度雄激素环境下，如母亲有此病史、母亲为先天性肾上腺皮质增生症高雄激素控制不良等，青春期后易发生排卵功能障碍。

遗传学理论　此理论的主要根据该病呈家族群居现象，家族性排卵功能障碍和卵巢多囊样改变提示该病存在遗传基础。但病因学研究无法证实此病是由某个基因位点或某个基因突变所导致，其发病可能与一些基因在特定环境因素的作用下发生作用导致疾病发生有关。

2. 临床表现

月经异常　月经稀少、闭经，少数可表现为功能性子宫出血。多发生在青春期，为初潮后不规则月经的继续，有时伴痛经。

多毛　较常见，发生率可达69%。由于雄激素升高，可见上唇、下颌、胸、背、小腹正中部、大腿上部两侧及肛周的毳毛增粗、增多，但多毛的程度与雄激素水平不成比例（与受体数、雌激素、性激素结合蛋白及毛囊对雄激素的敏感性等多种因素相关）。同时可伴痤疮、面部皮脂分泌过多、声音低粗、阴蒂肥大、出现喉结等男性化征象。

不孕　由于长期不排卵，患者多合并不孕症，有时可有偶发性排卵或流产，发生率可达74%。

肥胖　体重超过20%，体重指数≥25kg/m²者占30%～60%。肥胖多集中于上身，腰/臀比例＞0.85。多自青春期开始，随年龄增长而逐渐加重。

卵巢增大　少数患者可通过一般妇科检查触及增大、质地坚韧的卵巢，大多需辅助检查确定。

3. 检 查

(1)实验室检查

LH/FSH　血LH与FSH比值与浓度均异常，呈非周期性分泌，多数患者LH增高，而FSH相当于早期卵泡期水平，LH/FSH≥2.5～3。不少学者认为LH/FSH比例升高是多囊卵巢综合征的特征。

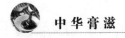

雄性类固醇　雄激素过多，睾酮、雄烯二酮、脱氢表雄酮、硫酸脱氢表雄酮水平均可增高。

雌性类固醇　雌酮与雌激素异常，恒定的雌激素水平，E_2 水平波动小，无正常的月经周期性变化，E_1 水平增加，$E_1/E_2 > 1$。

催乳素　多囊卵巢综合征时催乳素可轻度升高。

尿 17-OHCS（羟皮质类固醇）和 17-KS（酮类固醇）　24h 尿 17-KS 升高可反映肾上腺雄激素分泌增多。

（2）其他辅助检查

盆腔 B 超　卵巢增大，每平面至少有 10 个以上 2～6mm 直径的卵泡，主要分布在卵巢皮质的周边，少数散在于间质中，间质增多。

腹腔镜（或手术时）　见卵巢形态饱满、表面苍白平滑、包膜厚、有时可见其下有毛细血管网。因外表呈珍珠样，俗称牡蛎卵巢，表面可见多个囊状卵泡。

经阴道的高分辨超声检查卵巢　经阴道 100% 可探测多囊卵巢，而经腹部有 30% 的患者漏诊。对于未婚肥胖的患者可应用肛门超声来检测。

4. 诊　断

2003 年欧洲人类生殖和胚胎协会（ESHRE）与美国生殖医学学会（AS-RM）的专家召开了多囊卵巢综合征国际协作组专家会议，制定了该病的国际诊断标准，具体诊断标准如下：

· 稀发排卵或无排卵。

· 高雄激素临床表现和（或）高雄激素血症。

· 超声表现为多囊卵巢［一侧或双侧卵巢有 12 个以上直径为 2～9mm 的卵泡，和（或）卵巢体积 >10ml］。

上述 3 条中符合 2 条，并排除其他疾病如先天性肾上腺皮质增生、库欣综合征、分泌雄性激素的肿瘤。

5. 中医膏滋对多囊卵巢综合征的治疗

多囊卵巢综合征属于中医学"不孕""闭经""崩漏""癥瘕""肥胖"等范畴。早在《万氏妇人科》等医籍中已有与本综合征相似病证描述。古人认为本病由于躯脂迫塞、痰涎壅盛，致经滞而不行；壅塞子宫，不能成孕。现代临床研究认为，多囊卵巢综合征主要的发病机制是脾肾阳虚、痰湿阻滞胞宫所致。内因为肝脾肾三脏功能失调，外因为痰湿瘀之邪侵袭为主，两者互为因果作用于机体而致病，故临床以虚实夹杂证多见。辨证主要根据临床症状和体征，既要针对病因治其根本，又要考虑病理因素。

（1）肾虚血瘀型

临床表现：临床常表现为月经稀发或闭经，部分在颈背、腋下、外阴有黑棘皮现象，口干，白带量少，舌暗红，苔燥，脉细涩。B超见卵巢增大或呈多囊样改变。

治法：补肾活血。

方药：紫石英300g，菟丝子200g，桑寄生200g，肉苁蓉200g，紫河车120g，地龙100g，路路通100g，泽兰100g，泽泻60g，仙茅100g，淫羊藿200g，鹿角片100g，旱莲草100g，女贞子200g，黄芪300g，当归100g，川芎100g，益母草200g，巴戟天200g，红花100g，芫蔚子100g，丹参100g，香附100g。

制法服法：上药一起共煎，去渣浓缩，再加入阿胶300g，白文冰250g收膏。每晨一匙，开水冲服。

（2）肾虚肝郁型

临床表现：临床常表现为月经稀发或闭经，多毛，性情急躁，心烦，口干，常感乳房胀痛，经前尤甚，舌红，苔燥，脉细弦。

治法：补肾疏肝。

方药：菟丝子200g，白芍120g，淫羊藿120g，枸杞子100g，柴胡100g，川楝子90g，枳壳90g，仙茅100g，淫羊藿100g，巴戟天120g，牛膝120g，女贞子120g，桑椹120g，莪术60g，三棱6g，鳖甲200g，牡丹皮60g，栀子1060g，当归100g，茯苓100g，益母草200g。

制法服法：上药一起共煎，去渣浓缩，再加入阿胶300g，白文冰250g收膏。每晨一匙，开水冲服。

（3）阳虚痰凝型

临床表现：月经稀发或闭经，形体肥胖，腰酸，乏力，腰背部怕冷，或见性欲淡漠，舌淡胖或边有齿痕，苔腻，脉细缓。B超见卵巢呈多囊样改变。

治法：补肾健脾化痰。

方药：苍术100g，香附100g，陈皮100g，半夏100g，茯苓100g，枳

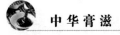

实 100g，鸡内金 100g，生山楂 100g，蚕沙 100g，制附子 100g，仙茅 150g，淫羊藿 150g，菟丝子 150g，鹿角片 100g，石英 200g，熟地黄 150g，白芍 120g，桑白皮 100g，象贝 100g，绿梅 100g，补骨脂 100g，皂角刺 120g，山慈菇 120g。

制法服法：上药一起共煎，去渣浓缩，再加入阿胶 300g，白文冰 250g 收膏。每晨一匙，开水冲服。

(4)痰湿内停型

临床表现：形体肥胖，倦怠懒动，胸闷气短，脘痞纳呆，毛发偏多，大便秘结，闭经不孕，白带量多，或见腹中包块，按之疼痛，舌体胖大，边有齿痕，或舌质紫暗，舌苔厚腻，脉滑或滑。

治法：燥湿化痰，益气健脾。

方药：本型一般用汤剂治疗。

(5)肝郁化火型

临床表现：形壮体胖，面目红赤，痤疮丛生，烦躁易怒，头痛眩晕，胸胁胀痛，失眠多梦，口干口苦，闭经，大便干结，舌红苔黄，脉弦数。

治法：清肝泻火，佐以理气。

方药：本型一般用汤剂治疗。

6. 调摄要点

环境调摄　不宜居住在潮湿的环境里，在阴雨季节，要注意湿邪的侵袭。

饮食调理　少食肥甘厚味，酒类也不宜多饮，切勿过饱。多吃些蔬菜、水果，尤其是一些具有健脾利湿、化痰祛痰的食物，更应多食，如白萝卜、荸荠、紫菜、海蜇、洋葱、枇杷、白果、大枣、扁豆、薏苡仁、红小豆、蚕豆、包菜等。

运动锻炼　应长期坚持体育锻炼，散步、慢跑、球类、游泳，以及各种舞蹈，均可选择。活动量应逐渐增强，让疏松的皮肉逐渐转变成结实、致密之肌肉。

九、习惯性流产的膏滋治疗

习惯性流产为自然流产连续 3 次以上者，每次流产往往发生在同一妊娠月份。中医称为"滑胎"。习惯性流产的原因大多为孕妇黄体功能不全、甲状腺功能低下、先天性子宫畸形、子宫发育异常、宫腔粘连、子宫肌瘤、染色体异常、自身免疫等。

1. 病　因

引起习惯性流产的病因如遗传因素、染色体异常的胚胎多数会发生流产，极少数可能继续发育形成胎儿，但出生后也会发生某些功能异常或合并畸形。还与孕妇黄体功能不全、甲状腺功能低下、先天性子宫畸形、子宫发育异常、宫腔粘连、子宫肌瘤、染色体异常、自身免疫等有关。或者环境因素如砷、铅、甲醛、苯等化学和放射性物质过多接触，造成习惯性流产。

2. 临床表现

（1）早期症状

阴道少许出血　阴道出血情况可能会延续几天，也有可能会连续几周，但是血量一般比较少。

下腹疼痛　可伴有下腹部隐隐作痛，一般伴随有女性阴道内少量出血。

妊娠物排除　出现这种情况时，应及时去医院做相应的清宫处理，避免妊娠物在体内引发女性的感染问题发生。

（2）晚期症状

阴道出血量增加，腹部疼痛加重，这时检查宫颈，可发现宫颈扩张，或者已经看到胎囊在宫颈口形成堵塞，那么习惯性流产就不可避免地出现了。

3. 检　查

（1）一般性诊断

包括病史询问（内、外、产科史，代谢病史，以及感染中宫内有无异物存放、有无药物中毒、是否接受放射线治疗等），体检及盆腔检查时应注意子宫大小、位置，附件情况，基础体温测定，子宫内膜检查，子宫输卵管造影，必要时做宫腔镜和腹腔镜检查。实验室检查包括血常规、红细胞沉降率、血型及精液常规等。

（2）特殊检查

·对疑有遗传性疾病者，夫妇双方均应做染色体核型检查，或进一步

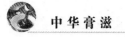

做夫妻双方的家系遗传学调查和谱系绘制。

·激素测定，包括雌激素和孕激素、绒毛膜促性腺激素等定量检测。

·尿、宫颈黏液培养了解有无微生物感染。

·对于流产后妊娠物的病理解剖及细胞遗传学的研究。

·怀疑患自身免疫性疾病者要检测 APA。

经以上全面检查，逐一排除常见原因而病因仍不明者，应疑为免疫性习惯性流产，需做免疫学检查。

（3）免疫学检查

·首先应用混合淋巴细胞培养反应（MLR）及淋巴细胞毒性抗体测定，鉴别原发性与继发性流产。

·抗精子抗体的测定。

·血型及抗血型抗体测定。

4. 诊　断

习惯性流产是自然流产中的一种类型。自然流产连续发生 3 次及 3 次以上，即可诊断为习惯性流产。

5. 中医膏滋对习惯性流产的治疗

流产是指子宫内妊娠在 28 周以前妊娠终止的病症，习惯性流产特指自然流产连续发生 3 次或以上，每次发生流产的时间在或不在同一妊娠月份。临床上最常见的症状是阴道出血、腹痛、腰痛坠胀，甚至阴道有血块排出。

习惯性流产中医称之为"滑胎"。按照中医辨证大多属虚证，多因素致气血两亏，不足以养胎，至胎孕不固，临床表现为阴道少量出血，色淡红，小腹坠胀，面色苍白等。或肾虚冲任不固，胎失所系而致，或腰痛坠胀，头昏眼花，腰酸腿软。

（1）气血两亏型

临床表现：孕后胎动下坠，腰部及少腹坠胀，阴道流血，伴气短，神疲乏力，纳食少，呕吐，面色萎黄或㿠白，肌肤不润。舌淡，苔薄白，脉滑无力。

治法：益气养血，固肾安胎。

方药：人参 60g，黄芪 300g，黄精 150g，当归 100g，白术 200g，白扁

豆 200g，茯苓 150g，白芍药 300g，熟地黄 200g，枸杞子 300g，何首乌 150g，桑椹 200g，杜仲 150g，黄芩 100g，升麻 30g，炙甘草 60g，冬虫夏草 20g，龙眼肉 200g，大枣 300g，鹿角胶 100g，阿胶 300g。

制法服法：上药除阿胶和鹿角胶外，余药加水煎煮 3 次，滤汁去渣，合并滤液，加热浓缩为清膏，再将阿胶和鹿角胶加适量黄酒浸泡后隔水炖烊，冲入清膏和匀，最后加蜂蜜 300g 收膏即成。每次 15～30g，每日 2 次，开水调服。

（2）肾气不足型

临床表现：孕后胎动不安，腰部隐痛，少腹下坠或阴道少量流血，尿频，伴头晕耳鸣，两膝酸软。舌淡，苔薄白，尺脉沉弱。

治法：滋阴壮阳，补肾安胎。

方药：阿胶 100g，熟地黄 200g，山药 300g，当归 100g，枸杞子 200g，女贞子 200g，墨旱莲 120g，何首乌 200g，升麻 30g，龟甲胶 120g，鹿角胶 120g，桑寄生 250g，续断 150g，淫羊藿 200g，巴戟天 200g，菟丝子 300g，山茱萸 150g，枳壳 300g，砂仁 30g，陈皮 30g。

制法服法：上药除龟甲胶、鹿角胶、阿胶外，余药加水煎煮 3 次，滤汁去渣，合并滤液，加热浓缩为清膏，再将阿胶鹿、龟甲胶、角胶加适量黄酒浸泡后隔水炖烊，冲入清膏和匀，最后加蜂蜜 300g 收膏即成。每次 15～30g，每日 2 次，开水调服。

（3）血热胎动型

临床表现：胎动不安，滑胎数次，小腹作痛，心烦口渴，喜冷饮，或有潮热，尿短色黄，大便秘结，舌红苔黄，脉来滑数，两尺脉尤为明显。

治法：清热凉血，滋阴安胎。

方药：生地黄 300g，玄参 150g，麦冬 120g，北沙参 120g，当归 100g，白芍 100g，黄精 120g，枸杞子 150g，女贞子 100g，旱莲草 100g，黄芩 120g，黄连 100g，黄柏 60g，党参 120g，大枣 60 枚，甘草 60g。

制法服法：上药加水煎煮 3 次，滤汁去渣，合并滤液，加热浓缩为清膏，最后加蜂蜜 300g 收膏即成。每次 15～30g，每日 2 次，开水调服。

6. 调摄要点

·习惯性流产患者得知怀孕后应尽早服用膏方以养胎、安胎。

·对于已出现阴道少量出血的孕妇来说，应坚持服膏方。即使出血停止，症状减轻，仍需继续巩固服药以安胎、保胎。

·除了服用膏方外，孕妇还应避免紧张情绪，戒躁勿怒。

第四节　膏滋在儿科中的临床应用

一、小儿反复呼吸道感染的膏滋治疗

小儿反复呼吸道感染在临床中为常见疾病，该病容易反复发作，发病率约为20%，常见于2~6岁的小儿之中。小儿反复呼吸道感染近年来出现增多的趋势，若治疗不及时，则容易出现哮喘、肾炎及心肌炎等疾病，对小儿的生长和发育产生极大影响。

1. 病　因

年龄、营养因素　小儿自身的生长发育十分迅速，但是因为长期偏食、食欲下降、人工喂养调配不当或未进行母乳喂养等因素，容易造成小儿自身营养不良，小儿维生素 D 缺乏，容易造成抵抗力下降，因此十分容易出现反复呼吸道感染。

微量元素、维生素及钙的缺乏　钙可增强气管、支气管的活动能力，有效保障呼吸道正常的清洁能力，且可提升肺部巨噬细胞的吞噬能力。维生素 A 本身可有效地完善呼吸道上皮细胞的生理功能，而缺锌可降低 T 细胞的功能，造成免疫器官萎缩；缺铁会发生营养不良性萎缩性改变，影响呼吸道免疫球蛋白的结合。因此，微量元素、维生素及钙缺乏的儿童，容易产生反复呼吸道感染。

感染因素　小儿呼吸道感染有超过90%是因为病毒而引起，主要常见的病毒包括有腺病毒、流感病毒及呼吸道合胞病毒，而细菌主要包括有流感嗜血杆菌和乙型链球菌。

环境因素　在环境之中，大量的一氧化碳、烟雾、二氧化硫等物质，经过呼吸道进入人体之中，使得人体的抵抗力出现下降，进而造成呼吸道感染。

2. 临床表现

儿童反复呼吸道感染的临床表现为患儿发热、咳嗽、鼻塞、流涕、打喷嚏。其中，上呼吸道感染，患儿表现为咳嗽比较明显，部分儿童属于过敏体质，感染后症状相对较重。如果上呼吸道感染没能得到及时有效控制，病原微生物可随呼吸道黏膜往下传播，引起下呼吸道感染。

3. 检 查

耳鼻咽喉科检查　可发现某些先天发育异常和急、慢性感染灶。

病原微生物检测　应进行多病原联合检测，以了解致病微生物。

肺部 CT 和气道、血管重建显影　可提示支气管扩张、气道狭窄（腔内阻塞和管外压迫）、气道发育畸形、肺发育异常、血管压迫等。

免疫功能测定　有助于发现原发、继发免疫缺陷病，包括体液免疫、细胞免疫；补体、吞噬功能等检查，也应注意有无顽固湿疹、血小板减少、共济失调、毛细血管扩张等异常。

支气管镜（包括硬质、纤维和电子支气管镜）检查　可诊断异物、支气管扩张、气道腔内阻塞、管外压迫、气道发育畸形等。

4. 诊 断

由于反复呼吸道感染诊断标准尚未统一，各地有不同的诊断标准，但一般认为每月患感冒或气管炎 1 ~ 3 次以上或 1 年内患肺炎 2 ~ 3 次以上可定为反复呼吸道感染。

5. 中医膏滋对小儿反复呼吸道感染的治疗

中医历代文献并无此病名，依据临床表现分属于"体虚感冒""咳嗽""肺炎喘嗽""哮喘"等肺系疾病，肺虚脾弱是本病发病的根本，痰贯穿于复感的全过程，痰伏肝旺积热及阴虚热瘀是小儿复感之标象。

小儿反复呼吸道感染后脾虚综合征继发于小儿反复呼吸道感染，是以"脾虚证"为主的症候群。相比而言，其病机和病性具有小儿反复呼吸道感染过程中某些相似的特点。小儿反复呼吸道感染简称"复感儿"，是指在一段时间内，感冒、扁桃体炎、支气管炎、肺炎等呼吸道疾病反复感染发病者。病因主要为肺脾肾三脏不足，卫外不固，导致屡感外邪，反复发作。病机主要表现为营卫不和、肺脾气虚、肺肾阴虚。病程可分为感染期、迁延期、恢复期三个阶段，感染期以邪实为主，迁延期正虚邪恋，恢复期以正虚为主。结合临床表现，小儿感染后脾虚综合征的病性为虚证和本虚标实证，其病机主要由肺脾气虚、肺胃阴虚、脾肾阳虚及由此产生或夹杂的痰浊、湿热、积滞等因素共同构成。病位主要在肺、脾、肾，尤其侧重于脾。其辨证要点重在区分虚证和虚实夹杂证。临床上往往单纯虚证较少，而虚实夹杂证较多。

(1)营卫失和，正虚邪恋型

临床表现：反复感冒，恶寒怕热，平时汗多，可伴低热，咽红不退，或扁桃体肿大，或肺炎后经久不恢复，舌淡红，苔薄白，脉浮数无力，指纹紫滞。

治法：扶正固表，调和营卫。

方药：黄芪桂枝五物汤加减。黄芪120g，太子参150g，白术120g，茯苓90g，桂枝60g，芍药150g，生姜80g，甘草80g，大枣120g，生龙骨、牡蛎各150g，白薇60g，银柴胡60g，杏仁90g，五味子120g，川贝母60g。

制法服法：上药加水煎煮3次，滤汁去渣，合并滤液，加热浓缩为清膏，最后加蜂蜜200g收膏即成。每次15～30g，每日2次，开水调服。

(2)肺脾两虚，气血不足型

临床表现：面色萎黄或㿠白无华，厌食，肌瘦或虚胖，腹泻，咳嗽，多汗，生长过快或明显落后，舌淡，脉数 无力，指纹淡。

治法：健脾益气，培土生金。

方药：黄芪120g，白术90g，生龙骨、牡蛎各150g，山药120g，黄精90g，陈皮60g，当归90g，熟地黄90g，桑椹120g，太子参120g，大青叶60g，黄芩30g，连翘30g，五味子60g，鸡内金90g，谷麦芽各150g，焦山楂120g。

制法服法：上药加水煎煮3次，滤汁去渣，合并滤液，加热浓缩为清膏，再将阿胶200g用黄酒隔水炖至烊化，与蜂蜜150g一起加入收膏即成。每次15～30g，每日2次，开水调服。

(3)肾虚骨弱，精血失充型

临床表现：经常感冒，感则咳喘，时缓时著，面色㿠白，肌肉松弛，动则自汗，寐则盗汗，睡不安宁，恶热，五心烦热，立、行、齿、发、语迟，筋骨软弱，鸡胸龟背，脉数无力，苔薄白，指纹淡滞。

治法：补肾壮骨，填阴温阳。

方药：补肾地黄丸。熟地黄120g，山药150g，山茱萸120g，女贞子120g，五味子90g，麦冬120g，菟丝子120，杜仲90g，生牡蛎150g，补骨脂 90g，黄芪 120g，当归 90g，桑椹 120g，煅龙骨 120g，鳖甲 150g，地骨皮 90g。

制法服法：上药加水煎煮 3 次，滤汁去渣，合并滤液，加热浓缩为清膏，再将阿胶 200g 用黄酒隔水炖至烊化，与蜂蜜 150g 一起加入收膏即成。每次 15 ~ 30g，每日 2 次，开水调服。

(4) 少阳失利，枢机失和型

临床表现：反复感冒、咳嗽、喘息、哮鸣、发热，时缓时著，往复不已，纳食不佳，脘腹不舒，脉数弦，苔白滑。

治法：和解表里，疏利枢机。

方药：小柴胡汤加减。柴胡 90g，黄芩 90g，白芍 90g，桂枝 60g，枳壳 90g，苍术 60g，党参 60g，半夏 90g，生姜 60g，大枣 60g，甘草 60g，杏仁 60g，生牡蛎 120g，焦六曲 120g，鸡内金 90g，当归 60g。

制法服法：上药加水煎煮 3 次，滤汁去渣，合并滤液，加热浓缩为清膏，最后加蜂蜜 200g 收膏即成。每次 15 ~ 30g，每日 2 次，开水调服。

(5) 虚实夹杂，寒热错综型

临床表现：反复外感，迁延不已，愈后又作，咳嗽，痰鸣，纳呆，倦怠，咽红，便秘或腹泻，或肢冷，恶热，夜寐不安，汗多，面色淡白少华，舌红苔滑，脉虚。

治法：消补兼施，寒热并投。

方药：八味黄芪散加味。黄芪 150g，太子参 120g，茯苓 120g，白扁豆 120g，防风 90g，五味子 90g，青黛 30g，菟丝子 120g，生牡蛎 150g，鸡内金 90g，连翘 60g，黄芩 60，知母 60g，金银花 90g，菟丝子 90g，补骨脂 90g，生山楂 120g。

制法服法：上药加水煎煮 3 次，滤汁去渣，合并滤液，加热浓缩为清膏，最后加蜂蜜 300g 收膏即成。每次 15 ~ 30g，每日 2 次，开水调服。

6. 调摄要点

· 保持室内环境卫生，空气流通，家长勿吸烟，避免空气污染。

· 适当户外活动，多晒太阳，提高适应外界环境及抵抗力。

· 按计划接种相关疫苗，增强自主免疫功能。

· 冷暖要适宜，随气候变化增减衣物，多汗时宜用干毛巾擦干，并及

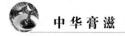

时更换内衣，防止受凉。

·注意个人口腔卫生，衣被经常用日光照射。

·感冒流行期间，提倡戴口罩，不去公共场所，以减少感染机会。可用食醋熏蒸法，消毒空气，预防感冒。

二、小儿哮喘的膏滋治疗

哮喘是儿童最常见的慢性呼吸道疾病，具有反复发作、迁延难愈的特点，若得不到及时有效的治疗，常迁延至成年，严重影响患儿的身心健康。

1. 病　因

哮喘病因复杂，危险因素很多，由遗传和环境因素共同作用致病。本病多为多基因遗传性疾病，约20%患者有家族史。多数患者有婴儿湿疹、过敏性鼻炎和(或)食物(药物)过敏史；部分患儿伴有轻度免疫缺陷，如IgG亚类缺陷病、补体活性低下等。发病常与环境因素(过敏原吸入、感染、环境污染、香烟暴露等)有关。

2. 临床表现

起病或急或缓，婴幼儿哮喘发病前往往有1～2d的上呼吸道过敏的症状，包括鼻痒、喷嚏、流清涕、揉眼睛、揉鼻子等表现，并逐渐出现咳嗽、喘息。年长儿起病往往较突然，常以阵咳开始，继而出现咳痰或痰鸣、喘息、呼吸困难、胸闷等。典型的表现是发作性伴有哮鸣音的呼气性呼吸困难。轻度发作时多数以发作性咳嗽和胸闷为主要表现。严重发作时患儿烦躁不安，端坐呼吸，耸肩喘息，面色苍白，鼻翼扇动，口唇及指甲青紫，全身冒冷汗，说话时字词不能连续。

3. 检　查

胸部X线检查　哮喘急性发作时胸片可正常，或有肺气肿、支气管周围间质浸润及肺不张，偶见气胸、纵隔气肿。

肺功能检测　肺功能测定有助于确诊哮喘，也是评估哮喘病情严重程度和控制水平的重要依据之一。

过敏状态检测　吸入变应原致敏是儿童发展为持续性哮喘的主要危险因素，儿童早期食物致敏可增加吸入变应原致敏的风险，并可预测持续性哮喘的发生。

气道无创炎症指标检测 痰或诱导痰中嗜酸性粒细胞、呼出气一氧化氮(FeNO)水平等，可作为哮喘气道炎症的指标。

4. 诊 断

·反复发作喘息、咳嗽、气促、胸闷，多与接触变应原、冷空气、物理、化学性刺激、呼吸道感染及运动等有关，常在夜间和(或)清晨发作或加剧。

·发作时双肺可闻及散在或弥漫性以呼气相为主的哮鸣音，呼气相延长。

·上述症状和体征经抗哮喘治疗有效或自行缓解。

·除外其他疾病所引起的喘息、咳嗽、气促和胸闷。

5. 中医膏滋对小儿哮喘的治疗

哮喘一证，古今论述颇多，病名较早见于《丹溪心法》。言其名，曰："哮者喉鸣，喘者气促。"亦有"吼以声响言，喘以气息名"之说，均认为喉鸣者才为哮喘。现代医学中有喘息性支气管炎、支气管哮喘、毛细支气管炎等临床均可见喉鸣，虽然它们的病因不同、病位不同、病理变化不同，治疗及预后也不相同，但均当以"哮喘"论治。

中医认为引起哮喘的原因有两个方面：一是内因，由于小儿肺脾素虚，肺脏娇嫩，卫外能力差，皮肤腠理不致密，容易感受外邪，风寒、风热之邪由皮毛或口鼻侵入人体，阻于肺络，使肺的宣发功能失常，肺气不利，津液凝聚为痰，脾气虚，运化能力差，生湿酿痰，上贮于肺，所以古代医家有"脾为生痰之源，肺为贮痰之器"之说；二是外因，气候寒温骤变，邪气乘虚而入，邪入肺经引动伏痰，致痰阻气道，气逆痰鸣而为哮喘。一般来讲，哮喘病的内因为伏痰，外因为外感，内因通过外因引发症状。小儿时期抗邪抵御疾病的能力薄弱，但并非每个小儿皆患哮喘。一般能导致小儿哮喘发作的是那种外观体态虚胖，面㿠白、肌肉松弛、状如泥膏娃娃，手足心热，发育较差者。这类小儿活动时多呈无力之状，实为气虚之体，其根本是先天禀赋不足。加之后天调护失宜或疾病传变所致肺脾肾三脏之气不足，气不足而病则生，此为哮喘产生的内在主要宿根之一。痰为百病之源，痰邪的生成因素多种多样，但离不开肺脾肾三脏的功能不足：

肺气虚，津液不能输布反成痰；脾气虚，健运失司而聚湿生痰；肾气虚，气不化水，留湿为痰。故脾肺肾任何一脏的气虚均可导致阴阳失衡，气化失常，痰湿内生而蕴积。痰亦有内外之别，外痰易见，内痰无形。因此，哮喘的宿根之二是蕴积之内痰为患。若感受外邪，外邪引动内伏之痰，郁阻肺窍，气道失利，痰随息动。哮喘发作时当辨寒热虚实，以攻邪为主；缓解期当补虚除痰；稳定期应调阴阳，和气血以固本，改善发病的内在环境，从而达到除宿根的目的。

（1）发作期

①热性哮喘

临床表现：咳喘哮鸣，痰稠色黄。声高息涌，呼气延长，发热面赤，胸膈满闷，渴喜冷饮，小便短赤，大便干结，舌质红，苔黄腻或黄厚，脉滑数。

治法：清肺化痰定喘。

方药：麻杏石甘汤合苏葶丸化裁，多予汤剂治疗，不予赘述。

②寒性哮喘

临床表现：咳嗽气促，喉中有哮鸣声，咳痰清稀色白，呈黏沫状，形寒无汗，面色晦暗带青，四肢不温，口中不渴，或可喜热饮，舌质红，苔薄白或白腻，脉浮滑。

治法：温肺化痰定喘。

方药：小青龙汤和三子养亲汤。多予汤剂治疗，不予赘述。

（2）缓解期

①肺气虚弱型

临床表现：面色㿠白，气短懒言，语声低微，倦怠乏力，自汗怕冷，四肢不温，舌质淡，苔薄白，脉细无力。

治法：补肺固卫。

方药：玉屏风散化裁。黄芪150g，白术100g，防风60g，太子参150g，五味子60g，桂枝60g，白芍药90g，陈皮90g，炒黄精100g，升麻60g，柴胡30g，炙甘草30g，当归90g，茯苓120g，煅牡蛎150g。

制法服法：上药共煎，去渣浓缩，加阿胶150g，蜂蜜200g收膏。每晨一匙，开水冲服。

②脾虚气弱型

临床表现：咳嗽痰多，食少，胸膈满闷，面色无华，乏力，肌肉消瘦，大便不实，舌质淡，脉缓无力。

治法：健脾化痰。

方药：香砂六君子汤化裁。太子参200g，生黄芪200g。苍术60g，白术100g，茯苓90g，陈皮60g，制半夏50g，山药120g，葛根90g，炒枳壳60g，莲子100g，升麻60g，薏苡仁120g，谷麦芽各90g，炙甘草60g，桂枝30g，诃子90g，干姜30g。

制法服法：上药共煎，去渣浓缩，加蜂蜜200g收膏。每晨一匙，开水冲服。

③肾虚不纳型

临床表现：面色㿠白，形寒怯冷，下肢不温，脚软无力；动则心悸气喘，夜间遗尿，大便澄清，舌质淡，苔薄白，脉细无力。

治法：补肾固本。

方药：金匮肾气丸化裁。太子参200g，熟地黄120g，山药150g，莲子120g，山茱萸90g，泽泻30g，茯苓90g，党参100g，黄芪120g，牡丹皮30g，菟丝子90g，桂枝60g，附子30g，补骨脂60g，杜仲90g，巴戟天100g，陈皮60g，半夏50g，胡桃肉120g。

制法服法：上药共煎，去渣浓缩，加阿胶90g，鳖甲胶90g，鹿角胶90g，白文冰150g收膏。每晨一匙，开水冲服。

6. 调摄要点

·饮食禁忌：在诱发哮喘的众多因素中，饮食因素占较高比例，易诱发哮喘的食物有豆类、某些水果、牛奶、蛋类、海产品、辣椒及调味品，如茴香、八角、胡椒，以及各类汽水、冷饮、香精等。因此哮喘患者饮食调整显得尤为重要。

·注意环境卫生：要经常打开窗户，保持通风、透光、干湿度适中。另外，由于螨虫容易在地毯中滋生，所以家中最好不要铺地毯。窗帘、枕套、被套、床单等须勤换洗。

·积极查找过敏原：应试着查找哮喘发作的诱因。可到有条件的医院进行过敏原测验。一旦明确病因，应立即避开过敏原。

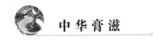

三、小儿慢性腹泻的膏滋治疗

腹泻是由多种因素所致的消化道疾病，我国的定义为大便性状改变或大便量增加，以大便性状改变为主要特征；根据病程分为急性腹泻病（≤2周）、迁延性腹泻病（≤2个月）和慢性腹泻病（>2个月）。国外将腹泻定义为大便内含有过多的水或电解质，或大便的重量大于10g/（kg·24h）；腹泻病程超过2周为慢性腹泻。慢性腹泻是小儿常见消化系统疾病的症状，治疗效果不佳，病因复杂。

1. 病　因

多种原因均可导致小儿慢性腹泻，儿童在不同的年龄段生活环境、饮食、机体状态均不同。卫生环境水平较低地区以感染和感染后腹泻为主，而城市则是以非感染和感染后腹泻为主。

婴幼儿慢性腹泻的病因多是消化道感染后吸收不良综合征、牛奶或豆类蛋白过敏、继发性双糖酶缺乏等。

学龄前和学龄儿慢性腹泻的病因多为非特异性腹泻、继发性双糖酶缺乏、蓝氏贾第鞭毛虫病、消化道感染后吸收不良综合征、乳糜泻等。

青春期慢性腹泻多为肠易激综合征、炎症性肠病、蓝氏贾第鞭毛虫病、乳糖不耐受。

2. 临床表现

《中国腹泻病诊断治疗方案》规定：腹泻病程2周至2个月称为迁延性腹泻超过2个月称慢性腹泻。而世界卫生组织及一些国外专家把病程超过2周的腹泻病例统称为迁延性腹泻，也就是说其中包括了慢性腹泻。

3. 检　查

（1）实验室检查

大便检测　尤为重要，根据大便的检测可以确定大便水含量，是否炎性浸润、脂肪泻、碳水化合物吸收不良、分泌性腹泻、渗透性腹泻、寄生虫感染等。

血常规　可提示细菌感染、寄生虫感染、炎症、过敏等，淋巴细胞计数、血红蛋白可提示患儿营养状况。

其他生化指标　红细胞沉降率、肝肾功能，以及血生化（血糖、水电解质)和胃肠道激素测定等。

(2)小肠吸收功能及胰腺功能测定

(3)上消化道内镜和肠镜检查

上消化道内镜检查可取小肠黏膜，黏膜标本可用放大镜或立体显微镜进行大致观察，再用光学和电子显微镜检查，可诊断乳糜泻、微绒毛包涵体病、过敏性肠病、克罗恩病、贾第鞭毛虫病(原虫滋养体紧贴于绒毛表面)等。

4. 诊 断

小儿慢性腹泻主要依靠病史、体征及上述检查所见，综合分析做出诊断，但原发病的诊断至关重要。

5. 中医膏滋对小儿慢性腹泻的治疗

小儿慢性腹泻系中医"脾虚泻""脾肾阳虚泻"，脾常不足，肾常亏虚，如久病不愈，湿邪内困中焦缠绵不去，必损及脾阳或脾肾之阳，脾胃虚损或脾土失煦，不能受纳水谷运化精微致水谷停滞清浊不分，混杂而下遂成久泻。

治小儿脾胃病，虚证宜补但不可骤补，必须补中寓泻(消)，湿证宜燥，但不可太燥，必须燥中寓濡，且须以扶阳为第一要义，小儿泄泻时，不外乎燥以化湿，利以去湿，而治疗小儿久泄当以补土制水、旺脾胜湿为根本，其滋补肾阳也是"旺脾"之道。

(1)脾胃虚弱型

临床表现：大便时溏时泻，水谷不化，稍进油腻之物，则大便次数增多；脘腹不舒，口淡无味，纳呆食少，食后胀甚，面色微黄，肢倦乏力，形体消瘦，舌淡苔白腻，脉缓或弱。

治法：益气健脾，渗湿止泻。

方药：参苓白术散、异功散等加减。生黄芪 150g，太子参 150g，白术 100g，苍术 80g，茯苓 120g，白扁豆 120g，薏苡仁 150g，车前草 80g，炙甘草 60g，枳实 60g，神曲 200g，麦芽 150g，焦山楂 120g，煨葛根 150g，山药 150g，升麻 30g。

制法服法：将药物浸泡后，煎煮后收取药液，共 3 次，再将药汁过滤，再次煎煮，浓缩，并不断搅拌。将浓缩液加入蜂蜜 300g，仍不断搅拌，呈滴水成珠状时收膏。每日早、晚各服用一汤匙，温开水兑服，连续

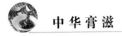

服用 3 个月。

（2）脾阳虚衰型

临床表现：脘腹冷痛喜温喜按，大便溏薄清稀，腹胀纳少，完谷不化，畏寒肢冷，手足不温，少气懒言，肢体困重，或周身浮肿，小便不利，舌淡胖苔白滑，脉沉迟无力。

治法：温中祛寒，补气健脾。

方药：理中丸、附子理中丸等加减。生黄芪 150g，党参 120g，制附子 90g，干姜 60g，肉桂 60g，白术 100g，苍术 80g，茯苓 120g，薏苡仁 150g，炙甘草 60g，麦芽 150g，焦山楂 120g，煨葛根 150g，山药 150g，吴茱萸 60g，蜀椒 60g，升麻 30g。

制法服法：将药物浸泡后，煎煮后收取药液，共 3 次，再将药汁过滤，再次煎煮，浓缩，并不断搅拌。将浓缩液加入蜂蜜 300g，仍不断搅拌，呈滴水成珠状时收膏。每日早、晚各服用一汤匙，温开水兑服，连续服用 3 个月。

（3）脾肾阳虚型

临床表现：腹泻常于黎明之前发作，腹部疼痛，肠鸣即泻，大便状如稀水样，完谷不化，泻后腹痛缓解，兼见不思饮食，腹痛喜温，畏寒肢冷，腰膝酸软，疲乏无力，小便清长，面色淡白，舌淡胖边有齿痕，苔白，脉沉细。

治法：补肾暖脾，涩肠止泻。

方药：四神丸、真人养脏汤加减。肉豆蔻 120g，补骨脂 120g，五味子 90g，吴茱萸 90g，大枣 90g，太子参 150g，当归 90g，白术 120g，煨肉豆蔻 150g，肉桂 60g，炙甘草 60g，白芍药 120g，木香 60g，诃子 90g，煨葛根 150g。

制法服法：将药物浸泡后，煎煮后收取药液，共 3 次，再将药汁过滤，再次煎煮，浓缩，并不断搅拌。将浓缩液加入蜂蜜 300g，仍不断搅拌，呈滴水成珠状时收膏。每日早、晚各服用一汤匙，温开水兑服，连续服用 3 个月。

（4）脾虚肝旺型

临床表现：腹泻反复发作，泻必兼有腹痛，泻后腹痛缓解，且食后必兼腹胀，常因情志失调或饮食不当而反复发作或加重，一般精神较差，舌苔薄白，脉弦滑。

治法：扶脾抑肝，温运中阳，祛湿止泻。

方药：黄芪建中汤合痛泻要方等加减。黄芪 150g，白术 120g，防风 90g，甘草 60g，陈皮 90g，白芍 120g，煨葛根 120g，山药 150g，柴胡 120g，枳壳 60g，香附子 60g，干姜 60g，茯苓 60g，薏苡仁 90g，白扁豆 120g。

制法服法：将药物浸泡后，煎煮后收取药液，共 3 次，再将药汁过滤，再次煎煮，浓缩，并不断搅拌。将浓缩液加入蜂蜜 300g，仍不断搅拌，呈滴水成珠状时收膏。每日早、晚各服用一汤匙，温开水兑服，连续服用 3 个月。

6. 调摄要点

· 小儿腹泻期间，不需要禁食，建议适当进食。

· 平时不要吃生冷和刺激类食物，如生冷瓜果、凉拌菜、辣椒、芥末等。

· 小儿腹泻不能吃导致腹胀的食物：豆类、过多的牛奶等会使肠内胀气，加重腹泻。

· 小儿腹泻不能吃高脂食物：因腹泻时消化能力降低，奶油、肥肉、油酥点心等高脂肪类食物，常因脂肪未消化而导致滑肠，造成腹泻不止。

· 小儿腹泻不能吃粗纤维较多的食物。

四、小儿遗尿的膏滋治疗

遗尿症是指年龄≥5 岁、睡眠状态下不自主排尿＞2 次/周，持续 6 个月以上，没有明显生理反应和额外其他不适反应。遗尿症可分为原发性和继发性，单纯性和复杂性。原发性是指尿床从婴儿期延续而来，从未有过 6 个月以上不尿床；继发性是指有过 6 个月以上的不尿床期后又出现尿床。单纯性是指仅有夜间尿床，白天无症状，不伴泌尿系统和神经系统解剖或功能异常；复杂性是指除夜间尿床外，白天伴有下泌尿系统症状，常为继发于泌尿系统或神经系统疾病。儿童最常见的仍为原发性单纯性遗尿症，男多于女。有遗尿症与无遗尿症儿童之间体格发育无区别，但前者语言发育较迟。遗尿可严重损害儿童的自尊，成功的治疗可使其自尊正常化，故

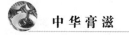

遗尿症的积极诊治具有重要的意义。

1. 病　因

遗传因素　夜遗尿通常在家族中显性遗传，若父母都曾为夜遗尿患者，他们的孩子便有 77% 概率尿床。若父母一方有曾为尿床患者，子女有 45% 的概率患病。双胞胎有更高的一致性，且小儿和双亲的遗尿缓解年龄相似。

疾病因素　如蛲虫病、尿路感染、肾脏疾患、尿道口局部炎症、脊柱裂、脊髓损伤、骶部神经功能障碍、癫痫、大脑发育不全、膀胱容积过小等，但因病引起的遗尿只占很小的比例。绝大多数孩子的尿床与精神因素、卫生习惯、环境因素等有关。

环境因素　突然换新环境，气候变化如寒冷等。此外，孩子入睡前饮水过多或吃了西瓜等含水量多又有利尿作用的水果，父母在孩子夜间有便意时没能及时把尿等都会造成孩子尿床。

神经内分泌因素　正常人夜间抗利尿激素分泌增多，在凌晨 1～2 点达到峰值，使夜间尿量控制在一定范围内。近年来研究报道，约 70% 患者存在夜间抗利尿激素分泌不足现象，导致夜尿量增多，尿渗透压降低，不能适应膀胱容量而导致遗尿。

2. 临床表现

小儿遗尿以原发性遗尿占大多数，其中尤以夜间遗尿最常见，以男孩多见；夜间遗尿者约有半数每晚尿床，甚至每晚遗尿 2～3 次，白天过度活动、兴奋、疲劳或躯体疾病后往往遗尿次数增多，日间遗尿较少见。遗尿患儿常常伴夜惊、梦游、多动或其他行为障碍。

3. 检　查

体格检查　体格检查的重点是腹部触诊、生殖器检查及神经系统的检查，另外应观察脊柱下端外观有无小凹及皮肤异常，如病史中有排尿时异常，还需观察儿童排尿情况，大多数遗尿症儿童在体格检查中无异常发现。

实验室检查　应进行尿常规或尿培养检查以排除尿路感染、慢性肾脏疾病等，尿比重测定可排除因抗利尿激素缺乏所致的遗尿。大多数遗尿症儿童的病因并不复杂，但也有少数患者需要做详细的实验室检查。

4. 诊 断

年龄≥5 岁，睡眠状态下不自主排尿≥2 次，持续时间超过 6 个月以上的儿童可诊断为遗尿症。但对遗尿患儿，首先要确定为功能性的还是器质性的。通过询问病史、体检、尿检查和影像学检查等以明确有无器质性疾病。其中膀胱 B 超检查非常重要。

5. 中医膏滋对小儿遗尿的治疗

遗尿症的发生，古代医籍记载颇多，多责之于肾或脾肺两脏。《内经》认为"肾主水，膀胱不约而为遗溺"。首先提出本病的发生与肾主水和膀胱的约束功能密切相关。《素问·经脉别论》云："饮入于胃，游溢精气，上输于脾，脾气散精，上归于肺，通调水道，下输膀胱。"简述了尿液的生成。《灵枢·九针》曰："膀胱不约为遗溺。"指出遗尿是由于膀胱不能约束所致。《诸病源候论·小儿杂病》曰："遗尿者，此由膀胱虚冷，不能约于水故也。"景岳曰："小水虽利于肾，而肾连于肺，若肺气无权则肾中不能摄，故治水者必先治于气，治肾者必先治于肺。"进一步阐述了尿液的正常排泄有赖于膀胱和三焦的气化功能，而三焦的气化功能又与肺脾肾三脏有关。后世医家又相继提出了小儿脏腑娇嫩，心神未开，不能定时主宰，也是小儿遗尿症发生的原因之一。

以后历代医家均认识到尿液的生成、排泄与肺、脾、肾密切相关，且小儿遗尿症的发病与肺、脾、肾功能失调同样密切相关，临床多见肾气不足、肺脾气虚证、心肾不交、肝经郁热等证型。

（1）肾气不足型

临床表现：每于睡中遗尿，醒后方知，尿量多而清，天冷次数增多，面色苍白，腰酸膝软，舌质淡、苔薄，脉沉迟无力。

治法：温肾固涩。

方药：菟丝子散合缩泉丸加减。菟丝子 150g，肉苁蓉 150g，熟地黄 90g，熟附子 50g，五味子 50g，煅牡蛎 150g，煅龙骨 150g，益智仁 100g，石菖蒲 80g，乌药 60g，山茱萸 150g，金樱子 100g，桑螵蛸 100g，山药 150g，莲子 120g，芡实 120g。

制法服法：将药物浸泡后，煎煮后收取药液，共 3 次，再将药汁过滤，再次煎煮，浓缩，并不断搅拌。将浓缩液加入黄酒烊化的阿胶 200g，

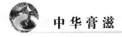

仍不断搅拌，呈滴水成珠状时收膏。每日早、晚各服用一汤匙，温开水兑服，连续服用3个月。

（2）肺脾气虚型

临床表现：多发于病后，睡中遗尿，尿频量少，面色苍白，神疲乏力，纳呆，大便溏稀，自汗出，舌淡苔薄，脉缓沉细。

治法：健脾益气，佐以固涩。

方药：补中益气合缩泉丸加减。太子参200g，黄芪150g，白术100g，白扁豆120g，黄精120g，当归50g，山药150g，升麻50g，金樱子80g，益智仁50g，五味子50g，芡实120g，陈皮30g，桑螵蛸100g，大枣90g，炙甘草60g。

制法服法：将药物浸泡后，煎煮后收取药液，共3次，再将药汁过滤，再次煎煮，浓缩，并不断搅拌。将浓缩液加入蜂蜜300g，仍不断搅拌，呈滴水成珠状时收膏。每日早、晚各服用一汤匙，温开水兑服，连续服用3个月。

（3）心肾不交型

临床表现：多睡眠不实，梦中遗尿，不易唤醒，或唤醒后神志不清，心烦急躁，或五心烦热，舌质红，苔薄少津，脉沉细。

治法：清心安神，交通心肾。

方药：导赤散合交泰丸加减。生地黄100g，玄参120g，丹参90g，赤芍90g，淡竹叶60g，通草60g，甘草30g，黄连60g，肉桂30g，生牡蛎150g，石菖蒲100g，远志60g，大枣60g，当归90g，龙眼肉90g。

制法服法：将药物浸泡后，煎煮后收取药液，共3次，再将药汁过滤，再次煎煮，浓缩，并不断搅拌。将浓缩液加入蜂蜜300g，仍不断搅拌，呈滴水成珠状时收膏。每日早、晚各服用一汤匙，温开水兑服，连续服用3个月。

（4）肝经郁热型

临床表现：睡中遗尿，尿臊色黄，寐不安宁，烦躁易醒，性情急躁，手足心热，唇红，夜睡汗出，脉弦滑。

治法：泻肝清热，导赤清心。

方药：龙胆泻肝汤合导赤散加减，本型一般用中药汤剂治疗。

6. 调摄要点

· 养成按时排尿的习惯，合理安排作息时间，不宜过度疲劳。

· 发生遗尿现象，须及早诊断治疗，并加强营养，注意休息。

· 入睡前排尿，夜间定时排尿。

· 下午 4 点以后尽量不再进食流质水果或食物。

五、小儿多发性抽动症的膏滋治疗

多发性抽动症又称抽动－秽语综合征，是指以不自主的突然多发性抽动以及在抽动同时伴有暴发性发声和秽语为主要表现的抽动障碍，临床表现复杂多样，常伴有强迫、多动等行为和情绪障碍。主要发病年龄集中在儿童的 5 ~ 10 岁，男孩多于女孩，男女比例为(3 ~ 5)∶1，近年来抽动症的发病率逐渐增多，患儿多伴有情绪不稳，团队融入困难，学习困难，故越发引起家长的重视。

1. 病　因

环境和感染因素　有报道儿科自身免疫性神经精神疾病与链球菌、幽门螺杆菌、螺旋体感染有关。

家族因素　研究发现东亚人的遗传率低于西方和北美人，白种人较其他人种更易患该病。

过敏性体质因素　有研究报道过敏性鼻炎的患儿易并发该病。

2. 临床表现

主要表现为不自主性、反复性、快速抽搐。

· 眼部抽动：频繁眨眼、挤眼、斜眼。

· 面部抽动：皱眉、噘嘴、吸鼻、伸舌头及扮怪相。

· 头颈部抽动：点头、摇头、摆颈、挺颈、耸肩、缩脖等。

· 躯干部抽动：挺胸、抬臂、扭腰、腹肌抽动等。

· 上下肢抽动：搓手、握拳、甩手、搓手指、甩臂、举臂、踮脚、抖腿、喜欢伸手打人及步态异常等。

· 常不自主地发出干咳声、吼叫声，或吭吭、喔喔、嘘嘘之声，或如犬吠，或带有轻声的咒骂及粗言秽语。

3. 检　查

一般实验室检查结果无特殊表现。应做脑电图和脑的影像学检查如颅脑 CT、MRI 等，以了解和除外脑部的病变。

4. 诊　断

·起病年龄在 2～12 岁，可有疾病后及情志失调的诱因或家族史。

·不自主地眼、面、颈、肩及上下肢肌肉快速收缩，以固定方式重复出现，无节律性，入睡后消失。抽动时，可出现异常的声音，如咯咯、咳声、呻吟声或粗言秽语。

·抽动能受意志遏制，可暂时不发作。

·病状呈慢性过程，但病程呈明显波动性。

·实验室检查多无特殊异常，脑电图正常或非特异性异常。智力测试基本正常。

5. 中医膏滋对小儿多发性抽动症的治疗

中医历代文献中未发现多发性抽动症病名的记载，但其相似症状可见描述。根据中医五行学说及脏腑辨证观点，历代中医学者多把本病归于"肝风""抽搐""慢惊风""瘛疭""筋惕肉瞤"等范畴。根据"风胜则动"的原则，不管任何部位的抽动，中医均称之为"风"。"风为阳邪，其性善行而数变"，其特性是流动急速易激荡，变化很快，或上或下，所以临床上当一组抽动症状缓解或消失时又会出现另一组抽动，或在原有基础上又增加新的抽动症状。风性轻扬，巅顶之上，唯风可到，故头面部的各种抽搐症状多见。

多发性抽动症的病因病机：多发性抽动症在中医古籍中没有完整论述，很多中医医师根据其症状描述，认为与"风、痰、火"有关，如在有的中医书籍里将其记载为"小儿惊搐之证，必有痰"。现代医家对本病病因病机的认识：本病主要病位在肝，心、脾、肾功能失调为本病发生的内在条件，同时感受外邪是本病发生的重要诱因，其与风、火、痰的内扰也非常密切。换句话说，小儿多发性抽动症病因主要与先天不足、感受外邪、情志过极、饮食不节等因素相关，属本虚标实之证。小儿多发性抽动症病因病机可总结为小儿因先天不足、感受外邪等诸多因素而引起脏腑阴阳失调，风痰鼓动，或者又可解释为肝气疏泄太过等所致。

（1）脾虚肝亢型

临床表现：抽动无力，时发时止，时轻时重，双眼频频眨动，皱眉，耸鼻，噘嘴，喉中"吭吭"作响。精神倦怠，面色萎黄，食欲不振，饮食偏嗜，形瘦性急，睡卧露睛，夜卧不安，吮指磨牙，大便溏薄或干结，小便清长；舌淡，苔薄白或腻，脉弦细而滑。

治则：扶土抑木，息风定痉。

方药：归脾汤加减。黄芪150g，炒白术100g，当归80g，茯苓100g，远志80g，龙眼肉90g，酸枣仁90g，太子参200g，木香30g，炙甘草60g，白芍60g，甘草50g，决明子30g，炒麦芽120g，山药150g，柴胡120g，香附子90g，川楝子30g，枳壳60g。

加减：肝气旺者加钩藤、青礞石；积滞纳差加鸡内金、焦三仙以健脾助运；心气虚者可加甘麦大枣汤；肾虚者加熟地黄、山茱萸、生龙骨、生牡蛎、鹿角霜等。

制法服法：将药物浸泡后，煎煮后收取药液，共3次，再将药汁过滤，再次煎煮，浓缩，并不断搅拌。将浓缩液加入蜂蜜300g，仍不断搅拌，呈滴水成珠状时收膏。每日早、晚各服用一汤匙，温开水兑服，连续服用3个月。

（2）痰湿阻窍，肝亢风动型

临床表现：可见部分运动肌抽动，如手指末端不自主抽动、眨眼、口角抽动等，喉中有痰，体型偏胖，喜食肥甘厚味，面色无华，喜卧恶动，性格沉闷易怒，舌质淡，舌苔腻滑，脉弦滑。

治法：健脾化痰，镇肝息风。

方药：制半夏90g，茯苓120g，陈皮90g，生姜60g，大枣60g，丹参90g，红花60g，地龙50g，柴胡90g，黄芩60g，栀子90g，当归60g，炒白芍90g，夏枯草120g。

加减：痰阻气滞，经气不通，项背强直不适加葛根、鸡血藤、伸筋草解痉活络；抽动重者则加用全蝎、蜈蚣，此二药辛温燥烈、性猛走窜，最能搜剔风邪、开痰行滞，但用量不宜过大。

制法服法：将药物浸泡后，煎煮后收取药液，共3次，再将药汁过滤，再次煎煮，浓缩，并不断搅拌。将浓缩液加入蜂蜜300g，仍不断搅拌，呈滴水成珠状时收膏。每日早、晚各服用一汤匙，温开水兑服，连续

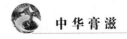

服用 3 个月。

（3）肝肾不足，阳亢风动型

临床表现：挤眉弄眼，耸肩摇头，喉中时有吭吭声，眩晕耳鸣，智力低下，注意力不集中，头目胀痛，面红，盗汗，患儿出生时常有高危因素存在，舌淡，苔白，脉细数。

治法：滋补肝肾，养血息风。

方药：熟地黄 120g，山茱萸 120g，牡丹皮 90g，山药 150g，女贞子 120g，墨旱莲 100g，桑椹 120g，菟丝子 90g，白芍 120g，车前子 90g，茵陈 90g，柴胡 90g，香附子 60g，广木香 30g，丹参 90g，牛膝 90g，茯苓 60g，泽泻 30g，煅龙牡各 150g，珍珠母 150g。

加减：抽动明显者加鸡血藤、伸筋草、川芎以活血化瘀，舒筋通络；阴虚津亏，口渴欲饮者加玉竹，石斛以养阴生津止渴。

制法服法：将药物浸泡后，煎煮后收取药液，共 3 次，再将药汁过滤，再次煎煮，浓缩，并不断搅拌。将浓缩液加入黄酒烊化的阿胶 300g，仍不断搅拌，呈滴水成珠状时收膏。每日早、晚各服用一汤匙，温开水兑服，连续服用 3 个月。

（4）风邪犯肺型

临床表现：眨眼、搐鼻、清嗓、噘嘴、摇头、干咳等头面、咽喉部症状明显，常因感冒或呼吸道感染而加重或反复，常有过敏性鼻炎病史或反复呼吸道感染病史，舌质偏红，或舌边尖红，苔薄黄或薄白。

治法：宣肺解表，平肝息风。

方药：一般用中药汤剂治疗。可酌情使用辛夷，苍耳子、玄参、蝉蜕、全蝎、葛根、伸筋草、白芍、板蓝根、山豆根、菊花、甘草等。

加减：咽充血明显者加连翘、薄荷；喉中有痰加半夏；肢体抽动明显者加蜈蚣；眨眼明显者加石决明、夏枯草；病程长者加红花、丹参、鸡血藤。

（5）肝火亢盛型

临床表现：摇头、耸肩、挤眉眨眼、噘嘴、踢腿等不自主动作。动作频繁有力，伴烦躁易怒，或喉中发声，咳嗽喊叫，咽喉不利，红赤作痒，冲动任性，唇红目赤，大便干结，小便短赤，舌红，苔白或黄，脉弦滑或滑数。

治法：清热泻火，平肝息风。

方药：一般用中药汤剂治疗。常用龙胆草、钩藤、柴胡、黄芩、桔梗、芍药、茯神、甘草、蜣螂、大黄。

加减：抽动明显加全蝎、蜈蚣、生龙骨平肝息风止痉；异常发声者可加蝉蜕、僵蚕、玄参、板蓝根、山豆根，既可清热利咽，也可控制发声；鼻子抽动者加辛夷、苍耳子以宣窍通鼻；兼有痰热，喉中发声，加胆南星，天竹黄化痰清热。

（6）痰热动风型

临床表现：起病较急，肌肉抽动见于头面、躯干、肢体等不同部位，动作多、快、有力，喉中有声，秽语频发，伴喉中痰鸣，烦躁口渴，睡眠不安，舌质红，苔黄或厚腻，脉弦滑。

治法：泻热化痰，清心平肝。

方药：一般用中药汤剂治疗，黄连温胆汤加减。常用药半夏、陈皮、半夏、黄芩、制大黄、黄连、竹茹、石菖蒲、郁金、钩藤、天竹黄、沉香末等。

加减：痰火较重，便秘难解加大黄、芒硝泻火通便；痰火壅盛加瓜蒌皮、青礞石；肝风明显者加天麻、钩藤、白芍、全蝎平肝息风化痰以制动；秽语频繁者加菖蒲、半夏、郁金豁痰通窍。

6. 调摄要点

·多发性抽动症除了症状复杂外，尚有许多共存病症。及时发现和识别共存病非常必要。

·注意冬春季节宜避寒保暖，避免感冒，不宜运动过度，运动过度后抵抗力下降，往往易汗出受凉更易感冒。在饮食方面，尽量不宜喝含咖啡类的饮料，以避免过于兴奋。

·要关爱患儿，家庭和社会的温馨对患儿的心理健康发育和疾病的康复非常重要。

六、小儿湿疹的膏滋治疗

湿疹是由多种内外因素引起的一种具有明显渗出倾向的炎症性皮肤病，伴有明显瘙痒，易复发。本病在儿科及皮肤科均为常见病。因为病因不明、用药范围受限、饮食和环境难以控制等因素，较之成人所患湿疹，小儿湿疹更易致迁延不愈，给治疗带来困难。

1. 病　因

大约20%的婴儿会对奶蛋白产生不同程度的不耐受现象，常表现为不同程度的湿疹,严重者可出现腹泻,甚至便血。一般婴儿只是对牛奶蛋白不耐受,但个别孩子对母乳蛋白也不耐受。这种不耐受表现多于生后 1~2个月开始,逐渐加重。生后 4 个月左右往往达到高峰。随着辅食的添加,情况多开始好转,一般 2 岁左右逐渐消失。但有些孩子皮疹会越来越重,今后出现食物过敏、过敏性鼻炎,甚至过敏性哮喘。

2. 临床表现

本病好发于额部眉毛、两颊、头皮、耳郭周围等头面部位,以后逐渐蔓延至颈、肩、背、四肢、肛门周围、外阴部位等皮肤皱褶相处,甚至可以波及全身。由于湿疹伴有奇痒,孩子会用手抓皮疹的部位,造成皮肤破溃。躺着时,孩子会在枕头上蹭脑后部,形成枕秃;趴着时,孩子会用床单摩擦面部止痒;抱着时,孩子会依偎在母亲肩膀揉蹭脸部。病儿常因极主瘙痒而烦躁不安,夜间哭闹以至影响睡眠,又由于小儿用手抓痒常可致皮肤细菌感染而使病情进一步加重。

根据湿疹表现不同可分为三型:

渗出型　常见于肥胖型婴儿,初起于两颊,发生红斑丘疹、丘疱疹,常因剧痒搔抓而显露有多量渗液的鲜红糜烂面严重者可累及整个面部甚至全身。如有继发感染可见脓疱及局部淋巴结肿大、发热。

干燥型　多见于瘦弱的婴儿。好发于头皮、眉间等部位表现为潮红、脱屑、丘疹但无明显渗出。呈慢性时也可轻度浸润肥厚,有皲裂抓痕或结血痂。常因阵发性剧烈瘙痒而引起婴儿哭闹和睡眠不安。

脂溢型　渗出物呈渣样,痒感不大重。

3. 检　查

患儿出现皮肤糜烂时,可查血常规,可鉴别是否并发细菌感染。

4. 诊　断

根据典型症状体征,不难做出诊断。

5. 中医膏滋对小儿湿疹的治疗

小儿顽固性湿疹的病因不外湿、热、风。因小儿素体脾肺两经蕴伏湿热,外受风邪入侵,湿热与风邪相搏,客于肌肤,郁结于腠理,发于肌表而成。最早在《素问·玉机真脏论》中有"帝曰:夫脉太过与不及,其病皆何如？岐伯曰：太过则令人生热而肤痛，为浸淫"，浸淫即浸淫疮。隋代《诸病源候论》对本病论述较多，如在"浸淫疮候"中说："浸淫疮是心家有风热，发于肌肤，初生甚小，先痒后痛而成疮，汁出浸渍肌肉，浸淫渐阔，乃遍体。"在"湿癣候"中有"湿癣者，亦有匡郭，如虫行浸淫赤湿，瘙痒之多汁，成疮。"在"干癣候"中有"干癣，但有匡郭，皮枯索痒，搔之白屑出是也"的记载。清代《医宗金鉴·外科心法要诀》中说："此证初生如疥，瘙痒无比。蔓延不止，抓津黄水，浸淫成片，由心火脾湿受风而成。"因此，内有湿热，外受风侵为湿疹的主要病因。造成小儿素体脾肺两经蕴伏湿热的原因有两方面：第一，其母怀胎，喜食辛辣，积热遗留于儿；第二，后天喂养不当，饮食偏于肥甘厚味，香、燥之品，使湿从内生，而成顽疾。小儿形气未充，肌肤薄嫩，易感外邪，风邪入侵肌体，与湿热相搏，缠绵留恋促成本病。其中，风、湿、热三者程度不同，疹形各异：偏于风盛者，皮疹多而瘙痒重；偏于热盛者，则红肿明显；偏于湿盛者，易于糜烂流黄水。因此，在临床上，对小儿顽固性湿疹，针对其皮疹、瘙痒、糜烂、渗水的四大主症来处方用药，是有其病因病机理论根据的。

（1）湿热上蒸型

临床表现：多见于发育良好的肥胖婴儿。症见皮损呈现潮红、渗出、糜烂、水疱、结痂，边界不清，瘙痒剧烈，伴胸闷纳呆，大便干结，小便黄，口干口苦，舌红苔薄黄，脉滑数。

治法：清热利湿。

方药：萆薢渗湿汤合三妙丸加减。一般用中药汤剂治疗，不再赘述。

（2）脾虚湿困型

临床表现：多见于发育较差的瘦弱小儿。症见皮损为红斑、丘疹、鳞屑、渗水少，消化不良，大便溏，舌淡、苔薄白等，脉沉。

治法：健脾利湿。

方药：除湿胃苓汤加减。苍术 100g，白术 100g，茯苓 120g，猪苓 60g，薏苡仁 120g，山药 60g，泽泻 80g，陈皮 60g，茵陈 120g，黄柏 60g，路路通 60g，赤芍 60g，厚朴 30g，枳壳 60g，苦参 90g，白鲜皮 90g，通草 60g，滑石 60g。

制法服法：将药物浸泡后，煎煮后收取药液，共 3 次，再将药汁过滤，再次煎煮，浓缩，并不断搅拌。将浓缩液加入蜂蜜 300g，仍不断搅拌，呈滴水成珠状时收膏。每日早、晚各服用一汤匙，温开水兑服，连续服用3个月。

（3）气血瘀滞型

临床表现：小儿湿疹长期不愈，致血气瘀滞，皮肤失养，常表现出皮纹加深、皮肤粗糙，通常没有或很少有分泌物，出现较多痂皮、鳞屑，皮肤失去柔润光泽，色泽暗淡，主要为干痒，一些患儿伴有咳嗽症状。

治法：养血润燥，疏风活血。

方药：麦冬120g，北沙参120g，熟地黄120g，鸡血藤100g，丹参90g，桃仁60g，红花50g，白芍90g，当归90g，白蒺藜90g，白鲜皮120g，苦参60g，柴胡60g，枳壳60g，香附子30g。

制法服法：将药物浸泡后，煎煮后收取药液，共3次，再将药汁过滤，再次煎煮，浓缩，并不断搅拌。将浓缩液加入蜂蜜300g，仍不断搅拌，呈滴水成珠状时收膏。每日早、晚各服用一汤匙，温开水兑服，连续服用3个月。

6. 调摄要点

· 婴儿湿疹皮损勿用水洗，严禁用肥皂水或热水烫洗，可用植物油擦干净切勿用刺激性强的药物。

· 婴儿睡前应将其两手加以适当约束，以防抓伤，引起皮损泛发。

· 衣着应宽大，清洁，以棉织品为好，婴儿尿布应勤换洗。

· 激素类软膏若用于面部或大面积长期应用可产生副作用。婴儿皮肤比较嫩，用药不当往往加重病情，因此应在医师指导下用药。

七、小儿功能性便秘的膏滋治疗

小儿便秘是儿科临床常见病症，分为功能性便秘及器质性便秘两类。中医所说的便秘通常为功能性便秘，是指结肠、直肠未发现明显器质病变而以功能性改变为特征的排便障碍，约占小儿便秘的90%以上，小儿功能性便秘是临床常见的儿科疾病，其主要的临床症状为粪便量减少、排便次数减少、粪便较为干结，且存在排便费力的问题。

1. 病 因

· 婴儿进食太少 消化吸收后残渣少，致大便减少、变稠。

·环境和生活习惯不规律 生活没有规律，平时又缺乏按时大便的习惯，以致难以形成排便反射，造成便秘。

·贪玩，不及时排便，久而久之，粪便在大肠内停留过久、过多，造成粪便中的水分被过度吸收，粪便变得干结，结果不易排出。

2. 临床表现

症状 患儿排便次数减少，粪便干燥、坚硬，有排便困难和肛门疼痛。有时粪便擦伤肠黏膜或肛门引起出血，而大便表面可带有少量血或黏液。自觉腹胀及下腹部隐痛、肠鸣及排气多。长期便秘可继发痔疮或直肠脱垂。因粪便停留于肠道内过久还可反射性引起全身症状，如精神食欲不振、乏力、头晕、头痛、食欲不振。长期摄食不足，可发生营养不良，进一步加重便秘，形成恶性循环。

偶见严重便秘患儿突然腹痛，开始排出硬便，继之有恶臭稀粪排出，中医称之为"热结旁流"。

体征 体格检查可有腹部胀气，左下腹可触到存留在乙状结肠的粪块，经洗肠后粪块自然消失。

3. 检 查

胃肠 X 线钡剂造影 可根据钡剂在胃肠道内运行的情况，了解结肠的运动功能状态，区分张力减退性便秘和痉挛性便秘，并可及时发现器质性病变，如先天性巨结肠、肿瘤、结核等。

肛管直肠测压术 肛管直肠测压术是儿科常用的一种了解直肠肛门功能障碍的技术。遇有严重便秘的患儿可用测压术确定直肠扩张时的阻力、肛管的静息紧张度、肛门随意肌收缩的强度以及患儿对直肠扩张的自我感觉，并可对肛门括约肌反射做出评价。注意必须由有经验的人员来操作，以免对结果判断失误。根据 Karen 对慢性便秘患儿肛门直肠和远端结肠动力学研究，几乎全部病例都有功能异常。

4. 诊 断

诊断标准 大便干燥坚硬，秘结不通，排便间隔时间较久（＞2d），或虽有便意而排不出大便；粪便干燥、坚硬，排出困难，排便次数可见明显减少，有时可见大便表面带有少量血液或黏液，排便时伴有肛门疼痛、慢性便秘者常有精神、食欲缺乏。

便秘的诊断，要注意详细询问患儿病史、排便规律、胃肠道等伴发症状，以及是否有服用药物史，并注意检查患儿的会阴部、肛门周围，注意是否存在肛裂、皮肤感染、肛周脓肿等情况。

5. 中医膏滋对小儿功能性便秘的治疗

中医对小儿便秘已有长期的关注，对病因病机进行了充分讨论，积累了丰富的文献资料。如《素问》有云："饮食自倍，脾胃乃伤。"由于小儿吃饭不知饥饱，饮食不知节制，脾胃运化功能又比较弱，就会导致食物积滞在肠胃之中，而生湿蕴热，湿热郁遏，气机运行不畅，大肠传导失职，则见大便秘结不通。治法当以消食导滞、清热化湿为主。《颅囟经》云："三岁以内，呼为纯阳。"《医学源流论》中提道："小儿纯阳之体，最宜清凉。"小儿生机蓬勃，阳气旺盛，易见肠胃积热，津液耗伤，而出现大便秘结。万全的《幼科发挥》中有云："肝常有余，脾常不足者，此却是本脏之气。盖肝乃少阳之气，儿之初生，如木方萌，乃少阳之气，以渐而壮，故有余也。"小儿多肝气偏盛，当肝失疏泄或情志失和，容易出现肝郁气滞，气机不畅，则脾失健运，胃气上逆，大肠传导失司，出现便秘。小儿脏腑娇嫩，"脾常不足"，脾胃尚未发育健全。脾气虚弱则运化无权，水谷精微化生不足，水液运化转输不利，大肠传导无力，也会导致便秘。一些小儿长期挑食或偏食，气血生化不足，或体质素弱，血虚则不能濡养脏腑，又多有津液不足，大肠津亏，发为便秘。《医学入门·大便燥结》中云："燥属少阴津液不足，辛以润之，结属太阴有燥粪，苦以泻之。"阴虚者津液不足，尤其是肾阴亏虚时，肾水不能润养大肠，肠燥津枯，就好像河水干涸不能行舟，大便"秘结如栗"，就是像栗子一样，又干又硬，色泽暗黑，排便困难，甚至出现肛裂、便血。对于素体阳虚的小儿，特别是肾阳不足者也容易出现便秘。肾主水，开窍于前后二阴，司职大小便的开阖。肾阳亏虚，蒸腾气化和温煦作用失常，从而影响津液的输布和排泄。

（1）气虚便秘

临床表现：患儿有便意，但大便难以解出，并不干硬，虚坐努责，挣则汗出气短，患儿排便后感疲乏，兼见面色㿠白，肢倦懒言，舌淡嫩，苔白，脉弱。

治法：益气健脾，润肠通便。

方药：生黄芪 150g，太子参 200g，白扁豆 120g，白术 100g，黄精 100g，白芍 100g，牛膝 90g，肉桂 30g，麦冬 100g，炙甘草 60g，当归 100g，大枣 30 枚，火麻仁 120g，焦山楂 120g，生大黄 50g，柏子仁 100g，陈皮 60g。

制法服法：上药加水煎煮 3 次，滤汁去渣，合并滤液，加热浓缩为清膏，再加蜂蜜适量调入收膏即成。每次 15～20g，每日 2 次，开水调服。可连服数料。

（2）血虚便秘

临床表现：大便干结，虽有便意但难以解出，可见面色爪甲不华，头晕目眩，心悸少寐，唇甲淡白，舌质嫩，色淡白，脉细。

治法：养血滋阴，润燥通便。

方药：熟地黄 150g，白芍 120g，当归 100g，花生衣 120g，牛膝 120g，火麻仁 100g，枳实 60g，炙大黄 60g，郁李仁 100g，柏子仁 100g，杏仁 30g，厚朴 60g，麦冬 100g，鸡血藤 100g，大枣 90g。

制法服法：上药加水煎煮 3 次，滤汁去渣，合并滤液，加热浓缩为清膏，再将阿胶隔水炖烊，冲入清膏和匀，最后加黄酒烊化的阿胶 200g 调入收膏即成。每次 15～20g，每日 2 次，开水调服。可连服数料。

（3）阴虚便秘

临床表现：患儿大便干结，硬如羊屎，可见眩晕耳鸣，口干咽燥，午后潮热，夜间盗汗，身体消瘦，皮肤失润，舌红少苔，脉细数无力。

治法：滋阴增液，润肠通便。

方药：生地黄 120g，玄参 120g，玉竹 100g，石斛 100g，北沙参 150g，麦冬 150g，当归 100g，制首乌 60g，熟地黄 90g，女贞子 150g，旱莲草 120g，桑椹 120g，知母 60g，地骨皮 100g，鳖甲胶 100g，柏子仁 100g，火麻仁 100g，生大黄 60g。

制法服法：上药加水煎煮 3 次，滤汁去渣，合并滤液，加热浓缩为清膏，再将阿胶隔水炖烊，冲入清膏和匀，最后加黄酒烊化的阿胶 200g 调入收膏即成。每次 15～20g，每日 2 次，开水调服。可连服数料。

（4）阳虚便秘（冷秘）

临床表现：患者大便排出困难，干或不干，腹中冷，四肢不温，小便清长，面色㿠白，腰膝峻冷，舌淡或淡胖，苔白润而滑，脉沉迟。

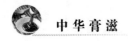

治法：温阳助阳，润肠通便。

方药：肉苁蓉150g，制附片60g，干姜60g，肉桂80g，黄芪150g，白术100g，黄精100g，杜仲60g，枸杞子100g，菟丝子100g，巴戟天100g，怀牛膝100g，当归100g，升麻50g，柏子仁100g，炒麦芽150g，郁李仁60g。

制法服法：上药加水煎煮3次，滤汁去渣，合并滤液，加热浓缩为清膏，再将阿胶隔水炖烊，冲入清膏和匀，最后加蜜蜂调入收膏即成。每次15~20g，每日2次，开水调服。可连服数料。

（5）其他便秘

食积便秘　治疗宜消积导滞、清热化湿。可以选择导滞丸加减，一般用丸剂或汤剂治疗。

燥热便秘　治疗宜以清热、润肠、通便为主，可以选择麻子仁丸加减，一般用汤剂治疗。

气滞便秘　治疗宜以疏肝理气、导滞通便为主，可以选择六磨汤加减，一般用丸剂或汤剂治疗。

6. 调摄要点

·养成良好的饮食习惯：量足，粗细搭配，多吃新鲜水果，勿扁食辛辣厚味。

·水要多喝：白开水最好。

·养成良好的排便习惯：定时排大便，改掉有便意时还憋便的坏习惯。

·积极锻炼身体：配合腹部按摩，或腰转活动。

| 附　录 |
膏滋术语

膏方（herbal gel）　"膏方"是以养生保健为主要目的所服用的中药膏剂，又称"膏滋"。这类口服膏剂是由资深中医师，根据服用者的体质状况，遵循中医整体观与辨证论治的思想，选择单味药或多味药合理配伍组方，经过严格的特定工艺加工而成，主要用于滋补强身、抗衰延年、防病治病。

荤膏（meat gel）　膏方在制作过程中，如果加入了动物胶（如阿胶、龟甲胶等）或动物药（如胎盘、鹿鞭等），即称为"荤膏"。

素膏（vegetarian gel）　膏方在制作过程中，如果没有加入动物胶（如阿胶、龟甲胶等）或动物药（如胎盘、鹿鞭等），称之为"素膏"。

蜜膏（sugary gel）　膏方在制作过程中如果加入了糖类（如蜂蜜、冰糖、白糖、红糖、饴糖等），称为"蜜膏"。

清膏（sugarless gel）　膏方在制作过程中如果没有加入糖类（如蜂蜜、冰糖、白糖、红糖、饴糖等），称为"清膏"。

饮片（ordinary herbs）　指膏方处方中的常规药物，是膏方药材组成的主体部分。

细料（valued herbs）　是膏方处方中较为贵重药物的统称，是体现补益虚损的重要部分。

药胶（medical gelatin）　是常规膏方中阿胶、鹿角胶、龟甲胶、鳖甲胶、鱼鳔胶、黄明胶等的统称，有补益虚损，并有助于膏滋固定成形的

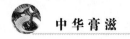

作用。

熬糖（process sugar in advance） 是糖类在用于膏方制作前的预加工方法，将冰糖或红糖等入锅中加热烊化，其间不断搅拌，以防滞底焦枯，至糖全部熔化呈老黄色即可。

炼蜜（process honey in advance） 是蜂蜜在用于膏方制作前的预加工方法，锅中加入蜂蜜加热熔化，至糖蜜表面呈老红色老蜜即可。

辅料（auxiliary herbs） 在膏方处方中常指黄酒，其本身具有活血、通络、散寒的功效，主要用于浸泡阿胶等动物胶，使之软化，还能解除药胶的腥膻气味。

挂旗（flag hanging） 是在膏方制作过程中判断收膏效果的重要标准之一，是长期以来制膏行业中通用的约定俗称，指以搅拌棒蘸取药汁并水平提起，药汁沿棒边呈片状垂下或滴下。

滴水成珠（beads in water） 是在膏方制作过程中判断收膏效果的重要标准之一，是长期以来制膏行业中通用的约定俗称，指以搅拌棒蘸取药汁，滴入清水，药滴不会马上散开溶解，短时间内仍保持珠状。

返砂（crystal of sugar） 膏方的成品放置过久可能有糖的结晶体析出，表面看似细小的砂粒状物。

忌口（又称食忌）（on diet） 是指根据个体状况和用膏的需要，要求在服膏期间，忌食某些食物，以防止食物和膏内药物发生相互作用，而降低预期效果或产生不良反应。

开路方（previous TCM decoction for constitution regulation） 部分使用者在服用膏方前针对性地服用的汤药，目的是调整其生理状态，从而更好地发挥膏方养生的功效。

主要参考文献

［1］曹春林，施顺清．中药药剂学：汤剂、合剂与煮散［M］．上海：上海科技出版社，1986.

［2］华学珍．煎膏剂的制备技术［J］．山西医学杂志，2008，37（9）：850.

［3］郑敏霞，韦素娟．膏滋药的制备与创新［J］．浙江中医药大学学报，2008，32（5）：679.

［4］陈园桃，袁成业，谢英彪．膏滋方实用宝典［M］．北京：人民军医出版社，2010.

［5］颜乾麟，邢斌．实用膏方［M］．上海：上海科学普及出版社，2003.

［6］施仁潮，李明焱．膏方宝典［M］．2 版．北京：人民卫生出版社，2015.

结　语

近年来，随着人民生活水平的不断提高，人们的自我养生保健观念日益得到普及，尤其是"治未病"思想愈发彰显，越来越多的人开始接受并服用膏滋。

作为中医传统剂型之一，膏滋是祖国医学中具有鲜明特色的组成部分，是中医"治未病"的重要内涵。膏滋药力缓和、稳定、持久，适用于整体调理、纠偏却病。不过，人们在注意四季调理的同时不应盲目服用膏滋，需结合自身的实际情况，注重辨病和辨证，在医师指导下进补调治。

膏滋是一种临床个性化防治疾病的手段，能很好地体现"治未病"的思想。因此，深入研究膏滋的确切作用机制，进行合理配伍与开发，对构建"治未病"特色预防保健治疗服务体系有着重大的理论意义与深远的现实意义。

值得注意的是祖国医学的传承、传播任务艰巨，迫在眉睫。继承、发扬中医膏滋学术体系，广泛开展学术交流，扩大中医膏滋学术在国内外的影响力，推动中医膏滋与世界各种医学交流与合作，促进中医膏滋进入各国的主流医疗体系，让世界人民共享健康，这些意义非同凡响。我们坚信，不忘初心，砥砺前行，中医膏滋沿着"一带一路"新起点必将走向新的辉煌。